Marcus Luedi

Der Himmel im Sterbezimmer

Eine wahre Geschichte vom Sieg über Leiden und Tod

Marcus Luedi

Der Himmel im Sterbezimmer

Eine wahre Geschichte vom Sieg über Leiden und Tod

Schwengeler

ISBN 3-85666-167-0

Bestell-Nr. 818167

Die amerikanische Originalausgabe erschien unter dem Titel
«Room 105 – The compelling true-life story of victory
over suffering and death»

Übersetzung: Brigitte Hahn

Umschlaggestaltung und Gesamtherstellung:
Cicero Studio, CH-9442 Berneck, www.cicero-studio.ch

Inhalt

Dank

Wir möchten all jenen danken, die uns durch Gebet und praktische Hilfe unterstützt haben, denn ohne Sie wäre dieses Buch nie entstanden. Am Anfang wollten wir Sie alle persönlich erwähnen, aber das erwies sich als sehr schwierig, denn bereits am nächsten Tag fielen uns weitere Namen ein, an die wir nicht gedacht hatten. Auch wollten manche Freunde, denen wir sehr viel verdanken, gar nicht genannt werden. So haben wir uns entschlossen, Ihnen allen auf diesem Weg zu danken. Sie haben mit Ihrer herzlichen Freundschaft entscheidend zur Entstehung dieses Buches beigetragen. Sie wissen, wer Sie sind, und Gott weiss es auch. Damit wollen wir uns zufrieden geben.

Vorwort

Zum ersten Mal bin ich Marcus Luedi 1969 begegnet, kurz nachdem er und seine Familie nach Australien eingewandert waren. Meine Frau Faye und ich wurden enge Freunde von Marianne und Marcus, und bald entstand eine starke geistliche Verbindung zwischen unseren beiden Familien. Marcus und ich besuchten nicht nur dieselbe Gemeinde, sondern trafen uns bei uns zu Hause zum Bibelstudium und Gebet, gemeinsam mit einigen anderen ernsthaften Christen. Diesc dynamische Gebetsgruppe bestand fast zwei Jahrzehnte lang und existiert noch heute. Sie wurde zu einer entscheidenden Lebenslinie für jeden von uns, nicht nur in unserem Privatleben, sondern auch in unserer Arbeit und unserem Dienst für Gott. Ohne die Unterstützung von Marcus und diesen anderen gottesfürchtigen Männern hätte ich die vielen Herausforderungen, denen ich mich in der Kommunalverwaltung und als Bürgermeister dieser Stadt stellen musste, nicht bewältigen können.

Die Verbindung war so eng, dass Marcus und seine Familie zu einem Teil unseres Lebens wurden. Neben den gemeinsamen Gottesdienstbesuchen haben wir uns mit ihnen gefreut in Zeiten des Glücks, und wir haben mit ihnen geweint in Zeiten des Leids und der Trauer. Diesen wertvollen Menschen beizustehen, als sie durch Krankheit und Tod zunächst die Ehefrau und Mutter, dann den einzigen Sohn verloren, war für uns keine Last, sondern ein Vorrecht. Wir wurden gesegnet und ermutigt, als Marcus mit der Hilfe Gottes dieses ihm von Gott auferlegte Leid in Würde trug. In den Jahren des quälenden Kummers bewies Marcus seine Liebe zu Jesus Christus und sein absolutes Vertrauen zu Gott und seinem Wort. Sein Vorbild hat viele ermutigt. Möge dieses Buch seine Erlebnisse einem grossen Leserkreis zugänglich machen.

John B. Smith, Bürgermeister der Stadt Coffs Harbour
New South Wales, Australien

Prolog

«Mr. Luedi, Ihre Frau ist soeben verstorben. Es tut mir sehr Leid.»

Diese Worte liessen mich erstarren. Etwa zehn Minuten lang sass ich wie gelähmt an meinem Schreibtisch. Es war am frühen Morgen, und in meinem dunklen Arbeitszimmer herrschte eine bedrückende Stille. Ich konnte es nicht glauben: Gott liess mich im Stich, nachdem ich ein halbes Jahr lang mein ganzes Vertrauen auf ihn gesetzt hatte. Obwohl sich Mariannes Gesundheitszustand in den letzten drei Wochen rapide verschlechtert hatte, wollte ich mich dennoch voll und ganz auf Gottes Wort und seine Verheissungen verlassen. Ich war mir so sicher, dass Marianne geheilt werden würde. Deshalb rechnete ich überhaupt nicht mit ihrem Tod. Auch als Dr. Scott mir sagte, Marianne hätte nur noch drei Wochen zu leben, erwartete ich noch immer ein Wunder von Gott. Sicher hatte niemand einen solchen Glauben investiert wie ich. Warum hatte Gott diesen unerschütterlichen Glauben nicht belohnt?

Plötzlich schreckte ich aus meinen Gedanken auf. Im Krankenhaus wartete man auf mich. Meine beiden jüngeren Kinder – Natasha, meine 13 Jahre alte Tochter, und Andrew, mein acht Jahre alter Sohn, der sich gerade von der Operation an einem Gehirntumor erholte – schliefen noch tief und fest. Der 12. März 1988 war ein typischer, kühler Herbstmorgen. Es war noch dunkel, als ich in Coffs Harbour in der Baringa-Privatklinik ankam. Dr. Scott erwartete mich schon. Er sagte nicht viel, als er mich zu dem Zimmer begleitete, in dem der Leichnam meiner einst so schönen Frau lag. Dort liess er mich allein.

Ich sprach leise ein Gebet, als ich an Mariannes Bett sass. Zärtlich küsste ich ihre Stirn. Irgendwie konnte ich in all dem noch immer nicht das Handeln Gottes erkennen. Zynische und wütende Fragen schossen mir durch den Kopf: *O Gott, warum hast du mich im Stich gelassen? Warum hast du meinen Glauben nicht bestätigt? Werde ich dir jemals wieder vertrauen können? Das alles muss ein schrecklicher Irrtum sein! Du musst etwas tun, sonst kann ich nie mehr auf einer Kanzel stehen und über den Glauben predigen. Ich verstehe dich einfach nicht mehr!*

Als ich so am Bett meiner toten Frau sass, liefen die 23 ereignisreichen Jahre unserer oft turbulenten Ehe wie ein Film vor meinen Augen ab. Wie schnell waren sie vergangen! Marianne war erst 47 Jahre alt – sie hatte die biblische Lebensspanne von 70 Jahren bei weitem nicht erreicht. Sie war doch noch viel zu jung, um diese Erde zu verlassen! Natasha brauchte ihre Mutter doch gerade jetzt, zu Beginn ihrer Teenagerjahre. Aber auch Andrew würde die Mutter besonders fehlen, hatte er doch einen langen Genesungsprozess vor sich.

Marianne war eine Schönheit gewesen, als wir uns kennen lernten. Wie grausam war doch der Krebs, dieser schreckliche Feind!

Ich erinnerte mich an unser erstes Zusammentreffen. Damals war ich schon über 30 und noch immer Junggeselle, aber vor mir lag eine glänzende Karriere. Obwohl ich in der evangelikalen Brüdergemeinde, einer sehr bibeltreuen Glaubensgemeinschaft in der Schweiz, aufgewachsen war, wollte ich von Gott nichts mehr wissen. Das Leben war einfach zu spannend und faszinierend ohne die Einschränkungen, die einem die Gemeinde auferlegte, und die mir wie Fesseln vorkamen. Schliesslich stand mir die ganze Welt offen. Auch die Ehe erschien mir nicht erstrebenswert. Mein jüngerer Bruder und meine Schwester taten mir sogar Leid, als sie vor Gott ihre Ehen schlossen. Und doch fühlte ich tief in mir eine innere Leere, die ich zu füllen versuchte, indem ich die ganze Welt bereiste. Aber das befriedigte mich nicht. Ich fand auch keine Erfüllung bei den vielen Frauen, mit denen ich befreundet war – bis ich Marianne kennen lernte. Schon im ersten Augenblick wollte ich sie heiraten. Es war wie eine Ironie des Schicksals: Plötzlich wurde die Ehe, die mir nie etwas bedeutet hatte, zur wichtigsten Sache in meinem Leben. Ich war sicher, dass jene innere Leere für immer verschwinden würde, wenn ich Marianne heiraten könnte.

Sie hatte gerade eine vierjährige Ausbildung an einer Schauspielschule absolviert. Junge Schauspielerinnen arbeiten oft als Fotomodelle, um über die Runden zu kommen, denn die Chance, eine Hauptrolle in einem Film zu erhalten, ist äusserst gering. Deshalb müssen viele von ihnen einen Nebenjob annehmen, um die Wartezeit auf ein lukratives Rollenangebot zu überbrücken. Auch Marianne musste das tun, und so bewarb sie sich als Sekretärin in der Firma, in der ich arbeitete. Schon vom ersten Tag an bezauberte sie mich mit ihrer aussergewöhnlichen Schönheit. Bald darauf gingen wir zusammen aus. Ich erfuhr, dass sie als Katholikin aufgewachsen war, aber Religion war für uns beide nicht wichtig. Als Marianne merkte, dass sich unsere Freundschaft vertiefte, machte sie mir ein Geständnis: Sie war zwar unverheiratet, aber sie hatte eine zehn Monate alte Tochter namens Claudia. Jetzt wurde es kritisch. War meine Liebe zu Marianne gross genug, dass ich auch ihre Tochter akzeptieren könnte, oder galt mein Interesse nur dieser schönen Frau, die mir den Kopf verdreht hatte? Meine Liebe war jedoch echt, und so schloss ich auch ihre Tochter ins Herz. Ich war sehr beeindruckt von der Tatsache, dass Marianne ihr Kind nicht hatte abtreiben lassen, obwohl viele ihrer Freunde sie zu diesem Schritt überreden wollten. Tief in ihrem Herzen waren wohl noch klare Moralvorstellungen aus ihrer religiösen Erziehung vorhanden, auch wenn sie damals keine persönliche Beziehung zu Gott hatte.

Kurz nach unserer Verlobung bot mir meine Firma einen wichtigen Posten in Paris an, und zwar als Verbindungsmann zwischen der Zentrale in Zürich und ihrer neuen Tochtergesellschaft in Frankreich. Der Termin unserer Trauung musste deshalb vorverlegt werden. Zum ersten Mal seit Jahren sprach ich mit meinen Eltern über meine Zukunftspläne, meine Verlobte und meine Arbeit. Weil ich den in meinem Elternhaus praktizierten strengen Bibelglauben kannte, war ich auf Widerstand gefasst. Deshalb plante ich einen Kompromiss, der hoffentlich für beide Elternpaare annehmbar wäre. Um Mariannes Eltern einen Gefallen zu tun, sollten unsere künftigen Kinder katholisch getauft werden. Als Zugeständnis an meine Eltern wollten wir uns aber in einer protestantischen Kirche trauen lassen. Dieses Arrangement schien allen zuzusagen. Wie stolz war ich, die wunderbarste Frau von ganz Zürich zum Traualtar führen zu dürfen! Mariannes Schönheit, ihr offenes, lebensfrohes Wesen, ihre leuchtenden Augen und ihr ansteckendes Lachen zogen fast alle, die sie kannten, in ihren Bann. Ich wusste, dass mich alle meine Kollegen beneideten. Wie aber würde eine junge Frau mit einem so ausgeprägten Sexappeal in meine extrem konservative Familie passen?

Nie werde ich jenen Samstagnachmittag vergessen, als ich sie endlich meinen Eltern vorstellte. Marianne sah wie immer aus. Sie trug einen Minirock und hochhackige Schuhe. An ihren Handgelenken glitzerten Armbänder, an ihren Ohrläppchen hingen Ohrringe, und ihr schönes Gesicht hatte sie sorgfältig geschminkt. Ich konnte mir denken, dass meine Eltern verärgert waren, weil ich mir so eine «Modepuppe» ausgesucht hatte. Deshalb bereitete ich mich innerlich auf einen Familienkrieg vor. Ich war fest entschlossen, jeden Kontakt zu meinen Eltern abzubrechen, wenn ich bei ihnen auch nur einen Hauch von Zurückweisung spüren würde. Aber zu meiner Überraschung wurden wir herzlich begrüsst, und meine Mutter hatte mein Lieblingsgericht gekocht. So einen freundlichen Empfang hatte ich nicht erwartet. Wir übernachteten bei meinen Eltern. Am nächsten Morgen sah ich zu meiner Verblüffung, wie meine Mutter die Schuhe von Marianne putzte. Diese Handlung sprach eine deutlichere Sprache als jede Predigt.

Die Hochzeit fand am 26. März 1966 statt, und zu diesem Anlass trafen meine Eltern zum ersten Mal die Familie von Marianne. Ich war erleichtert, dass alles so glatt lief. Mit dieser Trauung hatten wir eine grosse Hürde genommen. Unsere Hochzeitsreise führte uns zur Isola Bella in Italien. Ein paar Tage später flogen wir nach Paris. Endlich sollte unser gemeinsamer Lebensweg beginnen. Obwohl Marianne und ich uns bei unserer Hochzeit vornahmen, zusammen alt zu werden, waren sich Mariannes und meine Eltern wohl nicht so sicher, ob unsere Ehe Bestand haben würde. Später erfuhr ich, dass alle vier Gott um seinen Segen für unser Zusammenleben gebeten hatten.

Als ich so über die letzten beiden Jahrzehnte nachdachte, öffnete sich leise die Tür des Krankenzimmers. Dr. Scott kam herein. Mit einem Ruck kehrte ich in die Wirklichkeit zurück. Mein Herz zog sich zusammen. Marianne war nicht mehr unter uns. Sie war tot! Warum hatte Gott sie von uns genommen? Dr. Scott wusste, was ich empfand, und so bedurfte es nicht mehr vieler Worte. Er begleitete mich zu meinem Wagen. Ich fuhr nach Hause, mein Herz voller Trauer, mein Kopf voller scheinbar unlösbarer Fragen. Aber ich musste tapfer sein, weil meine Kinder mich jetzt brauchten – mehr als je zuvor.

Kapitel 1

Als ich im Restaurant *Chez Loury* meine erste Bekanntschaft mit einer Bouillabaisse (einer Fischsuppe) machte, wusste ich noch nicht, dass ich in einem der berühmtesten Fischrestaurants der Welt speiste. Was spielte das auch für eine Rolle? Meine Firma konnte es sich schliesslich leisten. Ich war seit mehr als zwei Wochen dienstlich unterwegs und hatte meine Frau und unsere zwei Jahre alte Tochter Claudia alleine in Paris zurückgelassen. Wie es ihnen wohl ging? Ich konnte sie nicht anrufen, weil wir nur wenige Wochen vor meiner Reise durch Frankreich in eine grössere Wohnung beim Eiffelturm umgezogen waren und noch kein Telefon hatten. So schickte ich jeden Tag eine Postkarte an meine Frau. Weil ich jedoch ständig woanders war, konnte sie mich nicht erreichen. Ich vermisste meine Familie.

Die Zentrale der Firma in Zürich hatte einen der grössten Hersteller von Zentralheizungen in Frankreich übernommen. Da unser eigenes Produkt jedoch viel weiter entwickelt und moderner war, sollte es auf dem französischen Markt eingeführt werden. Zu diesem Zweck war es nun meine Aufgabe, Informationen über die dortigen Vertriebsfirmen, die Mentalität der Franzosen und die Möglichkeiten, die der Markt bot, zu sammeln. Ich reiste zusammen mit einem Schweizer Ingenieur. Es war eine gute Gelegenheit, Land und Leute, aber auch das Essen kennen zu lernen.

Marseille lag auf dem halben Weg unserer Reise. Von der Hafenstadt am Mittelmeer mussten wir durch das Inland bis zur Atlantikküste und dann wieder zurück nach Paris fahren. Während unserer Reise assen wir in den feinsten Restaurants. Das geschah in diesen drei Wochen zweimal täglich, aber ich sehnte mich nach dem einfachen Kartoffelsalat, den Marianne zu Hause für mich machen würde. Schliesslich schrieb ich ihr, dass ich in zwei Tagen zurückkommen wolle. Sie solle bloss kein grosses Festessen zubereiten, sondern nur einen Kartoffelsalat.

Es war schön, wieder zu Hause bei meiner jungen Familie zu sein. Nachdem ich die Post, die sich während meiner Abwesenheit angesammelt hatte, durchgelesen hatte, sagte Marianne, sie habe eine Überraschung für mich. Was konnte das sein? Sie hielt einen Brief in der Hand. Er war an sie adressiert. Sie verhielt sich ein wenig seltsam, als sie ihn mir reichte. Ihre Augen ruhten auf mir, weil sie sehen wollte, wie ich reagierte. Ich traute meinen Augen nicht. Deshalb las ich den Brief noch einmal laut vor. «Wir bieten Ihnen in unserem nächsten James-Bond-Film eine Rolle an.» Was mehr konnte sie sich wünschen? Diese Rolle war ihre grosse Chance, denn schliesslich hatte sie bisher immer nur kleine Filmrollen gespielt.

«Marianne», rief ich laut, «das ist die Chance deines Lebens!»

«Aber ich wäre monatelang von dir und Claudia getrennt!», entgegnete sie.

«Liebling», sagte ich, «das macht nichts. Du hast meine volle Unterstützung. Weisst du, was es bedeutet, ein Rollenangebot für einen James-Bond-Film zu bekommen? Was für eine Gelegenheit! Der Film wird im Berner Oberland gedreht. Wenn du dort arbeitest, können deine Eltern auf Claudia aufpassen. Ich sehe da überhaupt kein Problem.»

Bisher hatte ich Marianne in einigen ihrer Filmrollen und in Werbespots für das Fernsehen gesehen. Für eine Modefirma waren Fotos von Marianne gemacht worden. Ein grosses Bild von ihr hing in jeder Metro-Station in Paris. Wie stolz war ich, das Gesicht meiner Frau jedes Mal zu sehen, wenn ich die Stufen zur U-Bahn hinunterging! Mariannes Foto hing etwa einen Monat lang dort. Aber der James-Bond-Film könnte für sie der Beginn einer langen Karriere sein! Das sagte ich ihr, als ich sie vor Begeisterung umarmte. Sie aber schwieg.

«Du *musst* dieses Angebot annehmen, Liebling», flüsterte ich ihr eindringlich zu.

Noch immer sagte sie nichts.

Dann löste sie sich sanft aus meiner Umarmung. Sie nahm

meine Hände in die ihren und sah mir fest in die Augen. «Marcus», sagte sie beinahe streng, «ich bin jetzt verheiratet.»

Dann nahm sie mir den Brief aus der Hand, blickte mich noch immer an und zerriss ihn langsam in kleine Stücke. Marianne war sich bewusst, was diese Entscheidung bedeutete und warum sie sie damals getroffen hatte – menschlich gesprochen. In der Rückschau haben wir jedoch begriffen, dass Gott uns durch diesen Entschluss für eine weitaus höhere Karriere vorbereitete – für einen Dienst, der unsere Vorstellungen weit übertraf.

Der Eigentümer unserer Firma kam nach Paris und sprach mit mir. Das, was er mir zu sagen hatte, war so etwas wie eine Entschädigung für Mariannes Entscheidung, auf eine Filmkarriere zu verzichten. Er erwähnte, er wolle mich zum Regionalmanager befördern. Die Zukunft schien gute Aussichten zu bieten. Am 4. Oktober 1966 wurde unsere zweite Tochter geboren. Wir nannten sie Sandra Patricia. Zu diesem Zeitpunkt hatte ich die Ziele meiner Karriere sehr hoch gesteckt.

Obwohl Marianne und ich keine praktizierenden Christen waren, hielten wir es für richtig, unsere kleine Tochter taufen zu lassen. Die Taufe sollte in der Kathedrale von *Notre Dame* stattfinden. Schliesslich war Marianne Katholikin. Wir beide hatten zwar den Glauben, in dem wir grossgezogen wurden, verleugnet, weil wir uns dadurch zu sehr eingeschränkt fühlten und weil wir unsere Lebensziele ohne Gott erreichen wollten. Deshalb hatte die Religion für mich keinerlei Bedeutung, aber eine Taufe in *Notre Dame* war schliesslich ein gesellschaftliches Ereignis. Deshalb brachten Marianne, Claudia und ich sowie zwei Zeugen unser Baby Anfang 1967 zu einem Priester. Die Tauffeier fand in einer Ecke der berühmten Kathedrale statt.

Das Jahr 1967 war sehr unruhig. Wir sahen im Fernsehen die Geschehnisse des Sechstagekriegs. Noch nie in meinem Leben hatte ich so viele ängstliche und besorgte Menschen gesehen. Während des Kriegs liefen viele Leute in den Strassen mit Kopfhörern umher, weil sie die halbstündlich gesendeten Nachrichten nicht verpassen wollten. Nach sechs Tagen war der Krieg zu Ende, und die junge Nation Israel begann ein neues Kapitel in ihrer Geschichte.

Im Jahr danach erlebte ich noch mehr Unruhen, diesmal in Frankreich selbst, und zwar vor allem bei den kommunistischen Gewerkschaften. Es kam zum Generalstreik. Eine Million Menschen marschierte mit Transparenten auf den Champs Élysées. In wenigen Tagen waren die Regale der Supermärkte leer. Es gab keine Müllabfuhr und keine Taxis. Es fuhren keine Züge und sogar die Flugzeuge blieben am Boden. Alles war zum Stillstand gekommen. Täglich verschlimmerte sich die Lage. Im Bois de Boulogne waren schon die Panzer aufgefahren. Würde es zum Bürgerkrieg kommen? Presseberichten zufolge war Präsident de Gaulle mit dem Hubschrauber abgereist – wahrscheinlich nach Deutschland, zu Gesprächen mit den dort stationierten Truppen der französischen Armee.

Die französische Währung verlor so stark an Wert, dass keine ausländische Bank sie mehr akzeptieren wollte. Viele Unternehmen litten unter dieser kritischen Situation. Unser französischer Zweig hat sich nie mehr richtig davon erholen können. Es sah sehr schlecht aus. Unsere Zukunft schien so unsicher geworden zu sein, dass Marianne ohne mein Wissen begann, in einer Bibel zu lesen, die meine Mutter mir zum 30. Geburtstag geschenkt hatte. Vor dieser Krise hatten wir beide nie das Bedürfnis, in der Bibel zu lesen. Eines Tages weckte mich Marianne angsterfüllt um 3.30 Uhr morgens auf.

«Was ist denn los, Liebling?»

«Bitte hör mir zu, Marcus, und bitte lache mich nicht aus. Ich habe eine sehr ernste Frage.»

«Was möchtest du denn wissen?», fragte ich, obwohl ich meine Augen kaum offen halten konnte.

«Wenn du heute sterben würdest, wohin würdest du dann gehen?», fragte sie. «In den Himmel oder in die Hölle?»

Was für eine merkwürdige Frage um 3.30 Uhr morgens! Ich schüttelte ungläubig den Kopf, aber weil ich merkte, wie ernst es Marianne war, antwortete ich: «Offen gestanden, ich würde direkt in die Hölle marschieren.»

«Was?», rief sie erschrocken aus. «Warum änderst du dein Leben nicht, wenn du das so genau weisst? Ich hoffe, in den Himmel zu kommen.»

«Mein Leben ändern? Nein danke!», erwiderte ich. «Das Leben eines Christen ist zu schwer! Ich habe es versucht, als ich sechzehn war, aber da merkte ich, dass ich nicht leben konnte wie der Apostel Paulus. In einer Welt mit so vielen Verlockungen ist das unmöglich für einen jungen Mann. Ausserdem bin ich zufrieden mit meinem Leben, so wie es jetzt ist. Warum sollte ich es ändern? Ich bin nicht der Einzige auf dem Weg zur Hölle, und so werde ich dort in bester Gesellschaft sein. Bitte, Marianne, lass mich schlafen. Ich habe einen langen Arbeitstag vor mir.»

Wegen der sich verschlechternden Wirtschaftslage hielt es der Firmeninhaber, der mir kürzlich eine Beförderung versprochen hatte, für erforderlich, häufig nach Paris zu kommen. Er war ein respektabler Herr in den Sechzigern. Oft war er bei uns zu Besuch. Ich fühlte mich geschmeichelt, weil er so viel Zeit mit uns verbrachte und so viel Interesse an unserer Familie zeigte.

Eines Abends lud er Marianne und mich in einen Nachtclub ein. Während dieses Abends und bis in die frühen Morgenstunden floss der Champagner in Strömen. Um etwa 2.00 Uhr morgens schlug er vor, dass wir noch in sein Hotel gehen sollten. In seinem Zimmer bot er uns die besten französischen Weinbrände an. Da begann ich, ihn in einem neuen Licht zu sehen. Je mehr er trank, desto mehr verlor er seine sonst so guten Manieren. Seine Hemmungen fielen von ihm ab. Er bot Marianne das Du an. Sie solle ihn Walter nennen. So etwas war damals in der guten Gesellschaft Europas sehr unüblich. Mir machte er dieses Angebot nicht, und dieses Verhalten bereitete mir Kopfzerbrechen.

Am nächsten Tag stellte er mir eine Frage: «Herr Luedi, würde es Ihnen etwas ausmachen, wenn Marianne mich morgen auf die Champs Élysées begleiten würde? Ich muss ein paar Geschenke kaufen, bevor ich nach Zürich zurückfahre, und dafür brauche ich den Rat einer Frau.»

«Kein Problem», antwortete ich. «Bestimmt wird Marianne Ihnen gerne helfen, etwas Passendes zu finden.» Marianne besorgte einen Babysitter, und so holte er sie am nächsten Tag mit seiner von einem Chauffeur gesteuerten Limousine ab. Sie verbrachte den ganzen Nachmittag mit ihm.

Als ich an diesem Tag von der Arbeit zurückkam, fand ich Marianne in heller Aufregung vor.

«Was ist denn los?» fragte ich sie.

«Nie mehr», erwiderte sie mit Abscheu in der Stimme, «nie mehr will ich mit deinem Chef allein sein!»

«Warum? Was ist denn passiert?», erkundigte ich mich verwirrt.

«Dieser Tag war schrecklich», sagte sie. «Walter hat mir einen Heiratsantrag gemacht. Er flehte mich an und sagte mir, er wolle sich von seiner Frau scheiden lassen, wenn ich ihn heirate.»

Ich war zutiefst schockiert über das, was ich da hörte. Zwischen meinem Chef und uns beiden konnte nie wieder ein Vertrauensverhältnis bestehen. Ich wusste, dass Marianne den unerhörten Antrag dieses Mannes entschieden zurückgewiesen hatte, aber dadurch stand meine Zukunft in der Firma auf dem Spiel.

Obwohl ich mich innerlich dagegen wehrte, meinen Chef wiederzusehen, entschloss ich mich, am nächsten Tag zur Arbeit zu gehen und mich so normal wie möglich zu verhalten. Wir trafen uns in seinem Büro. Er wollte gerade nach Zürich zurückfahren. Als er meine Hand schüttelte, sah ich in seinem Gesicht eine Mischung aus Verlegenheit und Scham. Rasch verliess er das Büro.

Nicht lange nach diesem Ereignis wurde mir zu verstehen gegeben, dass ich in dieser Firma keine Zukunft mehr haben würde. Obwohl ich dort jahrelang sehr viel geleistet hatte, war meine Karriere im Management praktisch vorbei. Es hatte keinen Sinn, noch länger in diesem Unternehmen zu bleiben. So zog ich die Konsequenzen und kündigte. Ich hatte keine Ahnung, was ich nun machen würde oder wohin wir gehen sollten.

Ich war vollkommen desillusioniert, ohne Pläne und ohne Zukunftsaussichten. Zum ersten Mal in meinem Leben war ich Opfer von Umständen geworden, für die ich nicht verantwortlich war. Marianne und ich waren stark verunsichert und desorientiert. Aber eines war uns beiden klar: Wir wollten die Geschäftswelt von Paris so weit wie möglich hinter uns lassen, auch wenn das bedeutete, irgendwo am anderen Ende der Welt zu leben. Wir beide brauchten dringend Abstand und eine Auszeit.

Kapitel 2

Die Gelegenheit zu einem Ortswechsel ergab sich auf unerwartete Weise.

«Wie wäre es, wenn wir nach Australien gingen, Liebling?», fragte ich.

«Das wäre wirklich schön», antwortete Marianne. «Aber können wir uns das überhaupt leisten? Für unsere Familie würde das ein Vermögen kosten – und wovon sollen wir leben, wenn wir erst einmal dort sind? Wo sollen wir wohnen? Dafür brauchen wir viel Geld.»

«Ich weiss nicht auf alle deine Fragen eine Antwort, aber ich denke, wir können einiges herausfinden. Ich werde einmal Kontakt mit der australischen Botschaft aufnehmen.» Das tat ich dann auch am folgenden Morgen.

Als ich am frühen Nachmittag zurückkam, erwartete mich Marianne schon an der Tür.

«Du wirst es nicht glauben, Liebling», sagte ich. «Aber die australische Regierung wird uns gratis von hier nach Australien reisen lassen – uns beide und die Kinder! Eine kostenlose Reise und – so unglaublich es auch klingen mag – sogar kostenlose Unterbringung für uns alle, wenn wir in London einen Zwischenstopp machen!»

«Marcus», sagte sie mit einem ungläubigen Lächeln, «das meinst du nicht im Ernst!»

«Doch, es ist wahr. Aber das ist noch nicht alles. Sobald wir in Australien ankommen, wird uns die Regierung eine Unterstützung zahlen, bis wir sichere Arbeitsplätze finden!»

«Was müssen wir tun, um diese Leistungen zu bekommen?», fragte Marianne.

«Wir müssen nur eine Erklärung unterschreiben, in der wir uns verpflichten, mindestens zwei Jahre in Australien zu bleiben. Was meinst du dazu, mein Schatz?»

«Na ja, ich weiss nicht, ob wir zwei Jahre lang in einem Entwicklungsland leben können.»

«Aber Marianne!» Ich musste lachen. «Australien ist doch kein Entwicklungsland. Sieh dir diese Broschüren an. Es ist ein hochindustrialisiertes westliches Land mit modernen Städten und einem hervorragenden Lebensstandard.»

Marianne blätterte jede Broschüre durch. Sie war freudig überrascht. Dann sah sie mich mit jenem für sie typischen spitzbübischen Lächeln an und sagte: «Marcus, das machen wir. Wir gehen alle zusammen dorthin!»

Wir füllten sofort unsere Antragsformulare aus. Bereits nach einem Monat hatten wir alle erforderlichen Gespräche und ärztlichen Untersuchungen hinter uns. Jetzt brauchten wir nur noch unsere Visa, und diese sollten innerhalb der nächsten sechs Monate ausgestellt werden. Jetzt schien unsere Auswanderung nach Australien eine sichere Sache zu sein. So schickten wir unsere wertvollen antiken Möbel nach Zürich, denn dort könnten wir sie mit grossem Gewinn verkaufen. Danach kündigten wir den Mietvertrag für unsere Wohnung. Nachdem wir in Frankreich alle unsere Brücken abgebrochen hatten, reisten wir in die Schweiz, um auf unsere Visa zu warten.

Dort trafen wir einen Mann, der einen grossen Einfluss auf unser weiteres Leben haben sollte. Sein Name war Jack Lehman. Er war 63 Jahre alt und ein Freund meines Vaters. Jack war ein ungewöhnlicher Mensch. Er war kleinwüchsig und drahtig. Trotz seines Alters war er überaus aktiv, sowohl körperlich als auch geistig. Aber für Marianne und mich war das Ungewöhnlichste an ihm, dass er in Australien zu Hause war. Ihm gehörte eine Rinderfarm in einer Stadt mit dem seltsamen Namen *Woolgoolga.* Als wir ihm von unserer geplanten Auswanderung nach Australien erzählten, strahlte er vor Freude. Mit seinem bizarren Akzent, der ein Gemisch aus Schweizerdeutsch und australischem Englisch war, sagte er: «Kommt doch zu mir nach Woolgoolga! Auf meinem Gelände steht ein leeres Haus. Ihr könnt dort mietfrei wohnen, solange ihr wollt!»

Ich wechselte einen Blick mit Marianne. Sie war überwältigt. Jack Lehman hatte ihr gerade eine ihrer grössten Sorgen abgenommen, nämlich die um einen Ort, an dem wir wohnen könnten. Aber es kam noch besser.

«Ich werde euch beim Einleben helfen», fügte er hinzu. «Ich kann dir auch eine Arbeit besorgen, Marcus. Womit verdienst du dein Geld?»

«Ich bin Manager», antwortete ich.

Es war offensichtlich, was Jack davon hielt: Solche Leute sind in Woolgoolga nicht gerade gesucht. Aber er sprach es nicht aus. Stattdessen sagte er nur: «Na ja, Marcus, dann musst du einfach das Pferd absatteln.» Später sollte ich herausfinden, was Jack mit diesem rätselhaften Ausdruck aus dem australischen Busch meinte.

Doch der Einfluss von Jack Lehman auf unser Leben reichte viel weiter. Er gab uns nicht nur eine Starthilfe in Australien, indem er uns eine Wohnung und Arbeit besorgte. Obwohl Jack eine raue Schale hatte, war er ein tiefgläubiger Christ. Für Marianne und mich spielte das zwar damals keine Rolle, aber Jacks Glaube und sein Wunsch, diesen an andere weiterzugeben, sollte schliesslich auf uns eine Wirkung haben, die für uns beide unvorstellbar war.

Als der Zeitpunkt für die Erteilung unserer Visa näher rückte, kamen wir zum Nachdenken über die Auswirkungen unserer Entscheidung. Als dann am 24. Januar 1969 die Visa tatsächlich ankamen, hatten wir gemischte Gefühle. Wir würden alle unsere Lieben zurücklassen. Würden wir sie jemals wiedersehen? Wie würden wir mit einer vollkommen neuen Kultur zurechtkommen – den Menschen, der Sprache, dem Essen? Könnten wir uns an die heissen Sommer im australischen Busch gewöhnen? Würden sich die Kinder in diesem Land einleben und dort neue Freunde finden?

Dann war da diese Verpflichtung, zwei Jahre lang in Australien bleiben zu müssen. Wenn wir uns nicht daran hielten, müssten wir dem australischen Staat eine Entschädigung zahlen. Andererseits würden zwei Jahre ziemlich schnell vergehen. In dieser Zeit könnten wir uns alle mit den Feinheiten der für uns neuen Sprache vertraut machen. Das war sehr wichtig für meine berufliche Zukunft in diesem Land. Claudia war vier und Sandra zwei Jahre alt. Die Mädchen würden den Schulbeginn nicht versäumen. Sie könnten in Australien in den Kindergarten gehen und bei unserer Rückkehr die Elementarschule besuchen. Mariannes und meine Eltern waren sehr traurig über die Trennung, aber die Wahrscheinlichkeit, dass wir nach zwei Jahren wieder zurück wären, machte es ihnen etwas leichter.

Schliesslich war es Zeit, von meinen Eltern Abschied zu nehmen. Es war am 14. Februar 1969, als wir mit ihnen im Vorgarten ihres Hauses am Ufer des schönen Hallwilersees standen. Das Herz tat mir weh, als ich sie beide umarmte. Wie deprimiert sie waren und wie tapfer zugleich. Ich ahnte, dass ich sie nicht mehr wiedersehen würde, aber ich versuchte, mir nichts anmerken zu lassen. Für Marianne war es auch sehr schwer. Die Tränen flossen. Mariannes Vater trug eine Sonnenbrille, wohl um seine Gefühle nicht zeigen zu müssen, wie ich vermutete. Am nächsten Tag standen wir mit unseren beiden Mädchen auf Gleis 12 im Zürcher Hauptbahnhof. Fast alle Verwandten waren dort. Wir winkten ihnen zu, als der Zug abfuhr. Unser erster Halt sollte in Genf sein. Die Zugfahrt dauerte vier Stunden. Der Abschied von unserer Heimat war eine der schlimmsten Erfahrungen in unserem bisherigen Zusammenleben. Mein Bruder Gideon kam zum Genfer Flughafen, um uns noch einmal zu sehen. Er war als einziges Familienmitglied dort, um uns vor unserem Abflug nach London zu verabschieden.

Im Flughafen Heathrow begegneten wir weiteren Auswanderern aus Europa, die wie wir nach Australien wollten. Auch diese Menschen suchten eine neue Freiheit und ein neues Leben. Der Flug von London nach Australien dauerte etwa 26 Stunden. Indem wir versuchten, unsere Kinder ruhig zu halten, schien diese Zeit nicht vergehen zu wollen. Marianne und ich konnten nicht schlafen, aber unsere beiden Mädchen dösten ein. Sie waren bisher sehr brav gewesen und wir hörten kein einziges unzufriedenes oder klagendes Wort. Wir waren sehr aufgeregt, als wir schliesslich den Kontinent Australien aus westlicher Richtung überflogen. Fünf Stunden lang blickten wir auf eine riesige Wüste hinunter. Dabei wurde uns bewusst, wie braun das Land war. Es war von der Sonne verbrannt und so ganz anders als unsere Heimat.

Endlich landeten wir in Sydney. Wir waren müde und angespannt zugleich. Als unser Flugzeug langsam auf den Terminal zurollte, sah ich, dass alle Flughafenmitarbeiter Sommerkleidung trugen – kurzärmelige Hemden mit offenen Kragen. Und hier kamen wir aus der nördlichen Hemisphäre mit unseren Wintersachen. Ich trug meinen dreiteiligen wollenen Anzug. Als ich mich nach den Gepäckfächern über unseren Sitzen ausstreckte, sah ich meinen schweren, mit Fell gefütterten Wollmantel. Obwohl ich in der Schweiz sehr viel dafür bezahlt hatte, ertrug ich den Gedanken nicht mehr, ihn in dieser drückenden Februarhitze über dem Arm, geschweige denn am Körper zu tragen. Ich entschloss mich, ihn zurückzulassen. Als wir uns mit unseren übrigen Habseligkeiten die Stufen der Gangway hinunterkämpften, klopfte mir jemand auf die Schulter. Es war eine unserer Flugbegleiterinnen. «Entschuldigen Sie bitte, ist das Ihr Mantel? Ich habe ihn im Gepäckfach über Ihrem Sitz gefunden.»

«Ja, das ist meiner», antwortete ich mit einem heuchlerischen Lächeln. «Danke.» Ich nahm den Mantel und schnallte ihn an einen unserer Koffer.

Als die Zollbeamten mich ansprachen, konnte ich ihnen nicht antworten, weil ich sie nicht verstand.

«Was sagen sie?», flüsterte Marianne hinter mir, als sie sah, dass ich nicht antwortete.

«Ich weiss es nicht», flüsterte ich verlegen zurück. «Ich kann ihre Fragen nicht verstehen.»

«Aber ich dachte immer, du kannst Englisch», sagte sie mit halbgeschlossenen Lippen.

«Das kann ich auch», brummte ich als Erwiderung. «Ich habe es in der Schule gelernt. Aber das hier ist anders. Es ist australisches Englisch.»

Nach der Abfertigung durch den Zoll wurden wir und viele andere Einwanderer sofort zu wartenden Autobussen gebracht. Ohne Umstände packte man uns mitsamt unserem

Gepäck in einen der Busse. Als alle Plätze besetzt waren, fuhren wir los. Marianne und ich wussten, dass wir für eine Übergangszeit in einem Einwandererheim wohnen mussten, bevor wir nach Woolgoolga umziehen konnten. Dieses Heim lag bestimmt irgendwo in der Nähe von Sydney. Da täuschten wir uns aber gewaltig.

Der voll besetzte Bus hatte keine Klimaanlage. Die Morgensonne strahlte unbarmherzig auf uns herab, und wir schwitzten in unserer dicken Winterkleidung. Unser Bus fuhr durch Sydney, dann durch die Vorstädte, und schliesslich erreichte er das freie Land. Wo war bloss dieses Heim? Wie sehr sehnten wir uns danach, unser vorläufiges Quartier zu beziehen, unsere Koffer auszupacken, die Kinder ein wenig umherstreifen zu lassen und sie dann in frisch bezogene Betten zu legen! Bald fuhren wir über eine grosse Autobahn durch hügeliges Gelände. Die Hügel waren bewachsen mit graugrünen Gummibäumen. Von einer Stadt oder gar einem Dorf war weit und breit nichts zu sehen, und von einem Heim schon gar nichts. Eine Stunde verging, und dann noch eine. Unsere beiden kleinen Mädchen wurden immer unruhiger. Zuerst 26 Stunden Flug, und dann das. Wir alle hatten genug. Ich entschloss mich, herauszufinden, was los war, und so ging ich nach vorne zum Fahrer.

«Entschuldigen Sie bitte», fragte ich, «aber wohin fahren wir eigentlich?»

Er brummte etwas Unverständliches.

«Bitte, was haben Sie gesagt?», fragte ich.

Er wiederholte, was er gesagt hatte. Es klang so ähnlich wie Bonegilla.

«Wo ist das?», fragte ich.

«Im Staat Victoria», antwortete er.

«Wie weit ist das noch?», wollte ich wissen.

«Ungefähr 250 Meilen», sagte er wegwerfend.

Zweihundertfünfzig Meilen, dachte ich. *Aber so weit können wir doch nicht fahren!*

Wenn ich diese Entfernung in die uns in Europa vertrauten Kilometer umrechnen wollte, musste ich 250 mal 1,6 nehmen.

Ich rechnete es schnell aus. *Du liebe Güte,* dachte ich, *das sind etwa 400 Kilometer – die Strecke von einem Ende der Schweiz ans andere!*

Stumm vor Verblüffung drehte ich mich um und ging durch den engen Gang zu Marianne zurück. Sie war im Bus die einzige Frau mit Kindern. Ihr Gesicht war gerötet von der Hitze. Die Überanstrengung zeigte sich an den tiefen Falten um ihren Mund herum. Sie hatte die Augen geschlossen, aber ich wusste, dass sie nicht schlief. Ihr Arm lag um Claudia, die auf dem Fensterplatz neben ihr kauerte. Sandra lag auf Mariannes Schoss. Ihr blondes Haar war schweissnass.

«Ich nehme sie, Liebling», sagte ich, als ich mich hinüberlehnte und Sandra auf den Arm nahm. Ich setzte mich mit ihr auf den Platz hinter Marianne, und dabei fragte ich mich, ob ich mich trauen sollte, ihr zu sagen, dass wir noch 400 Kilometer vor uns hatten.

«Wie weit ist es bis zum Heim?», fragte Marianne. Ihre Stimme klang angespannt. Sie hielt die Augen geschlossen und drehte sich nicht zu mir um.

«Über zweihundert», antwortete ich, ohne ihr zu verraten, dass es sich dabei um Meilen und nicht um Kilometer handelte.

Am Nachmittag hielt der Fahrer an einem Rasthaus. Alle stiegen aus. Marianne hielt Sandra noch immer im Arm, als sie auf dem Fussweg stand.

«Kommt, wir gehen hinein und trinken etwas Kaltes», sagte ich, als Claudia und ich auf sie zugingen.

Marianne sagte nichts. Ich konnte sehen, wie erregt sie war.

Ich legte meinen Arm um ihre Schultern. «Liebling, ich weiss, was du mitmachst. Du wirst dich besser fühlen, wenn du dich ein wenig ausgeruht hast. Komm, wir gehen etwas trinken.»

Marianne blieb stehen. «Ich rühre mich nicht von der Stelle!», sagte sie wütend.

«Marianne, sei vernünftig», bat ich sie und versuchte, sie zum Rasthaus zu führen.

«Nein», entgegnete sie bissig. «Ich bleibe hier und ich steige nicht wieder in diesen Bus!» Gesagt, getan. Sie drehte sich um, stand auf dem Fussweg und drückte Sandra gegen die Brust. «Ich bleibe hier», sagte sie, und ihre Augen verengten sich als Ausdruck ihrer Entschlossenheit, «und ich will unser ganzes Gepäck hier auf diesem Fussweg haben!» Sie deutete auf die Stelle, an der sie stand.

Ich begriff, dass ihre Ausdauer bis zur Belastungsgrenze strapaziert worden war. Deshalb musste ich Stärke zeigen, um alles wieder in den Griff zu bekommen.

«Marianne», entgegnete ich mit der ganzen Autorität, die ich aufbringen konnte, «du kannst unmöglich hier bleiben!»

«Das kann ich und das werde ich!», betonte sie mit derselben Entschlossenheit. «Bitte den Fahrer, die Koffer auszuladen und sie hierher zu bringen.»

«Marianne», begann ich, «das ist Dummheit ...»

«Sag diesem Fahrer, er solle unser Gepäck sofort holen. Ich will alles hier haben, und zwar sofort!», forderte sie.

Mittlerweile machten sich einige unserer Mitreisenden auf den Weg zurück zum Bus. Sie sahen, wie wir uns stritten. Es schien keine Möglichkeit zu geben, die Situation zu entschärfen, solange Marianne sich in diesem Zustand befand. Um weitere Konfrontationen zu vermeiden, ging ich ins Rasthaus und bat den Fahrer, unser Gepäck auszuladen. Er tat das kommentarlos, und dann stieg er zurück auf den Fahrersitz. Nach ein paar Minuten waren alle anderen Mitreisenden zurück im Bus. Der Fahrer liess den Motor an. Er war bereit zur Abfahrt, als wir mit unseren Kindern und unseren beiden grossen Koffern auf dem Fussweg standen. Ich wollte einen letzten Versuch wagen, Marianne wieder in den Bus zu bekommen.

Ich stellte mich direkt vor sie und legte meine Hände ganz fest auf ihre Schultern. Dann sah ich ihr mit einem ernsten Blick in die Augen und sagte langsam: «Liebling, wir können nicht hier bleiben. Wir kennen hier niemanden. Wir wissen noch nicht einmal, wo wir sind. Ich habe nicht gewusst, dass es so schlimm ist. Glaube mir, ich kann nachempfinden, was du durchmachst, aber wir können jetzt nicht aufgeben. Wir müssen zurück in diesen Bus.»

Die Luftdruckbremsen zischten laut. Der Fahrer griff nach

dem Hebel, mit dem er die Tür verschliessen konnte. Ich hob unsere beiden Koffer auf und warf sie vor das Gepäckfach. Dann ging ich zurück zu Marianne und den Kindern. Ich legte meinen Arm um Mariannes Taille und führte sie sorgsam zurück zum Bus. Die Krise war überstanden. Schweigend stiegen wir ein und kehrten zurück auf unsere Plätze, auf denen wir uns erschöpft niederliessen. Es schien für beide von uns nichts mehr zu sagen zu geben.

Es war am frühen Abend, als wir schliesslich in Bonegilla ankamen. Inzwischen hatten uns die Zeitverschiebung und die aufreibende Busreise in einen tranceähnlichen Zustand versetzt. Wir wollten nur noch in ein Bett fallen und zwei Tage lang durchschlafen. Aber dieser Tag war noch nicht vorüber. Es gab noch viel zu tun. Zunächst einmal mussten wir Schlange stehen, um registriert zu werden. Wir mussten lange warten, bevor der Papierkrieg begann. Dann wurden wir mit den Vorschriften des Heims vertraut gemacht und hatten unsere Betten mit den uns zugeteilten Laken, Kissen und Decken zu beziehen. Dann mussten wir natürlich unsere Habseligkeiten auspacken und alles Nötige für den Aufenthalt in unserem vorübergehenden Quartier zurechtlegen. Es war 22.00 Uhr, als wir mit allem fertig waren und endlich ins Bett gehen konnten. So endete unser erster Tag in Australien. Ich hoffte, nie wieder Ähnliches durchmachen zu müssen.

Kapitel 3

Das Einwandererheim Bonegilla lag in den nördlichen Hügeln des Staates Victoria. Früher war es ein Armeelager gewesen. Es bestand aus etwa 40 Gebäuden, die mit ihren Wänden aus einheimischem Holz und Wellblechdächern typisch für Australien waren. Die meisten Häuser waren Baracken. Mehrere Familien teilten sich je eine. Bonegilla hatte einen eigenen Verwaltungskomplex, einen Laden und eine Klinik. Es gab auch ein Schulgebäude und eine Kapelle. Die Landschaft war ganz anders als in Europa. Bonegilla war nicht umgeben von dunkelgrünen, waldreichen Bergen. Wohin das Auge reichte, sah man trockene, braune Hügel, die mit lichten Eukalyptuswäldern bedeckt waren.

In der kleinen Siedlung selbst wuchsen jedoch ein paar grosse Eukalyptusbäume – riesige Gummibäume mit weissen Stämmen und ausladenden Ästen. Eines dieser Prachtexemplare stand bei unserer Baracke. Ich sah es zum ersten Mal am Morgen nach unserer Ankunft. Seine gewaltigen Ausmasse liessen jedes Gebäude der Siedlung wie ein Spielzeughaus wirken. Am meisten beeindruckte mich jedoch, dass der Baum einer Vielzahl einheimischer Vogelarten als Wohnstätte diente. Ständig war ein lautes Gezwitscher oder Geschrei zu hören, wenn die Vögel etwa dreissig Meter über meinem Kopf von Ast zu Ast flogen. Die Farbenpracht ihres Gefieders war unglaublich. Die rosa Brust und die grauen Flügel des australischen Kakadus, der gelbe Kopfschmuck des weissen Kakadus, das leuchtende Lila, Grün, Blau und Orange des Lori und der mit ihm verwandten Papageienarten waren wunderbar anzusehen. Ich hatte nicht erwartet, einen solchen Artenreichtum ausserhalb eines Zoos zu sehen, und doch waren hier alle erdenklichen Tiere zu entdecken. Ebenso aufregend erlebte ich meine erste Begegnung mit einem wilden Känguru, und zwar nicht irgendwo im Busch, sondern nur ein paar hundert Meter von der Haustür unserer Baracke entfernt.

Nach ein paar Tagen hatten Marianne, die Mädchen und ich uns eingelebt, und wir konnten das Leben im Einwandererheim sogar geniessen. Es war viel angenehmer, als wir befürchtet hatten. Wir bekamen dreimal täglich vollwertige Mahlzeiten, die für uns kostenlos waren. Noch nicht einmal das Geschirr mussten wir spülen. Während unsere Kinder im Kindergarten und im Kinderhort beaufsichtigt wurden, konnten wir die Zeit nutzen, um Briefe an unsere Familien zu schreiben. Wir teilten auch Jack Lehman in Woolgoolga unsere Ankunft mit. Die Atmosphäre im Heim war für uns wie in einem Ferienlager, in dem wir uns gut erholen konnten.

Am 24. Februar 1969 erreichte uns ein Brief von Jack Lehman, der uns postwendend auf unser Schreiben antwortete. Jack bestätigte, dass unser Quartier auf der Ranch noch immer auf uns wartete und er Arbeit für mich hätte. Wir waren beide hoch erfreut. Endlich schien sich alles zu unseren Gunsten zu entwickeln. Marianne und ich freuten uns jetzt sogar auf unser neues Leben in Woolgoolga.

❧ ❧ ❧

«Leute, wir sind da», sagte Jack Lehman. «Das ist Woolgoolga.»

Verwirrt blinzelten wir alle durch die Windschutzscheibe von Jacks Ford V8-Limousine, Baujahr 1951. Wir sahen nur einen grossen, weiss gestrichenen indischen Tempel auf dem Gipfel des vor uns liegenden Hügels. Seine Wände, sein Turm und die von einer silberfarbenen Kugel gekrönte zwiebelförmige Kuppel leuchteten in der hellen Morgensonne.

«Hier in der Umgebung wohnen viele Inder», fügte Jack hinzu. «Das da oben ist ein Tempel der Sikhs. Woolgoolga liegt am Hang auf der anderen Seite des Hügels.» Jack fuhr von der Autobahn ab. Der Weg führte auf einer staubigen Strasse durch den Busch. Das Auto, mit dem er uns vom Bahnhof in Coffs Harbour abgeholt hatte, schien viel zu gross für ihn zu sein. Ständig musste er den Hals strecken, um über das Armaturenbrett schauen zu können.

Als wir den Gipfel des Hügels erreichten, sahen wir ihn – den Ort, für den wir im Zug und im Auto eine Entfernung von 800 Meilen zurückgelegt hatten. Allerdings gab es immer noch nicht viel zu sehen, nur ein zweistöckiges Hotel aus dem 19. Jahrhundert, das mit schmiedeisernen Gittern dekoriert war, ein paar aus Holzschindeln gebaute Läden mit hauchdünnen Verandapfosten und eine Ansammlung von nüchternen Fertighäusern aus der Nachkriegszeit. Viele von ihnen standen auf hohen Holzstümpfen über dem Wasserpegel des Flusses Woolgoolga Creek. Manche von ihnen sahen vernachlässigt aus, die meisten sogar ziemlich heruntergekommen.

Es war erst sechs Uhr morgens, und deshalb wirkte der Ort wie ausgestorben. Der winzige Frisörladen hatte noch nicht geöffnet. Die Metzgerei von Roy Atkins war ebenfalls geschlossen. Der Laden war nicht viel mehr als eine Holzhütte mit Wellblechdach, aber über der Veranda prangte ein Schild mit dem wohlklingenden Namen *«Der Fleischpalast»*. Als wir durch die verschlafene, kleine Hauptstrasse von Woolgoolga fuhren, versuchte ich, mir vorzustellen, wie Marianne zusammen mit Claudia und Sandra hier ihre Einkäufe erledigte. *Das wird ein ganz anderes Einkaufserlebnis sein als in Paris*, dachte ich.

Jack fuhr an einem Campingplatz vorbei und es ging einen steilen Hügel hinauf.

«Schau mal, Mama, da ist das Meer!», sagte Claudia, als wir oben angekommen waren. Sie hatte vorher schon Seen gesehen, aber das Meer noch nie. Jack hatte uns auf eine Anhöhe gefahren, von der aus wir die azurblauen Fluten des Südpazifiks sehen konnten. «Na, was haltet ihr von dieser Aussicht?»

«O Jack, das ist atemberaubend schön!», seufzte Marianne, als sie mit den Mädchen aus dem Auto kletterte. Wir standen da, liessen uns den Wind durch die Haare wehen und konnten uns nicht sattsehen an dieser Pracht. Goldfarbene, von der Brandung umspülte Strände erstreckten sich auf beiden Seiten bis zum Horizont. Dahinter waren grüne Landzungen zu sehen. Weiter innen entdeckten wir eine Gebirgskette, die vom Norden bis zum Süden verlief. Die meisten Berge waren bis zu den Gipfeln mit Bananenstauden bepflanzt.

«Ich wohne dort drüben», sagte Jack und deutete auf eine Stelle nordwestlich von Woolgoolga, in den Hügeln vor den Bergen.

«Wo ist es?», fragte Marianne und strich sich das Haar aus den Augen. «Wo ist die Ranch? Ich kann sie nicht sehen, Jack.»

«Von hier aus kannst du die Ranch auch nicht sehen», entgegnete er. Dann legte er ihr den Arm um die Schultern und zeigte auf eine mit Bäumen bewachsene Erhebung. «Siehst du den kleinen Hügel dort drüben?», fügte er hinzu. «Dort ist es. Das ist die *Hacienda Santa Fe*. Ich fahre euch jetzt hin.»

Es dauerte keine fünf Minuten, und wir waren dort.

Jacks Ranch *Hacienda Santa Fe* war eine fast 500 000 Quadratmeter grosse Rinderfarm. Auf seinem Land hatte er eigenhändig ein riesiges Haus gebaut, das von seiner Bauweise her gut ins alte Mexiko gepasst hätte. Es war im klassischen spanischen Kolonialstil gestaltet und hatte dicke Wände. Einige von ihnen waren auf Zimmerdeckenhöhe von dunkelbraunen Holzbalken durchbrochen. Andere wieder waren mit kunstvoll gestalteten Bögen geschmückt. Auf manchen Wänden prangte ein dekorativer Verputz. Die Türen waren typisch für spanische Wohnhäuser. Einige waren aus schweren Holzbrettern angefertigt, andere wiederum aus sorgfältig bearbeitetem Zedernholz mit schweren Eisenringen als Türgriff. Das Haus war von hohen Mauern umgeben, die viele Innenhöfe umschlossen. Mit seinen Steinwänden, den grossen Palmen und dem dahinter liegenden See wirkte das ganze Anwesen beinahe majestätisch.

«Ihr müsst sehr müde sein», sagte Jack. «Kommt doch auf eine Tasse Tee herein.» Er führte uns in sein Esszimmer, dessen Einrichtung mit dem gefliesten Fussboden, mit Torbögen und braun gefärbten Deckenbalken vom Stil her zum Äusseren des Hauses passte.

Jack rief nach seiner Schwester. «Mary! Wir sind da. Machst du uns eine Tasse Tee? Und bring für die Kinder auch was zum Trinken.»

Wir setzten uns, während Jack mit uns plauderte. Er war

sehr gesprächig und an allem interessiert. Vor allem liebte er Kinder. Ein paar Minuten später kam seine Schwester Mary herein. Sie war etwa Ende Sechzig, trug einen Schal um den Kopf und hatte eine Schürze an. In ihren Händen balancierte sie ein Tablett mit Tee für die Erwachsenen, Limonade für die Kinder und einem grossen Teller voller Kekse.

Nach etwa einer halben Stunde waren die Gesprächsthemen erschöpft und der Morgentee ausgetrunken. Marianne fragte: «Jack, meinst du, wir können uns jetzt unser Haus ansehen?»

«Na klar», entgegnete Jack. «Wir gehen gleich rüber. Natürlich stehen noch keine Möbel drin, aber da draussen in meiner Garage habe ich jede Menge davon. Die sind schnell rübergetragen.»

Wir folgten Jack durch das Gras auf die andere Seite des Hügels. Das Haus lag etwa 300 Meter vom Haupthaus entfernt. Als wir näher kamen, konnten wir eine kleine Behausung aus Fiberglasplatten erkennen. Das Wellblechdach hatte einen niedrigen Giebel. Jack öffnete die Haustür. Wir alle betraten den nackten Holzboden einer winzigen Küche. Darin standen nur ein Spülbecken, ein mit Holz beheizbarer Ofen und ein alter Kühlschrank. Man konnte den Raum kaum als Küche bezeichnen, sondern eher als Durchgang mit vier Türen – in jeder Wand eine: die Haustür, die Hintertür und je eine Tür zu den beiden Schlafzimmern.

«Wo ist das Badezimmer?», fragte Marianne.

«Es gibt keins», antwortete Jack, «aber ihr könnt das Bad in der Hacienda benutzen.»

Ich konnte an Mariannes Gesichtsausdruck sehen, dass das für sie ein Problem war. Die Hacienda war 300 Meter vom Haus entfernt. In den Nächten oder während einem der häufigen subtropischen Regenschauer könnte sich das sehr schwierig gestalten – besonders für die Kinder.

Jack bemerkte ihre Unruhe und fügte hastig hinzu: «Natürlich gibt es dort drüben auch ein Buschklo. Das ist ein bisschen näher.»

Sobald wir unsere Habseligkeiten vom Auto ins Haus gebracht hatten, liessen Jack und ich Marianne mit den Kindern allein und gingen die Möbel holen. Als wir die Garage betraten, sah ich, dass sie gleichzeitig als Werkstatt und Vorratskammer diente. Es fanden sich dort Werkzeuge, Zementsäcke, Holz und andere Kleinigkeiten, die ein Heimwerker wie Jack benötigte.

«Zuerst nehmen wir die Betten, Marcus», schlug Jack vor. Schon zog er an einem schweren, gusseisernen Bettgestell, das unter einem Stapel Matratzen lag. «Die sind für einen allein zu schwer», sagte er. «Du fasst vorne an und ich hinten.»

Wir waren noch nicht einmal auf halbem Weg zurück zum Haus, als ich plötzlich am Rücken einen schmerzhaften Stich spürte. Ich liess meinen Teil des Bettgestells fallen, um herauszufinden, was mich da gebissen hatte. Nur eine Sekunde später zuckte ich zusammen. Das war ein zweiter Stich. Ich riss mein Hemd auf. Auf der Innenseite befand sich eine riesige, braune Ameise. Sie war mindestens zwei Zentimeter gross. Mein Rücken war glühend heiss und tat höllisch weh.

Als ich mein Hemd ausschüttelte, um dieses Ungetüm loszuwerden, sagte Jack: «Das ist nur eine Bullenameise, Marcus. Du wirst dich bald an diese Viecher gewöhnen.»

Ich sah Jack wortlos an. Dabei trat mir das Wasser in die Augen. Ich konnte ihm nicht glauben.

Wir brauchten fast den ganzen Nachmittag, um in der glühenden Hitze die Möbelstücke in unser Haus zu schleppen. Insgesamt mussten wir zwölf Mal hin und her laufen – das war eine Strecke von mehr als vier Meilen. Um sechs Uhr war unser Haus schliesslich möbliert, unsere Habseligkeiten ausgepackt und unsere Betten gemacht.

Jack lud uns freundlicherweise zum Abendessen in seine Hacienda ein. Danach benutzten wir die Dusche in seinem Bad. Wir waren erschöpft von der Reise und der Arbeit der letzten beiden Tage, und so gingen wir bald zu Bett. Es spielte keine Rolle, dass die Matratzen hart und durchgelegen waren, auf unseren Fussböden keine Teppiche lagen und an unseren Fenstern keine Vorhänge hingen. Wir waren zu müde, um uns darüber aufzuregen. Aber so erschöpft wir waren, verspürten wir tief in unserem Inneren trotzdem so etwas wie Begeisterung über unsere erste Nacht in unserem neuen Heim in Australien.

Kapitel 4

Wir brauchten eine Woche, bis wir uns eingelebt hatten. Alles war für uns neu und aufregend. Die Kinder waren begeistert, als Jack ihnen eine kleine Ziege schenkte – ihr erstes Haustier überhaupt. Obwohl das Haus nach Mariannes Geschmack viel zu klein war und die Einrichtung fast primitiv – es gab kein Bad, keine Wasserleitung und zum Kochen nur einen alten, rauchgeschwärzten Holzofen – klagte sie nicht, sondern stellte sich sehr schnell um. Die Sicherheit unserer Kinder war jedoch ein ständiges Problem für uns. Im Freien gab es gefährliche Schlangen, Giftspinnen und natürlich Bullenameisen, die sich im hohen Gras bei unserem Haus aufhielten. Wenn jedoch australische Familien, die mit ihren Kindern im Busch lebten, damit zurechtkamen, mussten wir das auch schaffen.

In dieser ersten Woche half ich Jack beim Einzäunen seines Geländes. Ich hatte noch nie eine so schwere körperliche Arbeit verrichtet. Jeden Abend kam ich mit Blasen an den Händen und Schmerzen am ganzen Körper nach Hause. Meine Form wurde jedoch Tag für Tag besser, und so war ich vorbereitet auf die Tätigkeiten, mit denen ich wohl bald den Lebensunterhalt für meine Familie verdienen musste. Ich entschloss mich, mit Jack über einen Vollzeitjob zu sprechen.

«Mach dir deswegen keine Gedanken», sagte er. «Lass dir Zeit. Es gibt keinen Grund zur Eile. Der australische Staat zahlt dir deine Arbeitslosenunterstützung, bis du eine Arbeit findest. Ausserdem hast du ein Haus, in dem du mietfrei wohnen kannst, und hier auf der Ranch gibt es genug zu essen für euch. Du kannst ganz gelassen sein.»

«Aber Jack», sagte ich, «ich *muss* doch arbeiten.»

«Na klar, du kannst mir ja auf der Ranch helfen», sagte er. «Ich bezahle dich ganz einfach für die Arbeit, die du leistest.»

Also arbeitete ich in den nächsten Wochen für Jack. Ich machte Gelegenheitsarbeiten wie Zäune bauen und Zement mischen, und ich kümmerte mich um Jacks reinrassige Rinder. Neben unserem Haus pflanzte ich einen kleinen Gemüsegarten. Ich konnte es kaum glauben, wie schnell die Pflanzen in diesem subtropischen Klima wuchsen. In der Schweiz dauerte es von der Saat bis zur Ernte drei Monate. Hier brauchten die Pflanzen für ihr Wachstum nur die Hälfte dieser Zeit. Schon nach sechs Wochen erntete ich meine Tomaten, meinen Salat, meine Bohnen, Gurken, Kartoffeln und Kürbisse. Noch etwas erstaunte mich. Je mehr ich im Garten arbeitete, desto mehr Freude hatte ich daran. Ich begann mich wohl zu fühlen in dieser wunderbaren, neuen Welt, die sich mir eröffnete – die bunte Pflanzenwelt mit ihrer Artenvielfalt. Ich erfreute mich an der Schönheit des üppigen Grünlandes in unserer Umgebung, an den saftig grünen Feldern, den Hügeln und Wäldern, den Tälern und Bergen mit ihrer farbenfrohen Vogelwelt. Obwohl ich mit meiner Familie in einem fremden Land lebte, fühlte ich mich endlich zu Hause! Meine Vorfahren, die viele Generationen vor mir gelebt hatten, waren Bauern gewesen. Vielleicht lag mir die Liebe zum Land im Blut.

Eines Tages sagte Jack zu mir: «Marcus, ich kenne den Besitzer einer Bananenplantage etwa zwei Meilen hinter meiner Ranch. Als ich ihm gestern Abend von dir erzählt habe, hat er gemeint, dass er dich vielleicht unter Vertrag nehmen kann. Er ist ein Sikh aus Indien. Na, wie wär's?» Die Arbeit auf den Plantagen gehört zu den härtesten Jobs, die sich ein Mann aussuchen kann. Mittlerweile begriff ich, was Jack meinte, als er sagte: «Du musst erst mal dein Pferd absatteln.» Als ehemaliger Manager, der jetzt im australischen Busch lebte, hatte ich inzwischen mein altes Pferd abgesattelt und war bereit, ein neues zu satteln.

«Ich probiere es einfach mal», erklärte ich.

Am nächsten Montag stand ich um 7.30 Uhr in der Bananenplantage von Mr. Singh. Meine Arbeit nannte sich «Ausmisten». Ich hatte keine Ahnung, was das zu bedeuten hatte. Mr. Singh trug einen Turban und einen Vollbart. Sein Hemd und seine Shorts waren von hartnäckigen Bananenflecken dunkelbraun gefärbt. Über seine Schaftstiefel hingen leinene

Sockenhalter. Er wollte mir vorführen, was ich zu tun hatte, und so nahm er das etwa einen halben Meter lange Buschmesser mit einer breiten Klinge und führte mich den steilen Hügel hinauf. Dort standen seine Bananen, die man auch als «Stauden» bezeichnete, in langen Reihen, mit einem Abstand von etwa zwei Metern. Wir begaben uns in den schattigen Korridor zwischen zwei dieser Reihen und Mr. Singh begann, die abgestorbenen Blätter abzuschneiden, die sich unter den grünen Spitzen der Staude befanden.

Ich stand da und war verblüfft über die Geschwindigkeit, mit der er das Buschmesser hob und geschickt fünf oder sechs verdorrte, braune Blätter etwa einen halben Meter über seinem Kopf abschlug. Das Messer und seine Hand waren kaum zu sehen, als er sich schnell und rhythmisch, fast tänzerisch, um die Staude herum bewegte. Mit seinen dunklen, beharrten Armen und Beinen, die ständig in Bewegung waren, erinnerte er mich an einen flinken, kleinen Zirkusaffen. Ohne Pause lief er zur nächsten Staude, dann wieder zur nächsten und arbeitete sich blitzschnell vor.

Dann reichte er mir das Buschmesser. Ich war beschämt, als er mir zusah, wie ich jedes einzelne Blatt mit meiner linken Hand ergriff und es mit zwei oder manchmal sogar drei Hieben abschlug. Deshalb war ich erleichtert, als er wegging, damit ich meine Geschicklichkeit und Schnelligkeit steigern konnte. Das versuchte ich zwar, schaffte es aber nicht. Wenigstens hielt ich durch.

Wenn mein Boss das kann, dann kann ich das auch, dachte ich, als ich nach oben langte und ein weiteres Blatt zu fassen bekam. Plötzlich sprang eine riesige braune Spinne darunter hervor und krabbelte knapp an meinem Gesicht vorbei am Stamm der Staude herunter. Entsetzt schreckte ich zurück vor dieser abscheulichen Kreatur mit ihrem fetten Körper und den Beinen mit der Spannweite einer Untertasse. Mein Herz klopfte rasend schnell, als ich bewegungslos dastand und mich fürchtete, ein weiteres Blatt anzufassen. Würde ich beim nächsten Mal so ein Ungetüm versehentlich anfassen? Oder, schlimmer noch, würde so ein ekliges Ding mir direkt ins Gesicht springen? Allein der Gedanke jagte mir eine Gänsehaut über den Rücken. Ich brauchte etwa 20 Minuten, um nur 50 Stauden auszumisten. Die Arbeit war sehr anstrengend. Als Mr. Singh zurückkam, begannen meine Arme und mein Nacken bereits zu schmerzen. Angesichts meiner Ungeschicklichkeit nahm mir Mr. Singh das Buschmesser ab und begann mit einer erneuten Demonstration seines «Affentanzes». Wieder ging er weg, damit ich noch ein bisschen üben konnte.

Um 16.30 Uhr war Feierabend. Erschöpft trottete ich den Hügel hinunter, damit Mr. Singh mich in seinem Landrover nach Hause fahren konnte. Schon nach kurzer Zeit begriff ich, dass ich meinen Vertrag, 3000 Stauden in drei Tagen zu «erledigen», nicht erfüllen konnte. Auch Mr. Singh merkte das schnell. Ich brauchte eine ganze Woche, um meine Quote zu erfüllen. Mr. Singh und ich waren uns einig: Es würde sich nicht auszahlen, meinen Vertrag zu verlängern.

Am Freitagnachmittag kletterte ich vorsichtig aus dem Landrover von Mr. Singh und ging mit schweren Schritten zur Tür unseres kleinen Hauses. Mir kam es vor, als ob mein neu gesatteltes Pferd mich schwungvoll abgeworfen hatte. Am selben Abend sagte ich Jack, ich sei wohl nicht geeignet für das Ausmisten von Bananenstauden, und es sei an der Zeit, bei Mr. Singh zu kündigen. Das schien ihm überhaupt nichts auszumachen.

«Mach dir darüber keine Gedanken, Marcus», sagte er fröhlich. «Wir finden etwas anderes für dich. Morgen werden wir Clarrie Moller aufsuchen. Er wohnt in der Stadt Woolgoolga, hat aber ungefähr zehn Meilen nördlich eine Plantage. Er hat bestimmt Arbeit für dich.»

«Wenn es wieder Ausmisten ist, habe ich kein Interesse, Jack.»

«O nein, er hat noch viele andere Jobs zu vergeben», erwiderte er.

Am nächsten Morgen fuhren wir zum Haus der Mollers in Woolgoolga. Jack und ich stiegen auf die vordere Veranda ihres alten, mit Holzschindeln verkleideten Hauses.

«Ist jemand da?», rief Jack laut und klopfte an die Haustür.

Eine Frau mittleren Alters erschien hinter dem Fliegengitter. Sie war klein, mollig und hatte lockiges Haar, in dem sich schon erste graue Strähnen zeigten.

«Das ist Marcus Luedi, ein Freund aus der Schweiz», stellte Jack mich vor.

«Hallo», sagte ich und streckte ihr meine Hand entgegen.

Zögernd überliess sie mir die ihre.

«Was habe ich bloss falsch gemacht?», dachte ich verwundert. In der Schweiz war es üblich, einer Dame die Hand zu schütteln, wenn man ihr vorgestellt wurde. Aber in diesem Fall hatte ich einen schlechten Eindruck hinterlassen – und das auch noch bei der Frau meines potentiellen Arbeitgebers!

Später erfuhr ich, dass in Australien ein Mann bei der Begrüssung nicht die Hand der Dame schüttelt und sie diese auch nicht ausstreckt. So war es zumindest 1969, aber seitdem hat sich manches geändert.

«Ich wollte nur wissen, ob ihr auf der Plantage für Marcus einen Job habt», sagte Jack.

«Clarrie!», schrie Mrs. Moller, «du hast Besuch!»

Kurz darauf erschien ihr Mann. Er hatte eine sehr helle Haut, war gross, breitschultrig und athletisch gebaut. Als ich ihm vorgestellt wurde, schien er viel freundlicher zu sein als seine Frau. Sein Händedruck war fest, und als Jack ihm sagte, dass ich Arbeit suchte, strich er sich über sein stoppeliges Kinn und sagte: «Ach ja, ich könnte auf der Plantage noch jemanden brauchen. Wollen Sie am Montag anfangen?»

«Ja, Mr. Moller. Vielen Dank», entgegnete ich.

«Wir fangen morgens immer um sieben Uhr an. Wenn Sie um halb sieben an der Autobahnausfahrt stehen, holen wir Sie mit dem Landrover ab.»

Am Montagmorgen konnte ich gleich bei meiner Ankunft auf der Plantage der Mollers sehen, dass es sich hier um einen gut organisierten und produktiven Betrieb handelte.

«Marcus», sagte Mr. Moller, «du gehst einfach hinter mir her und ich zeige dir, was du zu machen hast.» Wir gingen zwischen den Bananenstauden einen steilen Abhang hinauf, bis wir den Gipfel eines fast 100 Meter hohen Hügels erreichten.

«Ich werde jetzt Bananenbündel schneiden», sagte er. «Du musst die Dinger dann nur noch den Hang runter zum Laster tragen. Dort unten, siehst du?», fragte er und zeigte in die Richtung. Ich nickte.

«Fertig, Marcus?»

«Ja», antwortete ich.

«Okay, bleib ganz nah bei mir.»

Ich blieb nahe bei ihm stehen.

Mr. Moller griff nach einem grossen Fruchtstand auf einer Staude (es wächst nur einer auf jeder Staude). Mit zwei schnellen Hieben seines Buschmessers schnitt er zwei tiefe Kerben in den oberen Teil der Staude, von dem die Bananen herunterhingen. Dann griff er nach oben und bog die Staude mitsamt den Früchten nach unten, damit er sie auf sein Knie legen konnte. Mit einem weiteren Hieb waren die Bananen abgetrennt. Er liess das Buschmesser fallen und hob das Bündel auf meine Schulter.

Ich klammerte mich an den Stiel, um die Früchte nicht zu verlieren. Sie waren viel schwerer, als ich erwartet hatte. Dieses Bündel wog etwa 70 Pfund – ungefähr so viel wie ein siebenjähriges Kind. Ich begann meinen Abstieg. Es fiel mir schwer, das Gleichgewicht zu halten, und so benutzte ich meine freie Hand, um mich am Stiel abzustützen, wenn ich auf dem schlüpfrigen, nassen Abhang auszugleiten drohte. Jeder Schritt nach unten liess das Bananenbündel hart auf meine Schulter aufprallen. Als ich den Laster erreichte, war mein Rücken schon eine einzige, schmerzende Wunde.

Ich lud mein Bündel vorsichtig ab, damit die Früchte keine Druckstellen bekamen, und dann begann ich wieder mit dem Aufstieg. Als ich die Stelle erreichte, wo Mr. Moller gestanden hatte, lagen am Boden schon weitere, frisch geschnittene Bündel. So nahm ich wieder eines auf und ging zurück zum Laster. Mit dieser Plackerei verbrachte ich fast den ganzen Tag. Die Bündel, die ich trug, wogen im Durchschnitt etwa 70 Pfund, aber einige waren mit fast 100 Pfund noch schwerer. Manchmal musste ich sogar einen richtigen Giganten schleppen, der ungefähr 110 oder 120 Pfund wog – so viel wie ein Sack Zement.

Obwohl die Länge des Aufstiegs und die zurückgelegte Entfernung nicht immer gleich waren, kam es mir vor, als ob ich am Ende des Arbeitstages etwa zehn Meilen gelaufen wäre. Die eine Hälfte musste ich mit einer schweren Last zurücklegen und die andere Hälfte einen steilen Hang hinaufsteigen. Je nach dem Steigungswinkel, der Höhe des Terrains und dem Standort der Bündel musste ein Bündelträger pro Tag etwa 600 bis 900 Meter zurücklegen – das ist die Höhe eines mittleren Berges.

Als sich der erste Tag seinem Ende zuneigte, dachte ich mir, dass ich doch lieber die Bananenstauden ausmisten wollte. Ich war erschöpft und entmutigt, und ich konnte mir nicht vorstellen, noch einmal einen solchen Arbeitstag durchzuhalten. Nachdem Mr. Moller mich an der Autobahnabfahrt in der Nähe unseres Hauses abgesetzt hatte, begann ich nachzurechnen. Ich würde für diese Arbeit einen Stundenlohn von nur einem Dollar bekommen. «Ein Dollar pro Stunde! Bin ich schon so weit gesunken?», fragte ich mich, als ich mutlos den ungepflasterten Weg zu unserem kleinen Häuschen entlang ging. In Europa könnte ich als Führungskraft 50 Dollar pro Stunde verdienen. Obwohl zugegebenermassen dort vieles teurer war, war ich jetzt ein armer Wicht. Tränen rollten mir die Wangen herunter. Wenigstens befand ich mich auf der anderen Seite der Welt, wo meine Freunde mein Elend nicht mit ansehen konnten.

Kapitel 5

Irgendwie schaffte ich es, weiter auf der Plantage von Mr. Moller zu arbeiten. Dort blieb ich bis zum Juli desselben Jahres, ganze vier Monate. Heute weiss ich nicht mehr, wie ich das seelisch und körperlich durchstand. Aber ich war ein stolzer Mann, das sagte Marianne oft zu mir. Sie hatte Recht. Mein Stolz musste gebrochen werden, und darum musste ich vom hohen Ross geholt – und gedemütigt werden. Genau das geschah nun, obwohl ich mir dessen noch nicht bewusst war. Tief in meinem Inneren fühlte ich nur Frustration und Einsamkeit. Ich meinte, meiner Frau und meiner Familie gegenüber versagt und mein Leben weggeworfen zu haben. Natürlich gab ich damals den Umständen die Schuld. Aber heute weiss ich, dass es um viel mehr ging. Gott benutzte diese Situation, damit ich meine wahre Not erkennen und ihn schliesslich um Hilfe anflehen würde.

Merkwürdigerweise wirkte Gott zuerst an Marianne. An einem Nachmittag, als ich bei der Arbeit war und sie die Mädchen schlafen gelegt hatte, kam Jack Lehman auf eine Tasse Tee vorbei.

«Jack», fragte sie, «hast du ein paar deutsche Bücher zum Lesen?»

Jack wusste, wie sehr Marianne sich langweilte und eine Anregung für ihren scharfen Verstand brauchte. Auch kannte er ihr echtes Verlangen, mehr über Gott zu erfahren. So gab er ihr ein Buch von Tierstegen mit dem Titel *Die heilige Theresia.* Darin ging es um eine bemerkenswerte Frau, eine Art Nonne, die vor etwa 500 Jahren in Spanien gelebt hatte und wegen ihres lebendigen Glaubens an Jesus Christus verfolgt wurde. Aufgrund ihrer katholischen Erziehung war Mariannes Interesse an diesem Buch gross. Sie stellte Jack viele Fragen, die er bereitwillig beantwortete. Er gab ihr noch mehr Bücher, und in fast allen ging es um den christlichen Glauben. Obwohl er häufig mit ihr über dieses Thema sprach, wollte

Jack sie zu nichts zwingen. Aus seiner langjährigen Erfahrung mit Rindern wusste er, dass eine Sache nur dann richtig verarbeitet wird, wenn man sie sozusagen «wiederkäut». Er stellte Marianne ein paar seiner christlichen Freunde vor, mit denen er sich an Sonntagen zu Gesprächen über den Glauben traf – entweder in seiner kleinen, selbstgebauten Kapelle auf der *Hacienda* oder auf einer anderen Ranch in Bonville, einem Ort südlich von Coffs Harbour.

Eines Tages lud Jack Marianne und mich zu einer der kleinen Sonntagsversammlungen auf seiner Ranch ein. Marianne nahm diese Einladung begeistert an, weil sie die Gelegenheit wahrnehmen wollte, mehr über Gott und die Bibel zu erfahren. Ausserdem sehnte sie sich nach Kontakt zu anderen Frauen. Ich dagegen fühlte mich nicht so wohl in meiner Haut. Aber weil ich mich Jack gegenüber verpflichtet fühlte, konnte ich kaum ablehnen. Schliesslich war er weit mehr als ein Vermieter. Er war unser Wohltäter, der Mann, der uns ein mietfreies Haus zur Verfügung stellte und uns kostenlos mit Frischfleisch, Milch und Eiern versorgte – und natürlich mit so vielen Bananen, wie wir nur essen konnten.

So fanden wir uns am folgenden Sonntag mit unseren Kindern und etwa 20 anderen Leuten in Jacks kleiner, spanischer Kapelle wieder. Mit gemischten Gefühlen sass ich in der hintersten Reihe neben Marianne und den Mädchen. Zum ersten Mal seit vielen Jahren war ich wieder in einer bibeltreuen Gemeinde. Jack und sein Freund Alfred Bosshard leiteten den Gottesdienst, wobei Jack den Gesang auf seiner spanischen Gitarre begleitete. Ich war überrascht über seinen kräftigen, tiefen Bassbariton. Als ein Mitglied der Gruppe öffentlich betete, merkte ich, wie Marianne jedes Wort aufmerksam verfolgte. Alfred Bosshard erzählte eine Geschichte für die Kinder, und seine Frau Margrit sang mit ihrem schönen Mezzosopran ein Evangeliumslied. Wieder hörte Marianne wie gebannt zu.

Jack hielt die Predigt. Er stand hinter seinem kleinen hölzernen Rednerpult. Mit der aufgeschlagenen Bibel in der Hand predigte er auf die für ihn typische, energiegeladene Art. Wenn er die Bibel zitierte oder auslegte, unterstrich er seine

Ausführungen mit ausladenden und oft dramatischen Gesten. Niemand schlief ein, wenn Jack predigte. Offensichtlich kannte er seine Bibel, und er verkündigte sehr gern ihre Frohe Botschaft: Jesus Christus, der Sohn Gottes, ist am Kreuz gestorben, um für die Sünden der Menschen zu bezahlen; er wurde begraben und von den Toten auferweckt; diejenigen, die aufrichtig von ihren Sünden umkehren und an ihn glauben, werden Vergebung und ewiges Leben empfangen.

Diese Botschaft war mir nicht unbekannt. Ich erinnerte mich, wie ich sie als Kind vor mehr als 20 Jahren in der Gemeinde meines Vaters gehört hatte. Ich warf einen Blick auf Marianne. Sie hing buchstäblich an Jacks Lippen. Für sie war das Evangelium offenbar etwas ganz Neues, denn sie hatte so etwas in den Jahren ihrer römisch-katholischen Erziehung nie gehört. Deshalb war sie tief bewegt. Aber für mich hatte die Predigt von Jack keinerlei Sinn. Ich fühlte mich als Aussenseiter und war froh, als es endlich zu Ende war.

Am nächsten Sonntag lud Jack uns alle ein, mit ihm und seiner Schwester zur Ranch der Bosshards zu fahren. Die Gottesdienste fanden dort an jedem zweiten Sonntag statt. Wieder konnte ich dieses Angebot nicht ablehnen, zumal Marianne und die Kinder gerne mitfahren wollten.

Wieder wurde das Evangelium gepredigt. Wieder fühlte ich mich fehl am Platz.

Von nun an nahmen wir regelmässig an diesen Sonntagsversammlungen teil, und bald schlossen wir Freundschaften mit den Leuten, die wir dort trafen. Obwohl ich nur ungern in die Gottesdienste ging, nahm ich sie auf mich, weil die Leute, die dorthin kamen, so freundlich zu uns waren. Ich war überrascht, als ich feststellte, wie offen sie miteinander umgingen und sogar sehr humorvoll waren. Zu meiner Freude wurden Marianne und Margrit Bosshard Freundinnen. Auch unsere Mädchen waren gern mit den anderen Kindern zusammen, und sogar ich genoss die Begegnung mit den Männern und deren Familien, denn sie boten eine willkommene Abwechslung von der Knochenarbeit auf der Bananenplantage.

An einem Sonntag, als der Gottesdienst wieder auf der

Ranch der Bosshards stattfand, trafen wir dort einen jungen Schweizer namens Jean-Pierre Reifler. Mit seinem Freund Walter machte er gerade eine Reise durch Australien. Jean-Pierre war ein junger Abenteurer und, wie ich später erfuhr, Alkoholiker. Obwohl er an Gott kein Interesse hatte, sass er nun im Gottesdienst, weil er bei den Bosshards zu Gast war.

Die Predigt traf Jean-Pierre tief ins Herz. Nach dem Gottesdienst, als die Leute in kleinen Gruppen miteinander sprachen, stand er abseits und war offenbar zutiefst beunruhigt. Marianne, die von den Worten der Predigt ebenfalls stark berührt war, ging zu ihm und verwickelte ihn in ein Gespräch. Eine Zeitlang sprachen sie über das Thema der Predigt und insbesondere darüber, wie ein Mensch durch Christus zu einer persönlichen Beziehung zu Gott finden kann.

Am nächsten Sonntag fand der Gottesdienst bei Jack statt und Jean-Pierre war wieder unter den Besuchern. Sein Freund lag wegen eines Unfalls im Krankenhaus und so blieb Jean-Pierre noch länger bei den Bosshards. Wieder diskutierte Marianne mit ihm über die Fragen, die ihnen während der Predigt gekommen waren. Die beiden schienen sich für dieselben Themen zu interessieren. So kam es in den darauf folgenden Wochen oft zu solchen Gesprächen.

Ich merkte, wie Marianne sich danach sehnte, eine wahre Christin zu werden. Aber sie konnte sich nicht gemeinsam mit mir auf diesen Weg begeben. Wenn ich sah, wie sie mit Jean-Pierre über diese Fragen sprach, war ich besorgt. Ich war nicht eifersüchtig. Aber mein Herz war gegenüber geistlichen Themen so verhärtet, dass meine Frau mit mir nicht darüber sprechen konnte und deshalb mit einem praktisch fremden Mann darüber redete.

Mehrere Wochen vergingen und mein Gefühl der Entfremdung verstärkte sich.

An einem Sonntag im Mai sprach Jack Lehman in seiner Predigt darüber, wie er zum rettenden Glauben an Jesus gefunden hatte. Er erklärte anhand der Bibel, dass ein Mensch nur dann von einem Leben in Sünde errettet werden und ein Kind Gottes werden könne, wenn er an Christus und an das, was er am Kreuz getan hatte, glaubte. Er betonte, dass Gott die Sünden eines Menschen nicht vergibt, weil der Sünder gute Werke vollbringt, sondern weil die Erlösung ein Geschenk ist.

Nach dem Gottesdienst sprachen Marianne und Jean-Pierre wieder miteinander. Aber diesmal schien ihr Gespräch anders zu verlaufen. Sie wirkten ernster als sonst. Ich sah, wie Jean-Pierre die Tränen kamen, als er sprach. Aber sein Gesichtsausdruck war alles andere als traurig. Im Gegenteil – er wirkte ungewöhnlich zufrieden, beinahe freudig. Obwohl ich nicht hören konnte, was sie sagten, sah es so aus, als ob er und Marianne über etwas redeten, was sie beide mit Freude erfüllte. Als sie noch ins Gespräch vertieft waren, fiel Mariannes Blick auf Jack. Sie berührte den Arm von Jean-Pierre, um das Gespräch zu beenden, und ging schnell hinüber zu Jack. Dann sagte sie etwas zu ihm. Als er das hörte, war auf seinem Gesicht ein breites Lächeln zu sehen, und dann umarmte er sie. Ich sah auf Jean-Pierre. Ein Mann aus der Gruppe war zu ihm gegangen und die beiden sprachen miteinander. Plötzlich schüttelte der Mann Jean-Pierres rechte Hand und dann nahm er sie mit einem breiten Lächeln in beide Hände, als ob er ihn zu etwas beglückwünschen wollte.

«Was ist denn da los?», fragte ich mich, als ich den Raum durchquerte, um mir eine Tasse Tee einzuschenken. Bevor ich den Tisch erreichte, kam Marianne auf mich zu. Sie nahm meine Hände in die ihren und sah mir direkt in die Augen.

«Liebling», sagte sie langsam, «ich muss dir etwas sagen.»

«Was denn?», fragte ich sie.

«Ich bin gerade eben Christin geworden», entgegnete sie mit einem seligen Lächeln, «eine wahre Christin! Heute Morgen habe ich im Glauben den Herrn Jesus Christus als meinen Erlöser angenommen.»

Ich blickte hinunter auf ihr schönes, vor Freude strahlendes Gesicht.

Sie wartete auf meine Reaktion. Ich stand einfach da, denn ich wusste nicht, was ich sagen sollte. Marianne schloss die Augen; dann zog sie mich an sich und lehnte ihren Kopf an meine Brust.

«O Liebling», sagte sie, «endlich habe ich Gott gefunden. Endlich kenne ich ihn persönlich.» Sie war den Tränen nahe, als sie hinzufügte: «Ich bin ja so glücklich!»

Ich legte meine Arme um sie und hielt sie fest, aber ich schwieg, weil in mir eine Leere war.

Sie sah wieder zu mir auf, denn sie suchte in meinem Gesicht nach der Reaktion, die sie erwartete, die aber nicht kam. Dann lehnte sie ihren Kopf an meine Brust. «O Marcus, könntest du doch jetzt die gleiche Freude spüren wie ich!»

Bald wussten alle, dass nicht nur Marianne, sondern auch Jean-Pierre Jesus Christus in ihr Leben aufgenommen hatten. Die nächste halbe Stunde verging mit Küssen, Umarmungen und freudigem Händeschütteln.

Als ich dabeistand und das alles beobachtete, fragte ich mich, ob dieses Erlebnis nur eine gefühlsmässige Erfahrung war. Konnte so etwas Bestand haben oder würde es sich bald wieder legen? Ich war skeptisch und deshalb wollte ich erst einmal abwarten.

Ich sah zu Marianne hinüber, wie sie sich an ihrem neu gefundenen Glauben freute und ihn mit ihren Freunden teilte. Tief in meinem Inneren wollte ich an dieser Freude teilhaben, aber ich konnte mich nicht dazu durchringen. Ich fühlte mich irgendwie fehl am Platz, und in gewisser Weise sogar um etwas betrogen. Mir kam die Zeit vor unserer Heirat in den Sinn. Diese weltgewandte Frau liebte ich damals so sehr, dass ich bereit war, für sie alles aufzugeben, auch den christlichen Glauben und Lebensstil meiner geliebten Eltern. Hier zeigte sich eine bittere Ironie des Schicksals. Als ich mich damals für Marianne entschied, liess ich den Glauben weit hinter mir. Jetzt hatte Marianne sich genau dafür entschieden, aber mir schien es so – als ob sie mich mit diesem Schritt verlassen hätte.

Kapitel 6

Jetzt, nachdem Marianne und Jean-Pierre Christus in ihr Leben aufgenommen hatten, wurde mir bewusst, dass praktisch jeder, der diese Gottesdienste besuchte, eine persönliche Beziehung zu Gott hatte – nur ich nicht. Im Laufe der Zeit fühlte ich mich jedes Mal, wenn sich die kleine Gruppe traf, wie ein Aussenseiter. Das Gleiche empfand ich, wenn ich zu Hause war. Aber etwas anderes beunruhigte mich noch stärker: Marianne zeigte durch ihr Verhalten ihre Zugehörigkeit zu einer neuen, abenteuerlichen Welt, in der ich als ihr Ehemann keinen Platz hatte. Seitdem sie Christus als ihren Herrn und Erlöser angenommen hatte, begann sie sich zu verändern. Sie war so fröhlich wie vorher, aber ihr Charakter wurde anders. Jene Oberflächlichkeit, die zu unserem früheren Leben gehört hatte, wich einer neuen Tiefe, die sich auswirkte auf ihr Verhältnis zu den Kindern, zu mir und auf ihren Alltag. Sogar die Art, wie sie sich kleidete, änderte sich. Sie trug jetzt keine Miniröcke mehr. Noch immer kleidete sie sich flott und sah attraktiv aus, aber sie wirkte nicht mehr provokativ. Tag für Tag wurde sie liebevoller, zuversichtlicher und zufriedener.

Als ihr Ehemann wusste ich genau: Diese Veränderung war nicht vorübergehender Natur und ganz bestimmt nicht eine oberflächliche, gefühlvolle Erfahrung, wie ich zunächst voller Skepsis vermutet hatte. Vielmehr erlebte ich einen fortlaufenden Wachstumsprozess mit, eine echte und offenbar dauerhafte Umwandlung. Diese Erkenntnis machte mich unruhig. Für Marianne hatte sich eine neue Dimension des Lebens aufgetan, aber ich konnte diese nicht mit ihr teilen. Ich war deswegen zutiefst frustriert. Mir kam es vor, als ob ich in eine Falle getappt wäre.

Zu jener Zeit hatte Marianne ein immer stärkeres Bedürfnis, mehr über ihren neuen Glauben zu erfahren. Um diesen Hunger zu stillen, gab ihr Jack christliche Literatur und auch eine Bibel, in der sie jeden Tag las, wenn die Mädchen ihren Mittagsschlaf machten. Eines Abends, als die Kinder schon zu Bett gegangen waren, sassen Marianne und ich wie üblich bei einer Tasse Tee an unserem Küchentisch und unterhielten uns über das, was wir tagsüber erlebt hatten. Ich hatte einen harten Tag hinter mir; und so lehnte ich mich nach der zweiten Tasse mit ausgestreckten, übereinandergelegten Beinen in meinem Stuhl zurück, verschränkte die Hände hinter meinem Kopf und schloss die Augen.

Marianne räumte die Tassen weg und trug sie zum Spülbecken. Beim Spülen fragte sie mich: «Marcus, warum liest du nicht in der Bibel?»

Ich öffnete die Augen, starrte vor mich hin und entgegnete: «Als Kind las ich jeden Tag in der Bibel. Zu Hause mussten wir das immer beim Abendessen machen. Ich habe keine Lust, das wieder zu tun». Damit schloss ich wieder die Augen.

«Die Bibel ist doch langweilig», fügte ich hinzu.

Es entstand eine Pause, während Marianne ihre Hände am Geschirrtuch abwischte und es am Herd zum Trocknen aufhängte. Dann kam sie zu mir, stellte sich hinter meinen Stuhl und legte die Hände auf meine Schultern. Sie massierte sie sanft und sagte leise: «Liebling, warum betest du nicht, dass der Herr dir den Wunsch schenkt, in der Bibel zu lesen?»

Sie knetete weiter meine Schultern und wartete auf eine Antwort.

Ich wollte mich zu nichts verpflichten, aber ich wollte ihr auch nicht widersprechen.

«Ich kann es ja mal versuchen», sagte ich in einem unverbindlichen Tonfall.

❧ ❧ ❧

Als das Lied zum Beginn des Gottesdienstes endete, trat Alfred Bosshard auf die Kanzel.

«Möchte jemand unseren Gottesdienst mit einem Gebet eröffnen?», fragte er, und sein Blick schweifte über die kleine Gemeinde.

Sofort war Jean-Pierre auf den Füssen. Die Hände fest vor seiner Brust gefaltet, die Augen geschlossen, begann er zu beten – flüssig und sicher, als ob er das schon seit Jahren getan hätte.

Ich war überrascht. «Wie hat Jean-Pierre in wenigen Wochen gelernt, auf diese Art zu beten?», fragte ich mich. Seine Stimme und sein Verhalten spiegelten eine Aufrichtigkeit und Überzeugung wider, wie ich es niemals für möglich gehalten hatte. Ich konnte kaum glauben, was ich da sah und hörte. Es war wie in einem seltsamen Traum.

Als Jean-Pierre sich wieder gesetzt hatte, wusste ich, dass ich gerade ein kleines Wunder miterlebt hatte. Für mich stand fest: Nur die Kraft Gottes konnte das Herz eines Menschen, der ihm vertraute, derart verändern. Dennoch empfand ich nur ein verwirrendes Gefühl der Erniedrigung und Scham. Hier war ich, ein 34 Jahre alter Mann aus einer liebevollen christlichen Familie. Ich hatte seit meiner Kindheit von Christus gehört, aber trotzdem hatte ich ihn bis zu diesem Tag zurückgewiesen. Und hier war Jean-Pierre, der nicht das Privileg hatte, das Evangelium schon als Kind zu hören, aber trotzdem war aus ihm in Christus ein neuer Mensch geworden. Ich schämte mich, als ich mir eingestand: Weil mein stolzes Herz so hart war, hatte Gott diesen Mann und nicht mich als Werkzeug erwählt, um meine eigene Frau zu Christus zu bringen!

Dieser Gedanke erschütterte mich bis ins Mark. Ich sass in diesem kleinen Raum, aber ich hatte die Menschen um mich herum vergessen. Zum ersten Mal in meinem Leben war ich allein mit meinem Gott. Ich wusste, dass ich mich an niemand anderen wenden konnte. In meinem Herzen sagte ich nur noch: «Jesus, ich will dir nachfolgen. Errette mich.»

In diesem Augenblick setzte ich mein ganzes Vertrauen auf Christus.

Ich empfand nichts. Im weiteren Verlauf des Gottesdienstes liess ich mir nichts anmerken. Am Schluss drehte sich Marianne zu mir um und nahm meine Hand. Dann küsste sie mich und hielt mich fest. Sie ahnte wohl, was geschehen war.

Als ich sie in den Armen hielt, sagte ich: «Liebling, ich habe Christus in mein Herz aufgenommen. Ich bin jetzt auch Christ geworden.»

Noch immer fühlte ich nichts. Ich fragte mich, warum das so war. Ich hatte oft gehört, dass Menschen, die ihr Vertrauen auf Christus setzen, innerlich zutiefst bewegt sind und eine beinahe ekstatische Freude verspüren. Davon merkte ich überhaupt nichts. Obwohl ich mir meiner Erlösung gewiss war, war ich verunsichert. Warum erlebte ich nicht jene tiefe Freude, die ein wahrer Gläubiger spüren sollte?

Mir kam es vor, als ob ich noch immer etwas tun müsse – nicht, um errettet zu werden, denn das hatte Gott in seiner wunderbaren Gnade bereits für mich getan, und ich war mir dessen sicher. Aber irgendetwas, ich wusste nicht, was, stand noch zwischen Gott und mir, als ob noch ein Hindernis aus dem Weg geräumt werden müsste. Ich hatte keine Ahnung, was das war, aber ich spürte, dass ich dafür verantwortlich war. Bis ich herausgefunden hätte, worum es sich handelte, würde ich nie die Fülle der Freude in Gott kennen. Schon sehr bald sollte ich bei meiner Suche nach diesem Hindernis einen Schritt weiter sein.

Kapitel 7

In den Tagen nach meiner Bekehrung wuchs meine Besorgnis, weil ich nicht die gleiche Freude empfand, die Marianne und Jean-Pierre so offensichtlich erlebt hatten. Was hielt mich zurück? Woher kam diese Schwere in meiner Seele? Ich fühlte mich, als ob ich eine fremde Last trug. Das konnte ich mir nicht erklären, und es gelang mir auch nicht, diese Bürde loszuwerden. Ich entschloss mich, dafür zu beten, und so suchte ich mir in einem der Schuppen bei der Hacienda ein stilles Plätzchen. «Herr», betete ich. «Was ist los mit mir? Warum kann ich nicht diese Freiheit und Freude empfinden, die ich als dein Kind haben sollte? Vater, bitte hilf mir!»

Gleich nach diesem Gebet geschah etwas Seltsames. Vor meinem geistigen Auge erschien ein Fernsehgerät – nicht irgendeines, sondern ein Gerät, das ich in Zürich gemietet hatte, bevor Marianne und ich mit unserer kleinen Familie nach Australien ausgewandert waren. Die Erinnerung an diesen Fernseher war äusserst unangenehm, weil sie mein Gewissen belastete und scheinbar meine innere Last noch schwerer machte. Ich versuchte, den Gedanken daran zu verdrängen, aber das wollte mir nicht gelingen.

Als ich dieses Gerät gemietet hatte, schloss ich einen Vertrag mit der Verleihfirma ab. Für die Zeit, in der ich den Fernseher nutzte, sollte ich eine wöchentliche Miete zahlen. Einmal hatte ich diese Miete gezahlt, aber als die Firma mir keine weitere Rechnung schickte, kümmerte ich mich in den nächsten drei Monaten nicht mehr um die Bezahlung. Es sollte jedoch noch schlimmer kommen. Als wir einen privaten Flohmarkt veranstalteten, um unsere Habseligkeiten loszuwerden, hatte ich das teure Gerät verkauft, obwohl es mir gar nicht gehörte. Alles in allem hatte ich die Fernsehfirma um einen hohen Geldbetrag, nämlich um weit über tausend Dollar, betrogen. Das hatte mir damals überhaupt nichts ausgemacht, aber dafür plagte mich jetzt mein Gewissen. Ich wünschte mir einen Weg, um diese Sache in Ordnung bringen zu können.

Ich kann jetzt sowieso nichts mehr daran ändern, dachte ich und versuchte zunächst, dieses Problem vom Verstand her zu lösen. *Das ist schon eine Weile her. Jetzt bin ich Christ, und die Sünden aus meiner Vergangenheit sind mir vergeben worden. Ich muss das alles hinter mir lassen und mich auf mein neues Leben konzentrieren.*

Aber meine Rechtfertigungsversuche halfen mir nicht viel. Ich fühlte mich danach nicht besser und es sollte sogar noch schlimmer werden.

Eine andere Sache fiel mir ein, und zwar meine wertvollen Möbel aus der Zeit Ludwigs XIV. Sie waren in einem schlimmen Zustand, als ich sie bei einem Trödler in Paris zum ersten Mal gesehen hatte. Die Garnitur bestand aus sechs Stühlen, einem grossen runden Tisch und ein paar weiteren Möbelstücken sowie zwei prächtig verzierten, vergoldeten Spiegeln. Als ich sie zu einem lächerlich niedrigen Preis kaufte, wusste ich, dass ich sie aufarbeiten und für ein Vielfaches dieser Summe wieder verkaufen könnte. Vor meinem geistigen Auge sah ich nun diese wertvollen Stücke in unserer Pariser Wohnung. Sie waren sorgfältig restauriert und liebevoll poliert worden. Aber als ich sie so vor mir sah, empfand ich nicht die Freude eines Handwerkers über eine gelungene Arbeit, sondern nur eine tiefe Scham und Selbstverachtung über das, was ich mit den Antiquitäten gemacht hatte. Bevor ich die Schweiz verliess, um nach Australien auszuwandern, hatte ich ein Zolldokument unterzeichnet, in dem ich mich verpflichtete, nach meiner Ausreise innerhalb von fünf Jahren keinen Gegenstand aus meinem Besitz mit Gewinn zu verkaufen. Gegen diese Verpflichtung hatte ich vorsätzlich verstossen, als ich meine Antiquitäten mit einem enormen Gewinn verkaufte, ohne dafür Zollgebühren zu bezahlen.

Als ich den Schuppen verliess, in dem ich gebetet und mich an diese Dinge erinnert hatte, wollte ich nicht mehr daran denken. Nach einigen Wochen kamen mir diese illegalen Handlungen jedoch erneut in den Sinn, und wieder fragte ich mich, ob ich nicht etwas unternehmen sollte, um die Sache mit dem Fernseher und den Antiquitäten in Ordnung zu bringen. Wie zuvor sagte ich mir, dies sei nicht nötig, weil Gott meine vergangenen Sünden ja vergeben hatte. Aber ich erlebte weder Freude noch Frieden und meine Last lag noch immer schwer auf mir. Es vergingen weitere zwei Wochen, und wieder bewegte ich den Gedanken, diese Dinge in Ordnung zu bringen. Es war, als ob ich buchstäblich von Visionen über ein Fernsehgerät und eine Sammlung von Möbeln aus der Zeit Ludwigs XIV. heimgesucht worden wäre.

Mit erschreckender Deutlichkeit wurde mir klar, was wirklich geschah. Es war Gott, der an mir handelte. Ich hatte um Befreiung von meiner Seelenqual gebetet, und er zeigte mir, wie ich das bewerkstelligen konnte: Ich musste das, was ich getan hatte, wieder gutmachen und das, was ich durch Betrug erworben hatte, zurückgeben.

Ein Vers aus dem Neuen Testament, den ich als Kind gelernt hatte, kam mir wieder in den Sinn: *«So gibt es nun keine Verdammnis für die, die in Christus Jesus sind»* (Röm. 8,1). Dieser Bibelvers verdeutlichte, was mit mir geschah. Ich war eine neue Schöpfung, ein neuer Mensch in Jesus Christus, dem ich als Erlöser und Herr vertraut hatte. Aber jetzt erfuhr ich die Verdammnis und Schuld eines Menschen, der nicht im Geist wandelte (d. h. nach den biblischen Prinzipien Gottes), sondern nach dem Fleisch (den stolzen, selbstsüchtigen Motiven meines früheren Lebens ohne Christus). Kein Wunder, dass ich nichts verspürte von der Freude und Freiheit eines neu geborenen Gotteskindes!

Ich entschloss mich, diese beiden ungelösten Probleme sofort in Ordnung zu bringen.

Zuerst schrieb ich an die Verleihfirma für Fernsehgeräte. Ich erklärte, dass ich ihnen nicht nur die Miete schuldete, sondern das Gerät verkauft und den Erlös in die eigene Tasche gesteckt hatte. Weiter erwähnte ich, ich sei Christ geworden und wolle darum bekennen, was ich getan hatte. Ausserdem würde ich die ganze erworbene Summe zurückerstatten.

Dann schrieb ich an die Schweizer Zollbehörde und bekannte mich zu der falschen Erklärung über den Verkauf meiner Besitztümer. Wie in dem vorherigen Brief fügte ich hinzu, ich sei nun Christ und wolle deshalb den entstandenen Schaden ersetzen.

Als ich die Briefe zuklebte, wurde mir bewusst, dass ich mich mit diesem Schritt vielleicht in hohe Schulden stürzte. Trotzdem war ich fest entschlossen, es zu tun – ohne Rücksicht auf die Folgen. Ich erzählte Marianne von meinem Vorhaben und sie stimmte mir zu. Ich solle das tun, was ich mir vorgenommen hatte, gleichgültig, wie viel es uns kosten würde.

Ich fuhr nach Woolgoolga zur Post und warf beide Briefe in den Briefkasten. In diesem Moment geschah etwas Seltsames: Die schwere Last, die ich so lange getragen hatte, war plötzlich verschwunden. Endlich war ich frei! Eine Freude und ein innerer Frieden, den ich vorher nie gekannt hatte, durchdrangen meine Seele. Ich eilte nach Hause, um Marianne zu erzählen, was geschehen war. Sobald sie mich sah, wusste sie, dass Gott einen tief gehenden Wandel in meinem Leben bewirkt hatte. Zum ersten Mal teilten wir einen Glauben, der etwas Positives und Dynamisches hatte – einen Glauben, der uns beide zu einer Einheit machte.

Die nächsten beiden Wochen waren die bisher glücklichsten in unserer Ehe. Ich konnte mit meiner Frau und meinen Kindern die Freude teilen, die ich aus meinem täglichen Bibelstudium und meiner persönlichen Beziehung zu Christus empfing. Meine Entfremdung von Marianne, Jean-Pierre und den anderen in der Gemeinde war vorbei. Ich erkannte jetzt, wie Gott meine Einsamkeit und Niedergeschlagenheit benutzt hatte, um mich zu einer echten Umkehr, Wiederherstellung und Freude zu führen. Ich hatte den brennenden Wunsch, ihm zu danken für das, was er an mir getan hatte, und zwar nicht nur in meinen Gebetszeiten, sondern auch öffentlich. So sprach ich über diese neueste Entwicklung zu den Leuten, die am Sonntag unsere Nachmittagsgottesdienste besuchten.

Die Antwort auf meinen Brief an die Fernsehfirma kam überraschend schnell – beinahe postwendend. Der Umschlag enthielt keinen Brief; nur eine Rechnung, in der die rückständige Miete und der Kaufpreis für den Fernseher aufgeführt waren. Wie erwartet belief sich der Gesamtbetrag auf über 1000 Dollar. Glücklicherweise konnte ich diese Summe aufbringen, und so zahlte ich prompt. Ich fragte mich, welche Antwort ich wohl auf meinen Brief an die Schweizer Zollbehörde bekommen würde. Mir war klar, dass meine falsche Erklärung und der illegale Verkauf meiner Antiquitäten ohne weiteres hohe Schulden, Geldstrafen oder sogar ein Gerichtsverfahren nach sich ziehen konnten. Jetzt blieb mir nichts anderes, als unter Gebet zu warten, was man mir antworten würde.

Es dauerte etwa zwei Monate. An dem Tag, als der Brief endlich bei der Post in Woolgoolga ankam, holte ihn Jack Lehman zusammen mit seiner anderen Post ab.

«Hier ist dein Brief von der Schweizer Zollbehörde», sagte er. Natürlich wusste er genau, warum ich darauf wartete. Ich zitterte innerlich, als ich den Umschlag öffnete und den Inhalt herauszog. Es war wieder ein einzelnes Blatt, aber diesmal keine Rechnung, sondern ein Brief mit dem offiziellen Briefkopf der Zollbehörde, der dreisprachig war in Französisch, Deutsch und Italienisch. Ich überflog die Seite. Sogar auf den ersten Blick konnte ich erkennen, dass das nicht die Art eines Schreibens war, das man normalerweise von einer Behörde erwartete. Hier wurden keine Gesetze oder Verordnungen zitiert, gegen die ich verstossen hatte, und es wurden auch keine Geldstrafen erwähnt.

Ich begann den Brief sorgfältig durchzulesen. Zu Beginn wurde der Eingang meines Schreibens bestätigt, und dann dankte man mir für meine Ehrlichkeit. Angesichts der Umstände wollte mich die Zollbehörde nicht mit weiteren Verfahren belasten, und deshalb hatte man entschieden, mich in dieser Angelegenheit von allen gesetzlichen und finanziellen Verpflichtungen zu entbinden. Der Brief endete mit guten Wünschen und der Hoffnung, dass ich und meine Familie uns wohl fühlten in dem Land, in das wir ausgewandert waren. Ich war überwältigt vor Freude und las auch diesen Brief im nächsten Gottesdienst der Gemeinde vor.

Zuerst merkte ich nicht, wie andere durch meine Geschichte dazu bewegt wurden, ähnlich zu handeln. Ein Beispiel war Jean-Pierre. Gegen Ende dieses Jahres, im November, besuchten zwei Schweizer Evangelisten auf ihrer Heimreise vom Missionsfeld in Neuguinea unsere Gemeinde. Der eine war mein Onkel Ernst, der sich schon sehr freute, mich zu sehen, vor allem jetzt, da ich Christ geworden war. Der andere hiess Heinrich Müller. Nachdem sie beide der Gemeinde auf der Bosshard-Ranch vorgestellt worden waren, ging Jean-Pierre zu Heinrich, gab ihm die Hand und sagte: «Herr Müller, ich habe gemerkt, dass ihr Dialekt ähnlich klingt wie meiner. Sie müssen aus der Umgebung von Zürich kommen. Habe ich Recht?»

«Ja, das stimmt!», entgegnete Heinrich begeistert. «Ich komme aus Winterthur.»

«Winterthur!», rief Jean-Pierre. «Das ist doch meine Heimatstadt!»

In den nächsten Minuten sprachen die beiden freudig erregt über Winterthur, wo genau sie wohnten und gearbeitet hatten und über die Orte, die sie beide kannten. Als sie kurz schwiegen, zog Jean-Pierre die Augenbrauen hoch und blickte Heinrich an. Seine Augen verengten sich. Mit ernstem Tonfall fragte er: «Kennen Sie den Migros-Supermarkt im Vorort Neuwiesen?»

«Ja, natürlich», antwortete Heinrich. «Wir gehen dort oft einkaufen.»

«Wenn Sie wieder in Winterthur sind, könnten Sie dann zu diesem Supermarkt gehen und mit dem Marktleiter Kontakt aufnehmen?»

«Gerne, Jean-Pierre», erwiderte er. «Soll der Marktleiter mir etwas für Sie mitgeben?»

«Nein», sagte Jean-Pierre. «Ich möchte von ihm nichts haben. Aber *ich* muss ihm etwas geben.» Nach einer kurzen Pause fügte Jean -Pierre hinzu: «Ich schulde ihm Geld. Sehen Sie, vor ein paar Jahren, als ich noch ein Teenager war, habe ich ein paar Sachen aus dem Supermarkt mitlaufen lassen. Jetzt bin ich aber Christ und will das wieder gutmachen. Ich habe von dort regelmässig Briefpapier gestohlen und es in der Schule an meine Klassenkameraden verkauft», fuhr Jean-Pierre fort. «Eines Tages ertappte mich der Marktleiter auf frischer Tat. Als er wissen wollte, wie ich heisse, gab ich ihm den Namen und die Anschrift eines Klassenkameraden. Er rief die Polizei an. Als die Polizisten nach dem Jungen fragten, dessen Name ich angegeben hatte, stellte sich natürlich schnell heraus, dass er nicht der Schuldige war. Seine Eltern konnten ihm ein hieb- und stichfestes Alibi verschaffen. Ich aber kam ungeschoren davon – das meinte ich jedenfalls bis vor kurzem!»

«Ich weiss», sagte Jean-Pierre langsam, «dass ich das, was ich damals getan habe, wieder in Ordnung bringen muss. Ich will dem Marktleiter die doppelte Summe zurückgeben. Ausserdem will ich ihm einen Brief schreiben und ihm darin erklären, ich tue dies, weil ich jetzt Christ bin. Könnten Sie ihm bei Ihrer Rückkehr in die Schweiz das Geld und den Brief geben?»

Heinrich erfüllte diese Bitte, und nach einiger Zeit kam ein Brief vom Leiter des Supermarktes. Es war eine herzliche und ermutigende Antwort. Der Marktleiter dankte Jean-Pierre für die Wiedergutmachung und wünschte ihm alles Gute für die Zukunft. Dann fügte er noch etwas hinzu: Wenn jeder sich an Jean-Pierre ein Beispiel nehmen würde, würde es in unserer Gesellschaft viel besser aussehen.

Als ehemaliger Alkoholiker wusste Jean-Pierre seit dem Tag seiner Bekehrung, dass Gott ihn aus den Klauen des Alkohols gerissen hatte, um ihn unter seine göttliche Herrschaft zu bringen. Der Text, in dem dieser Machtwechsel beschrieben wird, steht im Brief des Apostels Paulus an die Epheser: *«Und sauft euch nicht voll Wein, woraus ein unordentliches Wesen folgt, sondern lasst euch vom Geist erfüllen»* (Eph. 5,18).

Als Jean-Pierre an Christus glaubte und ihn in sein Leben aufnahm, hatte er den ersten Teil dieses Befehls bereits in die Praxis umgesetzt. Aber durch diesen Prozess der Wiedergutmachung erlebte er durch den Brief des Marktleiters den zweiten Teil. Er wurde «vom Geist erfüllt». Für Jean-Pierre stellte sich jetzt die Frage, wer die Kontrolle über sein Leben hatte.

Für ihn kam es nicht mehr darauf an, wie viel Benzin im Tank war, sondern wer am Steuer des Wagens sass. Indem er freiwillig zurückerstattete, was er gestohlen hatte, begab sich Jean-Pierre voll und ganz unter die Führung Gottes. Dadurch erfuhr er die erfüllende Macht des Heiligen Geistes. Gott führte ihn in einen persönlichen Heilungsprozess, der ihn befähigen sollte für den aussergewöhnlichen Dienst, den Gott für ihn bereithielt.

Es sollten noch ein paar Jahre vergehen, bis mir die tiefe Bedeutung dessen, was Jean-Pierre und mir passiert war, bewusst wurde. Bei meinem nachfolgenden Bibelstudium zeigte es sich, dass das Prinzip der Erstattung sowohl im Alten als auch im Neuen Testament einen hohen Stellenwert hatte. Besonders bewegend ist der Bericht über den Steuereintreiber Zachäus, der nach einer lebensverändernden Begegnung mit dem Herrn Jesus den vierfachen Wert dessen, was er gestohlen hatte, zurückgab. Meine spätere Lektüre über Kirchengeschichte bestätigte, dass Gott diejenigen segnete und als Werkzeuge gebrauchte, die Gestohlenes zurückgegeben hatten. Eines wurde mir dabei immer stärker bewusst: Immer, wenn der Geist Gottes durch die treue Verkündigung des Evangeliums grosse Erweckungen bewirkte, wurden die Menschen oft gleich nach ihrer Bekehrung durch den Heiligen Geist zur Wiedergutmachung getrieben.

Wenn ein Mensch erst einmal Christus als seinem Erlöser und Herrn vertraut und eine vertikale Beziehung zum Vater entsteht, macht Gott durch diese Akte der Wiedergutmachung offenbar eine horizontale Beziehung zu den Mitmenschen möglich. Dies wiederum eröffnet vorher nie da gewesene Möglichkeiten für das persönliche Zeugnis und den Dienst für Gott. Die Geschichte der grossen Erweckung in Wales im 19. Jahrhundert, aber auch andere, noch nicht so lange zurückliegende Ereignisse dieser Art, wie zum Beispiel im frühen 20. Jahrhundert durch den Dienst von W. P. Nicholson, sind ein eindrücklicher Beweis dieser Feststellung. Der Arbeiterevangelist Nicholson predigte mit Vollmacht vor Tausenden irischer Werftarbeiter. Abend für Abend kamen viele von ihnen nach vorne, weil sie Christus annehmen wollten. Nach ihrer Bekehrung begannen sie mit der Rückgabe von Gegenständen, die sie, manchmal über Jahre, von ihren Arbeitgebern gestohlen hatten. Die Menge dieses Diebesguts war so gross, dass man dafür eine Lagerhalle bauen musste. Der Prozess der Wiedergutmachung ging weiter, und bald war die Lagerhalle voll. Die Erweckung war jedoch noch nicht zu Ende, und so wurden immer mehr gestohlene Waren zurückgebracht, bis eine zweite Lagerhalle gebaut werden musste. Als auch diese mit Diebesgut angefüllt war, erschien eine Anzeige in den Zeitungen. Darin wurden diejenigen, die noch mehr Diebesgut zurückbringen wollten, aufgefordert, damit aufzuhören, weil man dafür keinen Platz mehr hatte.

Jean-Pierre und ich ahnten beide, dass Gott uns durch diesen Prozess der Wiedergutmachung in Seiner Gnade zu einem kleinen Teil dieser grossen biblischen Tradition gemacht hatte. Auf eine geheimnisvolle, wunderbare Weise hatte Gott sich dieses Weges zu unserer geistlichen Befreiung bedient, damit wir anderen dienen konnten, und zwar auf eine Art und in einem Ausmass, wie wir es vorher niemals hätten tun können.

Kapitel 8

Im September 1969 war es Jean-Pierre und mir möglich, eine eigene Gärtnerei aufzubauen. Alfred Bosshard gab uns dafür etwa 8000 Quadratmeter Land auf seiner Ranch. Jean-Pierre und ich investierten in je einen Wohnwagen. Wir parkten sie beim Wohnhaus der Bosshards, und so konnten wir unser Stück Land kultivieren. Gemeinsam bauten wir einen Zaun um das Grundstück, pflügten es und bereiteten seinen fruchtbaren, vulkanischen Boden auf eine Frühjahrspflanzung mit Tomaten, Gurken und einer Reihe anderer Gemüsesorten vor. Jean-Pierre war technisch sehr begabt. Er richtete eine alte Dieselmaschine her und installierte eine Pumpe. Bald darauf wurde unser Land mit Wasser aus dem nahen Fluss bewässert. Vor Weihnachten war unsere erste Lieferung mit Gemüse auf dem Weg zu den Märkten in Sydney.

Um die Mitte des darauf folgenden Jahres bot sich uns eine weitere Gelegenheit. Ein älterer Herr, dem eine Bananenplantage im Bezirk gehörte, bat uns, die Plantage für ihn zu verwalten und zu bearbeiten. Wir erklärten uns damit einverstanden, weil er uns einen Gewinnanteil zahlte. Alles lief sehr gut, und bis zum Jahresende hatte ich genug Erfahrung und Kapital, um mir eine eigene kleine Plantage zu kaufen. Als ich den Kaufvertrag unterschrieb, nahm Jean-Pierre beim Mercedes-Händler in Coffs Harbour eine Arbeit an. Dort verdiente er bald sehr viel Geld.

Zu Beginn des Jahres 1971 hatten Marianne und ich uns gut eingelebt auf unserem kleinen Anwesen, das uns ein regelmässiges Einkommen sicherte.

Als der Februar 1971 näher rückte, wurde Marianne und mir plötzlich klar, dass unsere beiden Pflichtjahre in Australien ihrem Ende entgegen gingen. Jetzt war eine Rückkehr in die Schweiz wieder möglich. Aber das wollten wir auf gar keinen Fall. Auch wenn wir nicht gerade wohlhabend waren, hatten wir hier in Australien alles, was wir brauchten: ein Dach über dem Kopf, ein neues Auto und ein sicheres Einkommen. Ausserdem hatten die Kinder den Wechsel von Europa nach Australien auf bewundernswerte Weise gemeistert. Sie lebten gern auf dem Land und es gefiel ihnen in der kleinen Schule. Als Familie waren wir glücklich und dankten Gott für das, was er für uns getan hatte. Schliesslich hatte er uns um die halbe Welt hierher nach Australien gebracht, damit wir ein ausgefülltes Leben führen konnten und – das war noch viel wunderbarer – er hatte uns das geschenkt, was die Bibel als «Leben und volle Genüge» bezeichnet.

Nachdem wir uns in der neuen Umgebung eingelebt hatten und die Sprache beherrschten, fragte ich mich, ob es nicht an der Zeit wäre, eine Arbeit zu suchen, bei der ich meine früheren Kenntnisse und Erfahrungen aus der Wirtschaft besser anwenden könnte. Eines Tages, es war im April jenes Jahres, stiess ich bei der Lektüre der Zeitung *«The Sydney Morning Herald»* auf eine Anzeige, die mein Interesse weckte. Darin suchte die grosse, im Norden des Landes gelegene Bauxit-Mine Nabalco nach einem Personalmanager. Von meinen früheren Geschäftskontakten in Europa her wusste ich, dass die Eigentümer dieser soliden, gut geführten Firma aus der Schweiz kamen. Ich sprach mit Marianne darüber, und dann entschloss ich mich, mich für diese Stelle zu bewerben und zu sehen, was daraus werden würde.

Nach zehn Tagen erhielt ich eine Antwort von Nabalco. Darin wurde ich gebeten, auf Firmenkosten zu einem Vorstellungsgespräch nach Sydney zu fliegen. Ich nahm diese Einladung an und rief dort an, um mein Kommen anzukündigen. Am nächsten Tag war ich in Sydney. Etwa gegen 9.45 Uhr hielt das Taxi bei *«Goldfields House»*, der Zentrale von Nabalco, in der hektischen Stadt Sydney. Als ich auf dem Bürgersteig stand, drängten sich die Menschenmassen an mir vorbei. An der nächsten Strassenkreuzung staute sich der Autoverkehr. Ich fühlte mich gar nicht wohl. Nach zwei Jahren im ländlichen Coffs Harbour war ich das Stadtleben nicht mehr gewöhnt. Der Lärm zerrte an meinen Nerven. Mit dem

Aktenkoffer in der Hand betrat ich das Gebäude und fuhr in den siebten Stock. Dort näherte ich mich der Rezeption.

«Mein Name ist Marcus Luedi», sagte ich. «Ich habe einen Termin mit Mr. Zimmermann – um zehn Uhr, glaube ich.»

Die Empfangssekretärin, eine attraktive, blonde Frau in einem eng sitzenden schwarzen Kostüm, fuhr mit ihrem Kugelschreiber über einen Zeitplaner und erwiderte: «O ja ... Mr. Luedi. Bitte nehmen Sie noch einen Moment Platz.»

Als ich mich hinsetzte und meinen Aktenkoffer quer über mein Knie legte, griff sie nach dem Hörer einer Sprechanlage. Kurz darauf kam eine weitere junge Frau herein. Auch sie war ganz in Schwarz gekleidet und trug einen sehr kurzen Minirock.

«Mr. Luedi», sagte sie zu mir. «Möchten Sie einen Kaffee oder lieber einen Tee?»

«Ich hätte gern einen Kaffee. Vielen Dank», antwortete ich.

Als sie sich umdrehte und den Raum verliess, kehrte die innere Unruhe, die ich beim Aussteigen aus dem Taxi verspürt hatte, zurück. Nachdem ich meine Kaffeetasse leer getrunken hatte, wurde ich in ein geräumiges, teuer eingerichtetes Chefzimmer mit einem Mahagonischreibtisch und mehreren braunen Ledersesseln geführt. Der Ausblick auf die Brücke im Hafen von Sydney und das Opernhaus war atemberaubend.

Der Chef, ein tadellos gekleideter, sonnengebräunter und athletisch wirkender Mann in den Vierzigern, erhob sich von seinem Platz hinter dem Schreibtisch und begrüsste mich. Er sprach Schweizerdeutsch.

«Grüezi, Herr Luedi», sagte er. Sein Händedruck war fest und sein Lächeln freundlich.

«Zimmermann», fügte er hinzu und zeigte auf sich selbst. Diese Art, sich vorzustellen, ist in der Schweiz üblich.

Dann wandte er sich einem hochgewachsenen Mann mit Brille zu, der bei seinem Schreibtisch stand. «Das ist Herr Brunner.»

Das Vorstellungsgespräch sollte offenbar in meiner Muttersprache stattfinden. Dieser Gedanke wirkte beruhigend auf mich. Herr Zimmermann dankte mir, dass ich nach Sydney gekommen war, und wir setzten uns – nicht in der etwas einschüchternden Sitzordnung «Chef hinter dem Schreibtisch», sondern in einer gemütlichen «Gesprächsecke». Herr Zimmermann verlor keine Zeit und kam gleich zum Punkt.

«Herr Luedi», sagte er. «Wir haben Ihre Bewerbung sorgfältig geprüft und sind zu dem Ergebnis gekommen, dass Sie der richtige Mann für die wichtige Position des Personalmanagers sind.»

Er hielt meine Bewerbung in der Hand, warf noch einen Blick darauf und fügte hinzu: «Ihre betriebswirtschaftliche Qualifikation sowie Ihre Ausbildung und Erfahrung als Quartiermeister in der Schweizer Armee sind die besten Voraussetzungen für die Personalarbeit in unserem Unternehmen. Wir haben in unserem Minenprojekt eine vielsprachige Belegschaft, und so werden auch Ihre guten Kenntnisse in mehreren Fremdsprachen von grossem Vorteil sein. Natürlich werden wir Sie zunächst hier in Sydney zwölf Monate lang schulen, bevor Sie Ihre Arbeit aufnehmen.»

Er legte meine Bewerbung auf einen Beistelltisch neben seinem Sessel. Dann lehnte er sich locker zurück und steckte seine Daumen in die Ärmellöcher seiner Anzugweste. «Ausserdem, Herr Luedi, gibt es auf der Managementebene sehr gute Zukunftsperspektiven, wenn jemand diese Position zu unserer Zufriedenheit ausfüllt.»

«Wie Sie sehen», fügte er hinzu und hielt mir ein Blatt Papier mit getippten Zeilen hin, «ist das Gehalt sehr attraktiv.»

Ich nahm das Blatt und sah, wie Recht er hatte. Nach einer kurzen Pause fuhr er fort: «Es gibt noch viele weitere Vergünstigungen in unserer Firma, Herr Luedi. Alle drei Monate fliegen wir unsere Mitarbeiter und deren Familien nach Darwin, der Hauptstadt des Nordens, damit sie dort einen Einkaufsbummel machen können. Sie könnten alle drei Jahre auf unsere Kosten in die Schweiz fliegen. Wenn Ihre Frau ebenfalls bei uns arbeiten möchte, liesse sich das leicht arrangieren.»

Wie ich merkte, hatten sie praktisch schon entschieden, mich einzustellen. Es war wirklich eine sehr gute Stelle, die sie mir da anboten. Zunächst war ich überrascht und fühlte mich ein wenig geschmeichelt. Trotzdem empfand ich nicht die Begeisterung, die eine solche Möglichkeit in mir hätte auslösen sollen.

Jetzt war es an mir, ein paar Fragen zu stellen.

«Mr. Zimmermann», fragte ich, «wo ist denn dieses Minenprojekt?»

Er griff nach einer Landkarte. Als er sie auseinander faltete, antwortete er: «In Arnhem-Land, dem 'oberen Ende', wie es die Australier nennen. Das ist über 2000 Meilen von hier entfernt.»

Diese Aussicht entsprach meinem Pioniergeist und meiner Abenteuerlust als Globetrotter. Grosse Teile des tropischen Nordens waren noch immer unerforscht. Ich wusste, dass dieses Gebiet die Heimat des Riesen-Krokodils war. Es war schon lange mein Wunsch, dieses Geschöpf einmal mit eigenen Augen zu sehen.

«Wir sind gerade dabei, an dieser Stelle eine neue Kleinstadt zu bauen», sagte er und deutete auf einen bestimmten Punkt auf der Landkarte. «Herr Brunner», würden Sie Herr Luedi bitte den Stadtplan zeigen?»

Zu meiner Überraschung sah ich die Strassen und Gebäude einer modernen Stadt. Auch Schulen, Parks und Erholungsgebiete fehlten nicht. Es gab sogar ein Schwimmbad.

«Die Stadt heisst Nhulunbuy. Das ist ein Name aus der Sprache der Ureinwohner.» Er zeigte auf einen Komplex auf dem Stadtplan und sagte: «Dort werden Sie und Ihre Familie leben, und das ...», sagte er und sah zu Herrn Brunner, der ihm einen Bauplan reichte, «ist das Haus, in dem Sie wohnen werden, wenn Sie sich entscheiden, für uns zu arbeiten.»

Auf dem Plan war ein modernes, mit Ziegelsteinen verkleidetes Haus zu sehen. Es hatte drei Schlafzimmer.

«Wir wollen sicher sein, dass Sie und Ihre Familie sich wohl fühlen. Das Haus wird mit einer Klimaanlage ausgestattet sein und das Grundstück wird natürlich von einem Landschaftsgärtner angelegt.»

Als ich mir den Plan dieses geräumigen Hauses ansah, verglich ich es unwillkürlich mit unserer kleinen Hütte auf dem

Gelände von Jack und dem Wohnwagen, in dem wir jetzt hausten.

«Nun, Herr Luedi, was denken Sie?»

Was sollte ich sagen? Für jeden Mann mit gesundem Menschenverstand war das die Karrierechance seines Lebens. «Dieses Angebot ist grossartig», antwortete ich und fragte mich gleichzeitig, warum ich in meinem tiefsten Inneren nicht so begeistert war. Ich versuchte, die seltsame Vorahnung, die ich spürte, nicht in meiner Stimme oder meinem Verhalten zum Ausdruck zu bringen.

«Hervorragend!», sagte Herr Zimmermann, als er sich aus seinem Sessel erhob und sich über seinen Schreibtisch lehnte, um seine Sekretärin anzurufen. Sie kam sofort herein. In der Hand trug sie einen Stenoblock und einen Kugelschreiber. Sie gehörte zu den attraktiven jungen Frauen, die hier in der Zentrale der Firma Nabalco arbeiteten. Wie die anderen war sie elegant gekleidet. Zu einer weissen Seidenbluse trug sie einen olivgrünen Minirock. Herr Zimmermann nahm einen kleinen Bürostuhl und stellte ihn zwischen unsere Sessel, damit sie seine Anweisungen notieren konnte. Ich war kurz abgelenkt, als sie sich hinsetzte und ihre wohlgeformten Beine übereinander schlug.

«Wir legen die Einzelheiten Ihres Arbeitsvertrags schon jetzt fest», sagte Herr Zimmermann, «dann ist er getippt und liegt für Sie bereit, damit Sie ihn heute noch mit nach Hause nehmen können. Bestimmt möchten Sie mit Ihrer Frau darüber sprechen. Ist das so in Ordnung?»

«Ja, das ist sehr gut», antwortete ich.

«Sobald der Vertrag getippt ist, werde ich ihn unterzeichnen», fügte Mr. Zimmermann hinzu. «Damit er rechtsgültig ist, müssen Sie ihn nur noch gegenzeichnen und ihn mir per Post zurückschicken in – sagen wir – einer Woche. Das wäre am ... Freitag, dem 12. Juni. Ist Ihnen das recht?»

Ich nickte.

«Bitte notieren Sie das», sagte er zu seiner Sekretärin.

Sie schrieb es auf. Zu meiner Verlegenheit schlug sie wieder ihre Beine übereinander. Nach einer halben Stunde war das Vorstellungsgespräch vorbei, und ich ging zum Aufzug. In meinem Aktenkoffer steckte ein Vertrag, der mir eine lukrative Karriere versprach. Als ich *«Goldfields House»* verliess und mich auf den Weg zum Hafen machte, ging mir das, was während des Gesprächs gesagt worden war, noch einmal durch den Kopf. Eins war sicher: Wenn ich die mir angebotene Stelle annahm, wären meine Familie und ich bis an unser Lebensende finanziell versorgt. Als ich auf ein Taxi wartete, fragte ich mich deshalb, warum ich von dieser Aussicht so gar nicht begeistert war und auch keine Vorfreude empfand. Warum spürte ich stattdessen irgendwo in meiner Magengegend eine dumpfe, unerklärliche Angst, diese Stelle bald antreten zu müssen?

«Wie ist das Vorstellungsgespräch gelaufen?», fragte Marianne, als sie mich am Flughafen von Coffs Harbour abholte.

«Sehr gut», sagte ich.

«Meinst du, du bekommst die Stelle?», fragte sie, als wir zu unserem Auto gingen.

«Sie wollen mich unbedingt einstellen», antwortete ich. Dann klopfte ich auf meinen Aktenkoffer und fügte hinzu: «Ich habe den Vertrag hier ... ich muss ihn nur noch unterschreiben.»

«Natürlich», ergänzte ich rasch, «würde ich das niemals tun, ohne mit dir vorher darüber gesprochen und gebetet zu haben.» Weil ich mir wegen der ganzen Sache so unsicher war, wollte ich bei Marianne nicht zu viele falsche Erwartungen wecken. Deshalb meinte ich noch: «Wir müssten in den Norden ziehen. Wie du weisst, ist das Klima dort tropisch. Vielleicht würdest du die Hitze und die hohe Luftfeuchtigkeit schlecht vertragen, Liebling. Es ist im Sommer dort viel schlimmer als hier in Coffs Harbour.»

An diesem Abend besprachen wir alles Weitere, aber ich erzählte Marianne nicht, dass ich den Vertrag innerhalb einer Woche zurückschicken musste. Wir beteten gemeinsam für dieses

Anliegen und baten den Herrn, uns bei dieser wichtigen Entscheidung zu führen. Aber keiner von uns beiden erhielt Klarheit von Gott. Nach ein paar Tagen wurde mir deutlich, dass Marianne die Entscheidung mir überliess. So versuchte ich jeden Tag, während der Arbeit im Gebet daran zu denken. Immer, wenn ich das tat, tauchte vor meinem geistigen Auge die hochmoderne Grossstadt-Szenerie von Sydney auf mit ihren Sachzwängen und Terminen. Wieder spürte ich dieselbe innere Unruhe wie damals auf meinem Weg zum Vorstellungsgespräch. Auch war meine Karrierechance als Personalmanager bei der Firma Nabalco irgendwie verknüpft mit meiner überdeutlichen Erinnerung an dieses vornehme Büro in der Chefetage und einen ganzen Schwarm verführerischer junger Frauen in Miniröcken. Alle diese Bilder erinnerten mich auf beunruhigende Weise an die Geschäftswelt von Paris, die ich vor zwei Jahren fluchtartig verlassen hatte. Was mich aber am meisten beunruhigte, war jene vage Furcht, die mich damals, als mir die Stelle schon sicher war, empfunden hatte. Sie kehrte jedes Mal zurück, wenn ich versuchte, für dieses Anliegen zu beten.

Als der Termin für die Rückgabe des Vertrags näher rückte, hatte ich noch immer keine Entscheidung getroffen. Am Freitag, dem 12. Juni, hatte ich den Vertrag noch immer nicht unterschrieben. Ich versuchte, einfach nicht mehr an die Sache zu denken, und ich sprach mit Marianne nicht über den Aufruhr, der sich in meinem Inneren abspielte. Am Mittwochmorgen der darauf folgenden Woche fragte mich Marianne: «Marcus, warum hast du diesen Vertrag noch nicht unterschrieben und zurückgeschickt?» Sie wusste nichts von einem Rückgabetermin.

«Liebling, ich weiss wirklich nicht, was ich tun soll. Irgendwie kann ich mich nicht zu einer Entscheidung durchringen. Ich bete, seitdem ich von Sydney zurück bin», fügte ich hinzu, «aber das hat anscheinend auch nicht geholfen!»

«Marcus», entgegnete sie streng, «du kannst die Firma Nabalco nicht ewig warten lassen. Wenn du diesen Vertrag nicht gleich unterzeichnest, dann hast du keine Chance mehr, die Stelle zu bekommen.»

Dann sprach sie langsam und deutlich fast wie im Zorn betonte sie jedes Wort: «Dann ist es zu spät!»

Natürlich hatte Marianne Recht. Aber sie wusste ja nicht, dass es wahrscheinlich schon viel zu spät war. Ich befand mich irgendwie an einem toten Punkt. Deshalb war ich nicht in der Lage, diese Entscheidung zu treffen. Ich ging zum kleinen Fenster unseres Wohnwagens und sah in stummer Verzweiflung hinaus.

«Manchmal soll es in solchen Situationen helfen, wenn man fastet», sagte ich. «Ich habe es noch nie versucht, aber vielleicht sollte ich diesmal damit beginnen, und zwar sofort. Ich verzichte gleich auf mein Frühstück und dann faste ich drei Tage lang. Hoffentlich wird Gott mir dann klar machen, was ich tun soll!»

So fastete und betete ich. Bis zum Freitagnachmittag hatte ich noch immer keine Antwort. Ich war hungrig – und ziemlich verärgert, als ich meine deutsche Lutherbibel nahm und in eines unserer Lagerhäuser für Bananen ging, um dort ein Privatgespräch mit Gott zu führen. Diese Unterhaltung artete beinahe in ein Streitgespräch aus.

«Ich habe jetzt fast drei Tage lang gefastet und gebetet!», sagte ich. «Gott, was soll ich tun?» Verwirrt und beinahe schon wütend öffnete ich meine Bibel, um darin eine Antwort zu finden. Ich schlug im Alten Testament das Buch Jesaja auf, und dort las ich im 58. Kapitel den ersten Abschnitt. Zu meiner Verblüffung stand in Vers drei eine Aussage über das Fasten: *«Warum fasten wir, und du siehst es nicht an? Warum kasteien wir unseren Leib, und du willst's nicht wissen?»* Es war erstaunlich: In diesem Abschnitt hatten die Kinder Israel das gleiche Problem wie ich – sie fasteten, um den Willen Gottes zu erkennen, aber sie bekamen keine Antwort. Ich las weiter.

«Siehe, wenn ihr fastet, hadert und zankt ihr und schlagt mit gottloser Faust drein. Ihr sollt nicht so fasten, wie ihr jetzt tut, wenn eure Stimme in der Höhe gehört werden soll.»

Voller Scham musste ich feststellen, dass mein Fasten genauso war, denn es geschah ja auch aus einem gewissen Zorn, ja sogar aus einer streitsüchtigen Haltung gegen Gott. Indem ich fastete, wollte ich Gott dazu bringen, mir zu sagen, was ich wissen wollte. Der folgende Vers machte es noch deutlicher:

«Soll das ein Fasten sein, an dem ich Gefallen habe, ein Tag, an dem man sich kasteit, wenn ein Mensch seinen Kopf hängen lässt wie Schilf und in Sack und Asche sich bettet? Wollt ihr das ein Fasten nennen und einen Tag, an dem der Herr Wohlgefallen hat?»

Das, was ich tat, war kein echtes Fasten, sondern vielmehr eine Farce. Gott wollte nicht, dass ich es als Druckmittel benutzte, um herauszufinden, was ich wissen wollte.

Ich überflog die nächsten Verse des Kapitels. Trotz des Mangels an Gottesfurcht, den Israel an den Tag legte, hielt Gott eine herrliche Zukunft für sein Volk bereit, aber nur zu seinen Bedingungen. Der Rest war für mich nicht mehr interessant und so schlug ich meine Bibel zu. Zu diesem Zeitpunkt war für mich nur eines wichtig: Mein Fasten, damit ich den Willen Gottes erkennen konnte, hatte keine Wirkung gezeigt, und Gott hatte mich deswegen zurechtgewiesen.

Ich war noch immer frustriert und wütend, denn jetzt fühlte ich mich so, als ob mir mein himmlischer Vater eine schallende Ohrfeige verpasst hätte! Ich verliess die Lagerhalle und ging gleich zum Wohnwagen.

«Marianne», sagte ich, «Gott hat mir keine Antwort gegeben!»

Schnell legte ich meine Bibel auf den Tisch, schlug sie an der Stelle auf, die ich gerade gelesen hatte, und zeigte schweigend auf die ersten fünf Verse dieses Kapitels aus dem Buch Jesaja.

Als Marianne sich hinsetzte, um den Text zu lesen, öffnete ich die Kühlschranktür und machte mich auf die Suche. «Ich habe Hunger!», murmelte ich.

Marianne las weiter, als ich eine Scheibe Brot mit Butter bestrich.

«Ich weiss immer noch nicht, was ich machen soll!», sagte ich kopfschüttelnd.

Marianne legte beide Hände in den Schoss und sass ganz gerade, während sie noch immer in die offene Bibel schaute. «Du weisst vielleicht nicht, was du machen sollst, Liebling, aber Gott hat zu dir gesprochen», sagte sie und zeigte auf den Text, den sie gerade gelesen hatte.

«Ja», entgegnete ich, «das stimmt ... aber ich weiss immer noch nicht, ob ich diesen Vertrag unterschreiben soll oder nicht!»

Am diesem Abend fand in der Gemeinde ein Abendessen für Männer statt. Weil ich aufgehört hatte zu fasten, ging ich hin. Bei dieser Veranstaltung sprach ich mit einem Freund, einem methodistischen Pastor namens Dan Armstrong. Ich erzählte ihm von meinem Dilemma wegen der Stelle, die mir angeboten worden war.

«Ich muss heute Abend noch nach Sydney fahren», sagte Dan, «aber vorher komme ich dich besuchen, und dann beten wir zusammen für diese Sache.»

Um 21.00 Uhr setzten Dan, Marianne und ich uns zusammen, um über dieses Problem zu sprechen. Nachdem wir alles durchdiskutiert hatten und noch einmal die Bibeltexte betrachteten, die ich vorher gelesen hatte, lehnte ich mich zurück, schloss die Augen, schüttelte den Kopf und sagte entmutigt: «Ich weiss immer noch nicht, was ich mit diesem Vertrag machen soll.»

Plötzlich sprang Marianne auf und ging zu dem kleinen Spiegelschrank, in dem wir unsere Post aufbewahrten. «Du liebe Güte!», rief sie, als sie die Briefumschläge durchsah. «Heute Morgen ist für dich ein Telegramm gekommen, Marcus. Ich hatte um diese Zeit Besuch, und so habe ich vergessen, es dir zu sagen.»

Sie fand das Telegramm. «Bitte entschuldige», sagte sie, als sie es mir reichte.

Ich öffnete den Umschlag. Die Nachricht war von der Firma Nabalco. Da ich meinen Vertrag nicht im vereinbarten Zeitraum unterzeichnet und zurückgeschickt hätte, sei dieser ungültig.

Ich las den Text Marianne und Dan vor.

«Da hast du deine Antwort», sagte Dan.

In gewissem Sinn hatte er Recht. Die Stelle war weg, und ich musste keine Entscheidung mehr treffen.

Aber kam diese Antwort wirklich von Gott, oder war das alles nur auf mein eigenes Zögern zurückzuführen? Über diese Frage habe ich sorgfältig nachgedacht. Heute bin ich der Meinung, dass Gott die Umstände dieses Vorstellungsgesprächs in Sydney benutzte, um mir etwas zu zeigen: Es wäre nicht richtig gewesen, für diese Firma zu arbeiten. Nach zwei Jahren in der ländlichen Umgebung von Coffs Harbour hatte Gott mich während meines Besuchs in Sydney in die von Stress geprägte Welt der karrierebewussten Manager, der mit Miniröcken bekleideten Sekretärinnen und des Wohlstands zurückgeführt, damit ich mir des viel zu hohen Preises bewusst werden sollte, den ich für das alles bezahlt hätte. Es bestand kein Unterschied zwischen der Geschäftswelt in Europa und der in Australien, aber ich selbst war anders geworden. Ich war von Grund auf verändert, wie es die Bibel erklärt: *«Darum: Ist jemand in Christus, so ist er eine neue Kreatur; das Alte ist vergangen, siehe, Neues ist geworden»* (2. Kor. 5,17).

In Australien war ich zu einer neuen Kreatur geworden und mein altes Leben war tatsächlich vergangen. Die Dinge, die dazu gehörten, hatten für mich ihren Reiz verloren. Allein der Gedanke, ich könnte wieder zu ihnen zurückkehren, widerstrebte mir. Deshalb war ich nicht nur in seelischer Hinsicht unfähig, eine solche Entscheidung zu treffen, sondern auch körperlich nicht in der Lage, einen Kugelschreiber in die Hand zu nehmen und diesen Vertrag zu unterschreiben.

Gott hatte Marianne und mich an einen Punkt gebracht, an dem unser altes Leben seine Anziehungskraft verloren hatte. Die Herausforderung, unsere frühere Lebensweise aufzugeben, hatten wir beide auf eine ähnliche Weise erlebt. Zu Beginn unserer Ehe hatte Marianne für die Familie auf ihre einmalige Karrierechancen in der Filmbranche verzichtet. Nun hatte ich aus Gründen, die ich zunächst nicht verstand, die Möglichkeit auf eine glänzende Laufbahn im Management einer Minengesellschaft vertan. Während Marianne damals eine bewusste Entscheidung zu Gunsten ihrer Familie getroffen hatte, fand mein Entschluss eher im Unterbewusstsein statt.

Wir beide konnten damals noch nicht wissen, dass wir frei sein mussten von den materialistisch geprägten Bestrebungen und Bindungen in der Welt des Wohlstands, der Unterhaltung und der Industrie, um Gott voll und ganz zur Verfügung zu stehen in einem Dienst, auf den er uns damals schon vorbereitete.

Kapitel 9

Jean-Pierre war ein Mann der Tat. Anders als ich traf er schnelle Entscheidungen und handelte sofort. Nur 72 Stunden, nachdem er Honi, eine intelligente, gerade aus Japan zurückgekehrte australische Austauschstudentin kennen gelernt hatte, machte er ihr einen Heiratsantrag. Fünf Monate später waren die beiden verheiratet und wollten im Westen Australiens in den vollzeitlichen Dienst gehen. Im Mai 1971, kurz nach ihren Flitterwochen, waren Marianne und ich bei ihnen zu Besuch. Als sie mit uns über ihre Pläne sprachen, fragte ich mich, was der Herr wohl mit mir und Marianne vorhatte. Es sah nicht so aus, als ob wir Coffs Harbour verlassen sollten, um in den vollzeitlichen Dienst zu gehen. Unsere familiären Verpflichtungen und die Arbeit auf meiner Plantage würden uns dort noch einige Jahre lang festhalten, dachte ich.

Jean-Pierre hob einen Stapel Bücher vom Boden auf und legte ihn auf den Tisch. Die Werke behandelten verschiedene Themen wie das Alte und das Neue Testament, Theologie, Anbetung und Verkündigung.

«Als Honi und ich heiraten wollten», sagte er, «wollte ich mich auf den Dienst in christlichen Gemeinden vorbereiten und habe alle diese Bücher gekauft», fügte er hinzu, während er das oberste Buch aufschlug. «Aber ich habe schnell begriffen, dass ich mich für ein Studium nicht eigne», sagte er und schlug das Buch wieder zu. «Wie ihr wisst, bin ich ein Praktiker. Solche Leute werden in der Missionsarbeit unter den Ureinwohnern gesucht. Bestimmt wird der Herr uns gebrauchen, wenn wir die Arbeit aufnehmen und uns nach und nach alles lehren, was wir wissen müssen.»

Ich sah den Stapel durch, als ich am Tisch stand. «Du hast viel Geld für diese Bücher ausgegeben», sagte ich.

«Das stimmt», entgegnete Jean-Pierre, «aber ich habe keine Verwendung für sie. Warum nimmst du sie nicht, Marcus?»

«Das ist eine wunderbare Idee!», rief Marianne aus und

legte ihren Arm um meine Schultern. «Liebling, warum arbeitest du diese Bücher nicht einfach durch und bereitest dich damit auf den vollzeitlichen Dienst vor?»

«Ich weiss nicht, ob mein Englisch gut genug ist, um das alles schon zu verstehen», antwortete ich, während ich in einem Buch über das Alte Testament blätterte.

«Aber Liebling, du könntest wenigstens damit anfangen. Du kannst dir doch Zeit lassen. Bestimmt schaffst du das in deiner Freizeit. Ich werde alles tun, um dir dabei zu helfen!»

Schon lange war es Mariannes Herzenswunsch, eines Tages gemeinsam mit mir hauptamtlich Gott zu dienen. In der australischen Methodistenkirche gab es eine besondere Regelung. Man konnte sich im Selbststudium auf die Funktion eines Laienpredigers für eine Ortsgemeinde vorbereiten und später die nächsthöhere Qualifikation eines Pastors erwerben. Als Jean-Pierre und Honi sich auf den Weg in den Westen des Landes machten, blieben Marianne und ich in Coffs Harbour, und ich begann mit meinen Vorbereitungen auf den Dienst – zunächst auf Teilzeitbasis. In den nächsten zwölf Monaten arbeitete ich auf meine Qualifikation als Laienprediger hin. Obwohl ich mich gerne mit meinen Studien befasste, fiel mir die akademische Sprache doch sehr schwer. Bei allem, was ich las und schrieb, brauchte ich ein Wörterbuch. Zunächst kam ich sehr langsam voran, aber mit der Zeit wurde mein Wortschatz umfangreicher.

Im Mai des darauf folgenden Jahres hatte ich meine Prüfungen bestanden und hielt meine erste Predigt als Laienprediger. Das war am Muttertag 1972. In den nächsten zwei Jahren studierte und predigte ich weiter, führte aber auch meine Arbeit auf der Bananenplantage fort. Gegen Ende dieser Zeit wurde unser drittes Kind geboren. Es war ein Mädchen, das wir Natasha nannten. Ende 1974 hatte ich die Möglichkeit, mich um eine hauptamtliche Stelle in der Methodistenkirche zu bewerben. Nach einer eingehenden Überprüfung durch eine Kommission erhielt ich eine Anstellung als Pastor der Methodistenkirche von Newtown im Stadtgebiet von Sydney. Sollte ich dieses Angebot annehmen, müsste ich noch eine weitere Ausbildung abschliessen, um zum methodistischen Geistlichen ernannt werden zu können.

Am 15. Dezember 1974 beschlossen Marianne und ich, unsere Zelte in Coffs Harbour abzubrechen und uns zu diesem Dienst in Sydney zu verpflichten. Wir vertrauten auf Gott, dass er uns dabei zur Seite stehen würde. So fuhren wir Mitte Februar 1975 in einem schwer beladenen Auto nach Sydney. Der Bezirksleiter und der Schatzmeister der Gemeinde hatten uns freundlicherweise mit ihren Frauen zu einem Abendessen eingeladen. Sie sagten uns, das Essen werde für uns um 18.00 Uhr bereit stehen, und zwar in dem Haus, das uns in Newtown als unser Pfarrhaus dienen sollte.

Wir verliessen Coffs Harbour ungefähr um 9.00 Uhr morgens. Also hatten wir eine Menge Zeit für unsere Reise und die Pausen, die wir auf dem Weg einlegen mussten – das meinten wir jedenfalls. Aber wir hatten nicht mit dem Freitagnachmittagsverkehr in Sydney gerechnet. Deshalb waren wir bereits spät dran, als wir durch die weit nördlich gelegene Vorstadt Hornsby fuhren. Es war schon nach 18.30 Uhr, als wir den gigantischen grauen Bogen der Hafenbrücke über den Gebäuden von Nord-Sydney sahen.

Zwei Mal versuchten wir vergeblich, die Spur zu wechseln. Anstatt einen dritten Versuch zu wagen, rief ich ein vorbeifahrendes Taxi. Ich bezahlte den Taxifahrer und bat ihn, uns über den Hafen in die Innenstadt von Sydney und von dort aus weiter nach Newtown zu lotsen. Es war 20.00 Uhr, als wir schliesslich an die Tür des Pfarrhauses klopften. Wir kamen zwei Stunden zu spät. Die Tür öffnete sich, und vor uns stand ein Mann mit braunem Haar, der wohl Anfang Dreissig war.

«Ich bin Ken Smith, der Schatzmeister», sagte er mit fester Stimme. Es folgte ein ebenso fester Händedruck. «Kommen Sie herein. Sie müssen alle sehr müde sein.»

«Bitte entschuldigen Sie unsere Verspätung», sagte ich verlegen. «Aber auf der anderen Seite der Hafenbrücke sind wir in einen Stau gekommen.»

«Es tut uns so Leid», entschuldigte sich Marianne, als sie mit der in ihren Armen schlafenden Natasha und den anderen beiden Mädchen auf der Schwelle stand. «Das Abendessen ist jetzt bestimmt ruiniert.»

«Machen Sie sich darüber keine Gedanken», entgegnete Ken rasch. «Es ist nur ein Salat. Lassen Sie Ihre Sachen im Auto. Wir helfen Ihnen später beim Auspacken.»

An seiner direkten, sachlichen Art merkte ich, dass Ken ein intelligenter junger Mann war, der sagte, was er meinte, und meinte, was er sagte. Schon damals mochte ich ihn auf Anhieb.

Wir gingen hinein und Ken stellte uns seiner Frau vor, dann dem Bezirksleiter und dessen Frau. Wir sassen noch nicht lange beim Essen, als Ken, der den Platz neben mir hatte, seine Gabel hinlegte. Dann lehnte er sich zu mir herüber, als ob er mir etwas Wichtiges zu sagen hätte. Seine braunen Augen blickten mich durchdringend an.

«Marcus», sagte er. «Zwei Dinge müssen Sie wissen, wenn Sie der Pastor dieser Gemeinde werden wollen.»

Ich hörte auf zu essen und schenkte ihm meine ganze Aufmerksamkeit.

Dann zeigte er mit seinem Zeigefinger auf meine Nase und sah daran vorbei, wie am Lauf eines Gewehrs, bevor man auf den Abzug drückt. Er sagte: «Newtown wird Sie entweder packen oder Sie fertig machen.»

Seine seltsame Bemerkung traf mich wie ein Gewehrschuss. Ich musste mich erst von diesem Schock erholen, bevor ich etwas erwidern konnte. «Tatsächlich?», entgegnete ich und versuchte, die Furcht, die er in mir geweckt hatte, zu überspielen. «Und was ist das Zweite?», fragte ich mit heiserer Stimme.

«Können Sie einem Kricketspiel folgen?», erkundigte er sich. Sein Tonfall blieb feierlich.

«Äh ... nein, ich fürchte nicht», antwortete ich. «Ich weiss so gut wie nichts über dieses Spiel.»

«Was?», rief er aus, als ob ich mich zu einer kriminellen Handlung bekannt hätte. «Dann sollten Sie das schnell ändern, Marcus. Hier in Newtown werden Sie nicht weit kommen, wenn Sie sich nicht über Kricket unterhalten können!»

Als Reaktion auf Kens Aussage, Newtown würde mich entweder packen oder fertig machen, entschied ich mich damals gleich für die erste Variante, wenn Gott mir gnädig sein würde. Aber was den zweiten Punkt anging, war ich schon zu jenem Zeitpunkt nicht bereit, ein Kricketfan zu werden – und daran habe ich mich bis heute gehalten.

Wir brauchten die ganze nächste Woche, um uns einzuleben. Am folgenden Sonntag wurde ich als Pastor des Bezirks Newtown eingeführt. Insgesamt waren wir zwei Pastoren. Als ich begriff, wie gross und verschiedenartig dieser Bezirk war, war ich dankbar, dass wir zu zweit waren. Wir hatten drei Gemeinden im Stadtgebiet zu betreuen. Die Hauptgemeinde befand sich seit mehr als einem Jahrhundert in einem im neugotischen Stil errichteten Gebäude. Sie war die geistliche Heimat vieler Studenten der Universität von Sydney. Der ursprünglich als Missionskirche der Wesleyanischen Methodistengemeinschaft gebaute Komplex beherbergte eigene Studentenunterkünfte, einen Lebensmittelladen und eine Suppenküche. In der Methodistenkirche Newtown war ständig etwas los, nicht nur an Sonntagen, sondern an jedem Wochentag. Das alles war mehr, als ein einzelner Pastor bewältigen konnte.

Die zweite Kirche wurde Camdenville genannt. Sie war der Mittelpunkt der dicht besiedelten Vorstadt St. Peters. Obwohl sie nur eine Meile von der Hauptkirche in Newtown entfernt lag, war sie vollkommen anders. Der Dienst in Camdenville war stark ausgerichtet auf Diakonie und Mission, und zwar hauptsächlich unter Alkoholikern, Drogensüchtigen, Prostituierten und anderen, die aus verschiedenen Gründen mit dem Leben in der Stadt nicht fertig wurden und an den Rand der Gesellschaft gedrängt worden waren. So lag der zweite Schwerpunkt dieser Arbeit auf Evangelisation und Seelsorge unter einer Vielzahl ethnischer Gruppierungen. In diesem Gebiet lebten vor allem Griechen, wie an den Ladenschildern in der Hauptstrasse zu erkennen war. Es gab aber auch Deutsche, Jugoslawen, Türken sowie Leute aus Tonga und von den Fidschi-Inseln.

Die dritte Gemeinde war die May-Street-Methodistenkirche in der Vorstadt Tempe. Der ursprüngliche, 1884 von den «ursprünglichen Methodisten» errichtete Bau war kürzlich durch ein modernes Gebäude ersetzt worden.

Zu den hohen Anforderungen des regelmässigen Predigt- und Lehrdienstes kam, so sagte man mir, auch noch eine ständige Abfolge von Sitzungen, Besprechungen und Seelsorgegesprächen. Letztere liessen sich oft nicht im Voraus planen. Mir wurde auch zu verstehen gegeben, dass viele Probleme, mit denen die Menschen fast täglich zu mir kommen würden, bereits so gravierend waren, dass sie nur noch sehr schwer oder kaum zu lösen seien.

Peter Davis, der leitende Pastor, war ausgerechnet jetzt unterwegs. Deshalb konnte er mir in dieser ersten Woche, die am Montag nach meiner Einführung beginnen sollte, nicht zur Seite stehen. Vor mir lag ein wahrhaft beängstigendes Programm! Fünf halbe Tage (meistens die Vormittage) musste ich im Gemeindebüro von Newtown verbringen. Das Büro befand sich im grossen, neugotischen Kirchengebäude. Während diesen Stunden wurde ich mit einer verwirrenden Vielzahl von menschlichen Problemen konfrontiert, wie zum Beispiel mit Kriminalität, Trunkenheit, Drogensucht, Armut, Obdachlosigkeit, Krankheit und mit Familienproblemen. Unvermeidlich für diese Arbeit war eine enge Zusammenarbeit mit der Polizei, den Gerichten und Medizinern, aber auch mit Behörden und karitativen Einrichtungen. Nach etwa zwei Tagen fragte ich mich, ob ich diese erste Woche überleben würde. Mir war unbegreiflich, wie jemand Woche für Woche mit einer solchen Fülle von Aufgaben fertig werden konnte.

Ich war heilfroh, Peter zu sehen, als er am darauf folgenden Montag von seiner Reise zurückkehrte. Er und seine Frau Betty waren eine grosse Ermutigung für mich und Marianne. Peter war aufgrund seiner langjährigen Erfahrung als Missionar auf den Fidschi-Inseln und als Pastor im Stadtgebiet von Sydney bestens geeignet, uns beide mit unseren schwierigen Aufgaben vertraut zu machen. Ohne seine Hilfe hätten wir es nie geschafft, diesen Herausforderungen gerecht zu werden. Wir alle fühlten uns in die grosse Familie von Peter und Betty Davis' grösserem Umfeld aufgenommen, und ich dankte Gott für die beiden.

Aber auch ausserhalb der Sprechzeiten im Gemeindebüro kamen problembeladene Menschen zu uns nach Hause – zu jeder Tages- und Nachtzeit. So war es in unserem Dienst für Marianne und mich oft schwierig, wenn nicht gar unmöglich, eine Grenze zu ziehen zwischen unserem Gemeindeamt und unserem Privatleben. An einem Nachmittag unserer zweiten Woche in Newtown wurde uns das auf dramatische Weise deutlich.

Kapitel 10

«Marcus, rate mal, was heute passiert ist!», sagte Marianne, als sie mich an unserer Haustür erwartete. Ich hatte einen anstrengenden Tag hinter mir und war nicht in der Stimmung für ein Ratespiel.

«Ich weiss nicht», entgegnete ich und gab ihr einen Kuss auf die Wange. «Sag es mir doch einfach, Liebling.»

«Kurz nach dem Mittagessen hat es geklingelt. Als ich die Tür aufmachte, stand da ein junges Mädchen mit einem Baby in einem Korb. Das Mädchen weinte und sagte: 'Ich kann einfach nicht mehr ... Bitte nehmen Sie mein Kind.' Das war alles. Sie hat mir noch nicht einmal ihren Namen verraten. Dann ist sie einfach verschwunden! Und ich stand in der Tür mit diesem winzigen Baby – es ist bestimmt nicht älter als sechs Monate. In dem Korb waren keine Kleider zum Wechseln, kein Essen, und das Kind hatte keinen Namen!»

«Wo ist das Baby jetzt?», fragte ich. «Hast du es noch hier?»

«Nein. Ich habe Peters Frau Betty angerufen, und sie hat die Polizei verständigt. Die Polizisten haben den armen kleinen Wurm mitgenommen. Sie sagten, sie würden das Kind bei der Fürsorge abliefern.»

Dieser Vorfall hatte Marianne sichtlich erschüttert. Ich legte meine Arme um sie.

«O Marcus», seufzte sie, den Tränen nahe. «Wie kann eine junge Mutter so etwas fertig bringen und ein hilfloses kleines Kind einfach zurücklassen?»

Wir gingen zusammen in die Küche. Ich musste an unsere kleine Tochter Natasha denken, denn sie war etwa im gleichen Alter. Ich dankte Gott für Seine Führung in unserem Leben und dafür, dass sie in unserer Familie behütet aufwachsen konnte.

Unser Haus blieb ein Zufluchtsort für Menschen, die nicht wussten, wohin sie sich sonst wenden sollten. Obwohl die meisten von ihnen Erwachsene waren, wirkten sie genauso hilflos wie das kleine Baby, das man an unserer Haustür abgegeben hatte; niemand war bereit oder in der Lage, sich ihrer anzunehmen oder die Umstände zu ändern, die sie in eine Sackgasse der Hilflosigkeit getrieben hatten.

So war es auch bei einer jungen Frau namens Judy, die 1975 um zwei Uhr morgens von zwei stämmigen Polizisten an unsere Tür gebracht wurde.

«Kennen Sie diese Frau?», fragte einer der beiden Polizeibeamten.

Im halbwachen Zustand blickte ich auf die sommersprossige, rothaarige junge Frau mit einem zweijährigen Kleinkind auf dem Arm, das die gleichen roten Haare hatte wie seine Mutter.

«Ja, ich kenne sie», antwortete ich. Sie war unverkennbar, als sie so dastand in ihrem knappen Kleidchen. Ihre Beine und Arme waren über und über bedeckt mit grotesk wirkenden Tätowierungen, den äusseren Zeichen für den jämmerlichen Schrei einer Seele, die niemals Anerkennung oder Liebe erfahren hatte.

«Sie kommt ab und zu in unsere Kirche», sagte ich. «Erst kürzlich habe ich ihr beim Umzug von St. Peters nach Alexandria geholfen.»

Dann wandte ich mich direkt an die junge Frau und fragte: «Judy, gibt es Probleme?»

Sie antwortete nicht. Ich konnte sehen, dass sie zu betrübt und erschöpft war, um mich anzusehen oder gar zu sprechen.

«Pastor Luedi, die Leute, bei denen sie in Alexandria gewohnt hat, haben sie auf die Strasse gestellt – mit allen ihren Sachen und ihrem Kind», sagte der Polizist.

Ich hatte Mitleid mit dieser abgemagerten, ledigen Mutter, die selbst fast noch ein Kind war. Marianne und ich nahmen sie und ihr Kind auf, bis die Polizei sie woanders unterbringen konnte.

Einer der gefährlichsten Fälle, mit dem wir an unserer Haustür konfrontiert wurden, war Lorraine. Es war an einem heissen Sommernachmittag im Jahr 1976 (unser zweites Jahr in Newtown), als ich einer hochgewachsenen, üppigen jungen

Blondine die Tür öffnete. Ihre saphirblauen Augen blickten mich angstvoll an. Ein Auge war dick angeschwollen und auf ihrer Wange zeigte sich ein immer dunkler werdender blauer Fleck. Sie wirkte gehetzt, als sie über ihre Schulter nach hinten sah. Ihre Lippen zitterten, als sie mich anflehte: «Bitte lassen Sie mich herein – ich habe furchtbare Angst!»

Wieder blickte sie die Strasse entlang, als ob sie sich verfolgt fühlte.

«Bitte lassen Sie mich herein!», bat sie noch einmal. Ihr Rücken war gebeugt und ihre Füsse scharrten vor Nervosität.

Ich liess sie ins Haus und schloss die Tür hinter ihr ab. Sie zitterte, als ich sie in mein Arbeitszimmer führte.

«Marianne!», rief ich laut, als ich ihr einen Platz auf einem Sessel anbot. «Machst du bitte eine Tasse Tee für einen Gast und für uns beide auch, Liebling?»

Die junge Frau sass angespannt auf der äussersten Kante des Sessels. Ihre gepflegten Hände hatte sie in ihrem Schoss so fest gefaltet, dass die Knöchel ihrer Finger weiss wurden.

Ich zog meinen Schreibtischstuhl heran, damit ich direkt vor ihr sitzen konnte. «Wie heissen Sie?», fragte ich und nahm ihre Hände sanft in die meinen, um sie zu beruhigen.

Sie sass schweigend da, mit fest zusammengepressten Lippen. Dann drehte sie den Kopf weg, als ob sie sich davor fürchtete, ihren Namen zu nennen.

«Ich möchte Ihnen helfen», sagte ich ernst. «Niemand erfährt, dass Sie hier sind. Das verspreche ich Ihnen.»

Ich wartete ab.

Sie sah mich kurz an, schlug die Augen nieder und sagte: «Lorraine.»

«Was ist Ihr Problem, Lorraine?» Wieder wartete ich ab.

«Ich bin meinem Freund weggelaufen», antwortete sie. «Er schlägt mich ständig ... und ich kann es einfach nicht mehr ertragen», schluchzte sie, legte ihre Hände mit den rot lackierten Fingernägeln vor den Mund und schloss ihre Augen. Die Tränen liefen ihr die Wangen herunter.

«Sie sollten sich von ihm trennen», sagte ich und hielt ihr eine Schachtel mit Papiertaschentüchern hin.

«Das habe ich schon mehrmals versucht», entgegnete sie und tupfte sich die Augen ab, «aber er findet mich und schlägt mich wieder.»

«Lorraine», fragte ich, «haben Sie die Polizei verständigt?»

«O nein», hauchte sie voller Furcht, «keine Polizei! Bitte sagen Sie der Polizei nichts davon!» Sie sprang auf und wollte weglaufen, aus Angst, schon zu viel gesagt zu haben. Ich ging zu ihr.

«Es ist alles gut», sagte ich langsam und versuchte sie zu beruhigen, als sie zitternd dastand, mit einem Bündel zerknitterter Papiertaschentücher, die sie an die Nase drückte. «Ich werde die Polizei nicht einschalten, Lorraine.»

Sie sah mich an und sagte: «Wenn Sie das tun, bringt er mich um. Mein Freund ist ein mächtiger Gangsterboss.»

Jetzt war mir alles klar. Ich wusste, dass sie Recht hatte. Diese junge Frau befand sich in grosser Gefahr und ihre Anwesenheit im Pfarrhaus gefährdete auch mich und meine Familie.

Als Marianne mit dem Tee hereinkam, bat ich sie, einen Moment dazubleiben.

«Liebling, das ist Lorraine», stellte ich sie vor. «Zwei Dinge müssen wir so schnell wie möglich für sie erledigen. Erstens müssen wir sie aus Sydney herausschaffen und irgendwo auf dem Land unterbringen. Zweitens darf sie dabei nicht erkannt werden. Sie muss vollkommen anders aussehen», erklärte ich, als Marianne den Tee in die Tassen goss und ergänzte: «Ich werde mich um den Transport kümmern, wenn du Lorraines Aussehen veränderst.»

Marianne blickte mich über den Rand ihrer Teetasse hinweg an.

«Okay», erwiderte sie mit einem Augenzwinkern und einem verschwörerischen Lächeln. In diesem Moment wurde aus Marianne, der Frau des Pastors, plötzlich wieder die Schauspielerin, die es genoss, ihre selten benötigten Kenntnisse auf dem Gebiet der Maskenbildnerei für einen guten Zweck anwenden zu können.

Als Marianne ging, um die Tarnung unseres Flüchtlings zu

organisieren, rief ich einen Freund auf dem Land an und arrangierte für Lorraine einen zweiwöchigen Aufenthalt bei ihm. Ich wollte gerade den Flughafen von Sydney anrufen, um den Flug zu buchen, als Marianne mit einem Schminkkoffer, einer Perücke und Kleidungsstücken auftauchte. Eine Stunde später war aus Lorraine eine andere Frau geworden. Sie war keine hellhäutige Blondine mehr, sondern eine Brünette mit gebräunter Haut, dunklen Augenbrauen und schwarzem, schulterlangem Haar. Sie war nicht wieder zu erkennen, als ich sie zum Flughafen fuhr. Nach einer weiteren Stunde verliess sie Sydney und damit die kriminelle Welt und den gewalttätigen Gangster, der damit gedroht hatte, ihr Leben zu zerstören. Würde es ihr in den nächsten beiden Wochen gelingen, sich auf Dauer von ihrer Vergangenheit zu lösen? Das wusste nur Gott allein und mit der Zeit würde es sich herausstellen.

Ohne die Kraft und die Ermutigung, die Marianne mir gab, hätte ich die vielfältigen Aufgaben niemals bewältigen können. Gleichgültig, wie frustrierend und scheinbar unlösbar die Probleme waren, sie stand mir unerschütterlich zur Seite. Besonders deutlich wurde mir das in der Situation mit Kathie. Mit ihren 42 Jahren war Kathie eine sehr junge Grossmutter. Sie lebte zusammen mit George in einem Haus ganz nahe bei unserer Pfarrei – etwa 300 Meter weiter. Kathie hatte zwei Kinder, einen zwölfjährigen Sohn namens Roy und eine 22 Jahre alte Tochter namens Germaine, die aber woanders wohnte. Um die Familie stand es schlimm. Kathie und George waren beide Alkoholiker und zwischen ihnen kam es häufig zu gewaltsamen Auseinandersetzungen. Oft fürchtete ich um das Leben der beiden. Wenn ich die Polizei rief, konnte diese aber nur sehr wenig ausrichten. Kathie und George gehörten im Stadtgebiet von Sydney zu vielen Tausend Paaren, bei denen häusliche Gewalt an der Tagesordnung war.

Wie viele andere in ihrer Lage lebte Kathie von staatlicher Unterstützung. Sie sah in Marianne und mir sozusagen einen verlängerten Arm dieses Systems. Wenn sie Hilfe brauchte, wusste Kathie ganz genau, wohin sie sich wenden und was sie tun musste, um diese zu bekommen. Ausserdem ging sie regelmässig in unsere Kirche, vor allem jeden Sonntagabend, wenn es nach dem Gottesdienst ein Abendessen gab. Sie kannte jenen religiösen Wortschatz sehr gut, mit dem sie sich in unserer Gemeinde einschmeicheln konnte, um die Hilfsbereitschaft der Gemeindeglieder auszunutzen. Man konnte sie auch als äusserst erfahrene und professionelle Nutzniesserin bezeichnen.

An einem Winterabend im Jahr 1976 kam Roy, Kathies Sohn, gegen 21.00 Uhr in die Pfarrei. Er war sehr aufgeregt.

«Pastor Luedi», keuchte er. «Kommen Sie schnell! Mama und George streiten sich ganz schrecklich – überall ist Blut!»

«Marianne!», rief ich laut. «Ich gehe rüber zu Kathie. Sie und George haben einen schlimmen Streit.»

Marianne kam herein. Sie trocknete sich die Hände an ihrer Schürze ab.

«Liebling, bitte geh nicht!», bat sie mich.

«Mir wird schon nichts passieren», meinte ich, als ich meinen Mantel anzog und ihr einen Kuss gab.

«Bitte sei vorsichtig!», mahnte sie und folgte mir zur Haustür.

Ich überquerte die verkehrsreiche Strasse zusammen mit Roy und näherte mich Kathies Haus. Als wir an der Haustür ankamen, hörte ich trotz des Verkehrslärms einen lauten Wortwechsel, Schreie und ein Klirren. An der vorderen Hauswand war jede Fensterscheibe zerbrochen. Die Glasscherben knirschten unter unseren Füssen, als wir über die Veranda gingen. Als ich den Hausflur betrat, sah ich Blut am Boden und an den Fussleisten. Plötzlich hörte ich einen dumpfen Fall und ein Krachen, als ob jemand mit Gewalt durch den Nebenraum geschleudert worden wäre. Ich ging hinein.

Die Wände waren mit Blut bespritzt. Möbelstücke waren umgekippt oder zertrümmert worden. Der Boden war bedeckt mit zerbrochenen Bierflaschen. George hatte Kathie in eine Ecke gedrängt. Ihr zerzaustes Haar bedeckte ihre Augen. Ihr Mund, ihr Kinn und ihre zerrissene Bluse waren blutüberströmt. George hielt ihren Oberarm fest umklammert. In seiner anderen Hand hob er gerade ein langes Küchenmesser, um auf sie einzustechen. Ich machte einen Satz nach vorn und griff nach seinem Handgelenk. Dann zog ich ihn weg von ihr und wartete, bis beide sich beruhigt hatten. Ich bat Gott um die richtigen Worte, als ich zwei Stühle heranzog und sie darauf setzte.

Zu meiner Verblüffung waren sie lammfromm. Obwohl sie stockbetrunken waren, wollte ich von ihnen wissen, wodurch dieser gewaltsame Streit ausgelöst worden war. Keiner von ihnen konnte oder wollte es mir sagen.

Dann betete ich mit ihnen und rang ihnen das Versprechen ab, nie wieder so etwas zu tun. Ich sagte George in aller Deutlichkeit, dass ihn eine lange Gefängnisstrafe erwartet hätte, wenn die Polizei über das, was er an diesem Abend getan hatte, Bescheid wüsste. Wenn so etwas wieder geschähe, müsste ich seine Tat melden, damit man ihn einsperren könnte. Viel mehr konnte ich nicht tun und so überliess ich die beiden erst einmal sich selbst.

Als ich auf die Veranda trat, sah ich im Dunkeln eine Bewegung. Es war Marianne! In ihrer Hand trug sie ein grosses Küchenmesser.

«Marianne», sagte ich, «was machst du denn hier?»

«Ich habe mich entschlossen, dir zu folgen», antwortete sie, «um einzugreifen, wenn du mich gebraucht hättest.»

Ich legte meine Arme um sie und sagte nur: «Danke, Liebling.»

Hand in Hand gingen wir schweigend über die Strasse und zu unserem Haus. Was für eine bemerkenswerte Frau ich doch hatte! Sie war so treu und tapfer. Ich dankte Gott, dass er mir eine so wertvolle Gefährtin gegeben hatte.

Kapitel 11

Der Pastor einer Kirche in einem Stadtgebiet wird häufig gebeten, Trauergottesdienste zu leiten. Wegen der hohen Einwohnerzahlen in solchen Kirchenbezirken muss er oft Menschen beerdigen, die er nie gekannt hat und deren Familien ihm ebenfalls unbekannt sind. Diese Problematik kann manchmal seltsame Formen annehmen, besonders für einen Pastor, der ständig unter Termindruck steht und von einer ungeplanten Verpflichtung zur nächsten eilt. An einem Montagmorgen erhielt ich eine telefonische Mitteilung. Ich sollte am kommenden Mittwoch um 10.30 Uhr eine Beerdigung abhalten. Die nötigen Einzelheiten darüber wollte man mir vorher mitteilen. Als ich an diesem Montag in mein Büro kam, sagte mir meine Sekretärin, ich hätte am Dienstag um 10.30 Uhr eine Beerdigung.

«Am Dienstag?», fragte ich nach. «Ich dachte, sie sollte am Mittwoch stattfinden.»

«Nein, sie ist für den Dienstag geplant», antwortete sie und warf noch einen Blick in die Notizen auf ihrem Schreibblock. Vielleicht war die Mitteilung, die ich erhalten hatte, falsch oder ein Missverständnis. So vereinbarte ich wie üblich einen Gesprächstermin mit der Familie des Verstorbenen und besuchte sie noch an diesem Nachmittag. Danach hatte ich wie alle Informationen, die ein Pastor für eine Beerdigung benötigt. Am darauf folgenden Morgen, dem Dienstag, hielt ich die Beerdigung wie geplant um 10.30 Uhr.

Am Mittwochmorgen, als ich gerade meine Sonntagspredigt vorbereitete, erhielt ich um 10.30 Uhr einen Anruf, und zwar von einem erzürnten Bestattungsunternehmer.

«Wo bleiben Sie denn?», fragte er verärgert. «Sie sollten schon längst hier sein, um den Trauergottesdienst abzuhalten!»

«Aber diese Beerdigung war doch gestern», entgegnete ich.

«Ich habe jetzt keine Zeit für Diskussionen», sagte er bissig. «Die Kapelle hier ist voller Leute und andere laufen draussen herum. Der Gottesdienst sollte schon längst begonnen haben. Ich schicke Ihnen einen Wagen, der Sie hierher bringt!»

Ich hörte nur noch, wie er den Hörer auf die Gabel warf.

Gerade war ich umgezogen, als mein Taxi ankam. Kurz darauf wurde ich mit überhöhter Geschwindigkeit zur Kapelle gefahren. Ich war eine Viertelstunde zu spät dran, als wir uns unserem Ziel näherten. Als der Wagen bremste, wurde mir mit Schrecken bewusst, dass mir alle erforderlichen Informationen für den Trauergottesdienst fehlten. Vielleicht wusste der Fahrer ja etwas, und so fragte ich ihn voller Panik: «Wie ist die Dame denn gestorben?»

«Es ist keine Dame, sondern ein Mann», antwortete der Fahrer gleichgültig, als er den Wagen am Bordstein zum Stehen brachte.

«Ich glaube, er war 44 Jahre alt», fügte er hinzu, als ich die Autotür öffnete und heraussprang. Ich wollte die Tür gerade wieder schliessen, als er sich herüberlehnte und sagte:

«Er war irgendwo im Urlaub.» Dann tippte er sich auf die Brust und meinte: «Herzinfarkt.»

Ich eilte in den Vorraum. Die Kapelle war überfüllt. Viele Besucher mussten stehen. Sie alle warteten darauf, dass ich einen Trauergottesdienst hielt für einen Mann, dessen Namen ich noch nicht einmal kannte!

Als ich mir durch die Menge einen Weg bahnte und nach vorne ging, tauchte plötzlich der Bestattungsunternehmer auf. Er packte mich am Arm und zerrte mich den Gang entlang zu einer Dame, die mit zwei Kindern in der ersten Reihe sass – die Witwe, nahm ich an. Mit ernstem Gesicht schüttelte ich ihre Hand – wie man es erwartete von einem gesetzten Pastor, der alles im Griff hatte. Sie stellte sich vor, und so kannte ich wenigstens den Nachnamen des Verstorbenen. Das war immerhin ein Anfang. Jetzt brauchte ich nur noch seinen Vornamen.

Der Bestattungsunternehmer winkte mich zur Kanzel. Als ich hinaufging, steckte er mir hastig eine Karte zu. Ich warf einen Blick darauf, als ich meinen Platz hinter der Kanzel einnahm und meine Bibel aufschlug. Auf der Karte stand der Name des Toten. Mit diesen minimalen Informationen begann und beendete ich den Trauergottesdienst. Diese Sache wäre beinahe ins Auge gegangen. Was wäre geschehen, wenn ich noch immer davon ausgegangen wäre, eine Frau zu beerdigen und nicht einen Mann? In welches pastorale Fettnäpfchen wäre ich wohl getreten, wenn ich den Namen des Mannes nicht schriftlich bekommen, sondern wenn man ihn mir hastig ins Ohr geflüstert hätte? Und – welch schrecklicher Gedanke – was wäre passiert, wenn es sich um einen dieser geschlechtsneutralen Vornamen wie *Gene* gehandelt hätte?

Aus dieser Katastrophe erwuchs dennoch etwas Gutes. Nach der Beerdigung ihres Mannes unterhielt sich die Witwe des Verstorbenen noch ein wenig mit mir. Im Verlauf unseres Gesprächs stellte sich heraus, dass wir eine gemeinsame Bekannte hatten – eine Christin aus Coffs Harbour. Nach ein paar Wochen brachte diese Christin ihre verwitwete Freundin mit in einen unserer Sonntagabend-Gottesdienste in Camdenville. An diesem Abend beendete ich meine Predigt, indem ich diejenigen unter den Zuhörern, die dies noch nicht getan hatten, einlud, Christus in ihr Leben aufzunehmen. Die Witwe nahm dieses Angebot an und wurde gläubig.

❧ ❧ ❧

«Gute Nacht», sagte ich auf Deutsch, als ich Jürgen, dem grossen und kräftig gebauten blonden Deutschen die Hand schüttelte. «Auf Wiedersehen», fügte ich hinzu und gab Peter, seinem Schweizer Freund, die Hand. Zum ersten Mal waren diese jungen Männer bei uns in der Kirche von Camdenville, und beide blieben noch zu einem Gespräch nach dem Gottesdienst. Sie fühlten sich fast wie zu Hause, weil ich mich mit ihnen in ihrer Muttersprache unterhalten konnte. Jetzt war es nach Mitternacht und ich hatte einen sehr langen Arbeitstag vor mir. So schlug ich vor, dass wir alle nach Hause gehen sollten. Kurz darauf waren Marianne und ich fest eingeschlafen.

Plötzlich weckte uns die Türglocke. Draussen stand Peter, der Freund von Jürgen. Er atmete schwer, denn er war schnell gerannt.

«Marcus», sagte er. Dann schnappte er nach Luft. Sein Gesicht war schweissnass. «Komm schnell!»

«Was ist denn los, Peter?», fragte ich.

«Es ist Jürgen», keuchte er. «Er und seine Frau Hika haben einen schlimmen Streit. Kannst du mitkommen und die beiden wieder zur Vernunft bringen?»

«Okay, wir fahren mit meinem Auto», antwortete ich. «Ich muss mich nur noch anziehen.»

Jürgen und Hika wohnten in einem zweistöckigen Mietshaus. Ich folgte Peter auf den schmalen Stufen, die zu ihrer Wohnung führten. Als wir anklopften, öffnete Jürgen die Tür. Er wirkte ziemlich verlegen, als er mich sah.

«Peter meint, du und Hika hättet Probleme», sagte ich.

«Ach, es ist nicht weiter schlimm», erwiderte er. «Nur ein dummer Streit», fügte er hinzu, um die Sache herunterzuspielen.

«Können wir kurz hereinkommen?», fragte ich.

«Na klar», antwortete er. Peter und ich gingen in die Wohnung und setzten uns hin.

Zunächst herrschte Schweigen. Dann sagte Jürgen: «Hika hat sich im Schlafzimmer eingeschlossen.»

«Vielleicht kann ich helfen», entgegnete ich.

Jürgen ging zur Schlafzimmertür und schlug mit der Handfläche darauf.

«Hika», sagte er und neigte den Kopf zur Tür, «bitte komm raus.»

Auf der anderen Seite war nichts zu hören.

«Hika», bat er. «Komm doch raus. Hier ist jemand, der mit dir sprechen will.»

Noch immer herrschte Stille auf der anderen Seite der Tür.

«Es ist der Pastor der Kirche von Camdenville», fügte er hinzu.

«Das habe ich dir schon mal gesagt», entgegnete eine Stimme mit dem Akzent der Bewohner von Tonga, «ich rede nur mit einem methodistischen Pfarrer!»

Ich wusste, dass auf Tonga der Methodismus die offizielle Kirche war. Deshalb konnte ich verstehen, warum Hika darauf bestand, mit einem methodistischen Geistlichen zu sprechen. Schliesslich genossen diese Pfarrer in ihrer Heimat ein hohes Ansehen.

«Hika», rief ich laut. «Ich bin methodistischer Pastor! Mein Name ist Marcus Luedi. Wollen Sie mit mir sprechen?»

Zunächst herrschte Schweigen.

Dann, nach etwa 30 Sekunden, öffnete sich langsam die Schlafzimmertür. Heraus kam eine zierliche, kleine, dunkelhäutige Frau. Sie war barfuss und trug ein Kleid mit einem bunten Blumenmuster. Ich ging zu ihr und gab ihr die Hand.

«Was ist Ihr Problem, Hika?», fragte ich.

«Mein Mann ist ein Nazi», antwortete sie und starrte Jürgen mit glühenden Augen an. «Und er will unserem kleinen Sohn den Namen *Adolf* geben – nach Adolf Hitler, weil er am 21. April geboren ist, an Hitlers Geburtstag! Aber das lasse ich nicht zu!», betonte sie, verschränkte die Arme und biss die Zähne zusammen. «Mein Vater meint, wir sollten unseren Sohn David nennen, und das ist der Name, den ich will!»

«David!», stiess Jürgen wütend hervor und baute sich vor seiner Frau auf, die neben ihm winzig klein aussah. Seine massige Gestalt wirkte bedrohlich.

«*David* ist ein jüdischer Name! Mein Vater bringt mich um, wenn ich meinen Sohn *David* nenne!»

Er ging auf und ab – wie ein Tiger im Käfig. Dann drehte er sich plötzlich um, richtete sich zu seiner vollen Körpergrösse von zwei Metern auf und stiess hervor: «Mein Vater war im Krieg Offizier der deutschen Wehrmacht. Ich bin auch Nazi, und ich bin sogar stolz darauf!»

Er wirkte selbst fast wie ein Soldat, als er breitschultrig dastand und die Hacken zusammenschlug. Ich konnte der Versuchung nicht widerstehen, ihn mir in Uniform vorzustellen: mit Reithosen, einem Paar Reitstiefeln und einem braunen Hemd mit einer Armbinde, auf der das Hakenkreuz zu sehen war.

Er ging durch den Raum und öffnete die Türen eines Holzschranks. Aus einem Fach nahm er eine Handvoll Kriegsorden. Dann holte er eine Hakenkreuzfahne heraus. Beides hielt er hoch über seinen Kopf. Mit kaum unterdrückter Wut in der Stimme sagte er:

«Unser Sohn wird *Adolf* heissen!»

«Nein, das wird er nicht!», schrie seine Frau. Ihre Augen sprühten Feuer.

Die Atmosphäre war so gespannt, dass es fast knisterte.

Ich hielt beide Hände in die Höhe. Mit meinem versöhnlichsten Tonfall fragte ich: «Können Sie nicht einen anderen Namen finden – einen, der für Sie beide akzeptabel ist? Schliesslich gibt es doch Tausende Namen. Bestimmt finden Sie darunter einen, der Ihnen beiden gefällt.»

Meine Logik beeindruckte niemanden.

Dann rührte sich plötzlich Peter, der diesen zornigen Wortwechsel schweigend beobachtet hatte. «Warum nennt ihr ihn nicht Rolf?»

Zu meiner grossen Verblüffung gefiel dieser Name beiden Eheleuten. Ich konnte nicht verstehen, warum das so war. Vielleicht hatte sich Jürgen damit abgefunden, dass der Junge niemals *Adolf* heissen konnte, und so begnügte er sich mit *Rolf*. Schliesslich reimten sich die beiden Namen sogar.

Am Ende stellte sich jedoch heraus, dass Hika bei diesem «Namensspiel» einen Punktesieg verbuchen konnte, auch wenn ihr Sohn jetzt nicht *David* hiess. Denn als der Einsegnungsgottesdienst für das Kind in der Kirche von Camdenville stattfand, hatte Hika haushoch gewonnen. Die Zeremonie wurde nämlich nicht nach deutschem Brauch, sondern nach der Tradition von Tonga durchgeführt. Sie hatte dafür nicht nur die Dienste eines in Nationaltracht gekleideten Pfarrers aus ihrer Heimat in Anspruch genommen, sondern sie lud danach die ganze Gemeinde zu einem grossen Festessen ein, das in der Landessprache *Loo-Ha* genannt wird. Es gab tropische Früchte und sieben Spanferkel, die in einem für diesen Zweck in unserem Hinterhof gegrabenen Loch gegrillt wurden. Es war Hika, der mutigen kleinen Polynesierin, offenbar doch gelungen, ihren Kopf durchzusetzen, soweit eine Frau in ihrer schwierigen Lage das tun konnte.

Diese Reihe von besonderen Ereignissen hatte auch geistliche Auswirkungen, die sich zu diesem Zeitpunkt keiner von uns richtig vorstellen konnte. Jürgen und Hika schlossen sich unserer Gemeinde an und wurden zu guten Freunden unserer Familie. Auch Peter wurde zu einem Mitglied unserer Gemeinde. Seine Hingabe an Christus war so tief, dass er sich bald darauf in der Seelsorge engagierte. Wegen seiner Warmherzigkeit und seinen besonderen Fähigkeiten auf diesem Gebiet sollte er schliesslich einen vollzeitlichen Dienst in Übersee übernehmen.

Kapitel 12

«Marcus, das Essen ist fertig», sagte Marianne, als sie zu unserer Wohnzimmertür hereinschaute.

«Danke, Liebling», erwiderte ich. Dann stand ich auf und führte unseren Gast, einen hoch gewachsenen, dunkelhaarigen jungen Mann Ende zwanzig, zum Esszimmer. Unsere drei Töchter sassen bereits am Tisch. Ihre Gesichter leuchteten zart im Widerschein der hohen Kerze, die Marianne in die Mitte gestellt hatte.

«Colin», fragte ich, «möchten Sie hier sitzen?»

Colin nahm schüchtern seinen Platz ein. In seinen tief liegenden, blaugrünen Augen zeigte sich Unsicherheit, als er kerzengerade dasass und beide Hände auf die Knie legte.

Marianne band ihre Schürze los und legte sie auf die Bank in der Küche neben unserem Esszimmer. Dann kam sie durch den Türbogen und setzte sich zu uns. Wir neigten unsere Köpfe, und ich dankte Gott für Seine Güte, für das Essen, das vor uns stand und für unseren Besuch. Wir versuchten, Colin die Schüchternheit zu nehmen, als wir mit dem Essen begannen. «Wir hoffen, Sie mögen den ersten Gang», sagte ich. «Es ist Kalbfleisch mit Kartoffeln, Bohnen und Pilzen.»

«Dieses Gericht ist eine Schweizer Spezialität und heisst 'Rösti'», ergänzte Marianne.

Colin konnte sich immer noch nicht so richtig entspannen, und das war kein Wunder. Er bewegte sich ausserhalb seiner vertrauten Umgebung. Ich dachte an das, was er mir am letzten Sonntagabend nach unserem Gottesdienst erzählt hatte. Damals sahen wir uns zum ersten Mal. Als Kind einer ledigen Mutter hatte er in seiner Kindheit und Jugend unter grober Vernachlässigung gelitten. Er verbrachte fast seine ganze Schulzeit in Einrichtungen für schwer erziehbare Kinder. Wegen seiner schlechten Ausbildung hatte er keine guten Berufschancen. Sein geringes Selbstvertrauen kam auch in seiner zögernden Sprechweise zum Ausdruck.

Obwohl Colin arbeitswillig war und wiederholt Gelegenheitsjobs in der Bauindustrie suchte, hielt er es bei einer Arbeitsstelle selten länger als ein paar Wochen aus. Deshalb lebte er die meiste Zeit von staatlicher Unterstützung. Mit anderen, die sich in der gleichen Lage befanden, übernachtete er in der Innenstadt in abbruchreifen Häusern.

Mit 28 Jahren war Colin bereits in einen Teufelskreis der Alkohol- und Nikotinabhängigkeit geraten. Diese Süchte würden ihn mit Sicherheit umbringen, wenn er nicht vorher bei einem seiner zahlreichen Strassenkämpfe an einer tödlichen Verletzung starb. Er war ein selbsterklärter Aussteiger, ein Einzelgänger mit einem bitteren Groll gegen eine Welt, die ihn so grausam behandelt hatte.

Diese traurige Lebenssituation war deutlich sichtbar, als er schweigend dasass und mit uns zusammen zu Abend ass. Sein kariertes Hemd war ungebügelt, seine Hose zerschlissen und ihm fehlte ein Schneidezahn (den er bei einer Schlägerei verloren hatte). Dies waren die sichtbaren, stummen Zeugen seiner tragischen Zwangslage. Aber trotz alledem hatte er etwas, das ihn von so vielen anderen seiner Leidensgenossen unterschied. Das hatte ich gespürt, als ich ihn kennen lernte und ihn zu uns nach Hause eingeladen hatte. Ich wollte ihm unbedingt helfen. Die Gelegenheit dazu sollte sich bald ergeben, und zwar auf eine Art und Weise, wie ich es nicht erwartet hätte.

Colin hörte plötzlich auf zu essen und sass ein paar Sekunden lang bewegungslos da. Messer und Gabel lagen locker in seinen Händen, seine Unterarme stützte er auf dem Tisch auf. Er sah mir direkt in die Augen und seine dunklen Augenbrauen hoben sich in Verwirrung.

«Marcus», sagte er, «ich komme einfach nicht darüber hinweg!»

«Worüber kommen Sie nicht hinweg?», fragte ich ihn.

In seiner Verblüffung schüttelte er den Kopf. Er suchte nach den passenden Worten, und dann entgegnete er: «Ich ... ich komme einfach nicht darüber hinweg, dass ... das alles hier», er fuhr mit seiner Gabel durch die Luft, um diesen Satz zu unterstreichen, «... Ihre Familie, Ihr Zuhause ist, so ... so ... harmonisch!»

Seine Offenheit überraschte mich. Ich wusste nicht, wie ich darauf reagieren sollte. Dann, bevor Marianne oder ich etwas sagen konnten, fuhr Colin fort: «Noch nie in meinem Leben bin ich in einer Familie gewesen, in einer richtigen Familie. Das alles hier», sagte er, und diesmal schwenkte er sein Messer, «ist für mich total neu.»

«Sehen Sie», erklärte er, «ich war fast mein ganzes Leben lang in Heimen. Dort hat sich niemand so richtig um andere gekümmert. Niemand hat einem Liebe gegeben.»

Dieser traurige junge Mann redete nicht einfach so daher. Auch wollte er mit seinen Worten kein Mitleid erregen, sondern hier sprach das Herz eines Menschen, der in seinem Leben nie Liebe erfahren hatte, der sich aber danach sehnte. Es war ein verzweifelter Hilferuf.

Das war meine Gelegenheit und ich ergriff sie sofort.

«Colin», fragte ich ihn, «kannst du verstehen, dass Jesus dich liebt?»

«Er liebt mich?», fragte er ungläubig zurück. «Niemand hat *mich* jemals geliebt.»

«Aber Jesus schon», sagte ich. «Er hat dich so sehr geliebt, dass er sein Leben für dich geopfert hat.» Ich schlug meine Bibel auf und zeigte ihm den häufig zitierten Vers in Johannes 3,16: *«Denn also hat Gott die Welt geliebt, dass er seinen eingeborenen Sohn gab, damit alle, die an ihn glauben, nicht verloren werden, sondern das ewige Leben haben.»* Ich liess ihn den ganzen Abschnitt lesen. Dann folgte meine Erklärung: Der einzige Weg, diese grosse Liebe Gottes zu erkennen und zu erfahren, ist eine aufrichtige Abkehr von der eigenen Sünde, um im Glauben die freie Gabe der Erlösung anzunehmen, die uns nur in Christus geschenkt worden ist, denn er hat am Kreuz die Strafe für unsere Sünde getragen. Obwohl der Herr Jesus Christus am Kreuz gestorben war und begraben wurde, hat ihn Gott von den Toten auferweckt. Diejenigen, die ihn als ihren Herrn und Erlöser in ihr Leben aufnehmen, empfangen von Gott ebenfalls das ewige Leben.

Colin hörte aufmerksam zu, als ich ihm im Neuen Testament die Texte zeigte, in denen diese wunderbaren Wahrheiten offenbart werden. Als ich ihm aus Epheser 2,8–9 erklärte, dass die Erlösung nicht durch gute Werke verdient werden kann, sondern uns von einem gnädigen Gott geschenkt wird, sah er sich den Text ganz genau an und fragte dann mit aufrichtiger Verwunderung:

«Ist das wirklich so einfach?»

«Ja», antwortete ich. «Als ich Christ wurde, habe ich Gott einfach beim Wort genommen und an Christus als meinen Erlöser und Herrn geglaubt.»

«Und das war alles?», fragte Colin.

«Das war alles», entgegnete ich.

Ich wartete ein bisschen, damit er diese simple, aber dennoch tief gehende Wahrheit verarbeiten konnte. Dann fragte ich ihn mit ruhiger Stimme:

«Colin, möchtest du dein Vertrauen auf Christus setzen?»

Er sah mir direkt in die Augen und erwiderte entschlossen:

«Ja, das möchte ich.»

«Das kannst du jetzt gleich tun», sagte ich.

«Aber wie?», wollte er wissen.

«Du kannst im Gebet zu Christus sprechen, ihn bitten, dass er dich erlöst, und er wird es tun. Die Bibel sagt: *«Wer den Namen des Herrn anrufen wird, der soll gerettet werden»* (Apg. 2,21).

Bestimmt wollte Colin Christus wirklich von ganzem Herzen vertrauen, aber er wusste nicht so recht, wie er das anstellen sollte. Deshalb schlug ich ihm vor, ihn durch ein einfaches Gebet zu führen, in dem er Gott um Erlösung bitten konnte. Er war sofort damit einverstanden, und nachdem ich ihm kurz erklärt hatte, worum es dabei ging, führte ich ihn Satz für Satz durch ein kurzes, biblisches Gebet:

«Vor Gott bekenne ich, dass ich ein Sünder bin» (Röm. 3,23).

«Ich kehre jetzt von meiner Sünde um und komme zum Herrn Jesus Christus» (Apg. 3,19).

«Ich nehme Jesus Christus als meinen Erlöser an» (Joh. 1,12).

«Ich danke dem Herrn, denn er ist für mich gestorben und hat meine Sünde auf sich genommen» (Röm. 5,8).

«Ich glaube, dass Jesus von den Toten auferstanden ist; deshalb bekenne ich mich vor den Menschen zu ihm als meinen Herrn» (Röm. 10,9).

«Von nun an will ich nach den Grundsätzen des Wortes Gottes leben, um Gott zu gefallen und in meinem neuen Leben Frucht zu bringen» (Kol. 1,10).

«Ich danke dir, Herr, denn du hast deinen einzigen Sohn, den Herrn Jesus Christus, hingegeben, und er ist für mich gestorben» (Joh. 3,16).

«Im Namen des Herrn Jesus Christus danke ich dir. Weil er sein kostbares Blut für mich vergossen hat, bin ich jetzt erlöst» (1.Petr. 1,9).

Nachdem er das Gebet in diesem Sinn beendet hatte, öffnete Colin die Augen.

«Endlich weiss ich, dass mich jemand wirklich liebt», sagte er.

Als er an diesem Abend zu uns kam, fühlte Colin sich wie ein Teil unserer Familie. Wir freuten uns darüber. Aber als Colin unser Haus verliess, gehörte er zur Familie Gottes, und darüber freuten sich die Engel im Himmel!

Für mich war es wichtig, Colins Entscheidung, Christus sein Vertrauen zu schenken, so bald wie möglich unterstützend zu begleiten. Deshalb empfahl ich im, jeden Tag mit einem Abschnitt aus dem Johannesevangelium zu beginnen. Auch sollte er mich einmal wöchentlich besuchen.

Am folgenden Dienstag kam er um 19.30 Uhr mit der Bibel in der Hand zu uns ins Pfarrhaus.

«Wie kommst du mit dem Johannesevangelium voran?», fragte ich, als wir in meinem Arbeitszimmer Platz nahmen.

«Prima», antwortete er. «Ich hab alles gelesen.»

«Du hast das *ganze* Johannesevangelium durchgelesen?», fragte ich zurück. Ich war mir nicht sicher, ob ich ihn richtig verstanden hatte. Colin war keine grosse Leseratte, und so war ich verblüfft über sein Durchhaltevermögen.

Begeistert erzählte er mir von dem, was er gelernt hatte, und als ich mit ihm darüber sprach, merkte ich, dass er sich nicht nur an das Gelesene erinnerte, sondern es auch verstanden hatte. Ich war überrascht über sein tiefes Verständnis. Offenbar bestätigte sich die Verheissung aus Römer 10,17 in dieser ersten Begegnung dieses jungen Gläubigen mit Gott und seinem Wort: *«So kommt der Glaube aus der Predigt, das Predigen aber durch das Wort Christi.»*

Dann stellte mir Colin eine Menge Fragen. Viele von ihnen drehten sich um die Lehren Christi und die Art und Weise, wie ein gläubiger Mensch diese in die Praxis umsetzen sollte. Er wollte auch etwas wissen über das Wesen der Religion. In diesem Zusammenhang wies ich ihn auf Folgendes hin: Im biblischen Sinn ist der christliche Glaube keine Religion, sondern eine Beziehung. Als Colin mich fragte, wie die Kirche oder die Gemeinde Jesu in dieses Bild passe, erklärte ich ihm, dass die Kirche einfach eine Gruppe aus Gläubigen ist, die ebenfalls Christus in ihr Leben aufgenommen haben. Jetzt arbeiten sie zusammen, um zu predigen, zu lehren und einander zu helfen.

Gott hatte Colin eine bemerkenswerte Offenheit für geistliche Dinge geschenkt, aber nicht nur das. Er wollte das, was er in dieser Woche empfangen hatte, mit anderen teilen. Er war kein Christ, der sich in seinem stillen Kämmerlein verkroch. Im Laufe der letzten Woche hatte er seinen Mitbewohnern, seinen Kollegen im Wohnquartier und sogar den jungen Männern seiner Strassenbande erzählt, wie er Christus in sein Leben aufgenommen hatte. Ich konnte es kaum glauben, dass dieser junge Mann, der früher so mürrisch, sprachfaul und gehemmt war, jetzt so begeistert war von dem, was Gott in seinem Leben bewirkte. Auch für ihn war es unfassbar, und als er weiterredete, holte er eine Zigarettenschachtel aus seiner Brusttasche. Er nahm eine Zigarette heraus und hielt sein Feuerzeug daran. So vertieft war er in unser Gespräch, dass er sich dieser Handlung gar nicht bewusst war.

Er rauchte weiter, als wir uns unterhielten. Kurz darauf war mein Arbeitszimmer voller Zigarettenqualm. Colin merkte das gar nicht, auch dann nicht, als ich aufstand und das Fenster öffnete. Um etwa 21.30 Uhr betete ich mit Colin und verabredete mich mit ihm für die nächste Woche. Ich begleitete ihn zur Haustür, schüttelte ihm die Hand und winkte ihm zu, als er das Gartentor hinter sich zumachte. Er winkte fröhlich zurück.

«Gute Nacht, Marcus», rief er, «und vielen Dank für alles.»

Ich sah ihm nach, als er sich mit schnellen Schritten entfernte. Irgendwie wirkte sein Gang beschwingt. Obwohl die Nacht kalt war, liess ich die Tür offen. Nach diesem stundenlangen Gespräch mit Colin in meinem Arbeitszimmer hatte ich das Bedürfnis nach rauchfreier Luft.

Als ich schliesslich in mein Arbeitszimmer zurückkehrte, dankte ich dem Herrn für diese verblüffende Veränderung, die er im Leben von Colin bewirkt hatte. Ich bat ihn, diesen jungen Mann weiter zu segnen und zu seinem Werkzeug zu machen, ihn aber auch durch die Kraft des Heiligen Geistes von seiner schlimmen Alkohol- und Nikotinabhängigkeit zu befreien. Weiter betete ich um Weisheit, Colin zu ermutigen, sich nicht auf seine eigene Fähigkeiten zu verlassen, um diese Probleme zu lösen, sondern den Herrn dafür um Kraft zu bitten.

Ich war bereits in mein Arbeitszimmer zurückgekehrt und räumte meinen Schreibtisch auf, als Marianne in der Tür erschien. «Marcus», sagte sie mit einem Stirnrunzeln. Sie wedelte mit ihrer Hand vor ihrem Gesicht herum. «Dein Arbeitszimmer stinkt nach Zigaretten und der Gestank verbreitet sich im ganzen Haus!»

«Das tut mir Leid, Liebling», entgegnete ich, «aber Colin konnte nicht anders.»

«Hat er dich gefragt, ob er hier drin rauchen darf?»

«Nein», antwortete ich.

«Dann hättest du ihn davon abhalten sollen», sagte sie. «Es ist nicht gut für die Kinder und die ganze Pfarrei wird tagelang nach Rauch stinken. Trotz der Kälte muss ich jedes Fenster im Haus öffnen, damit dieser Geruch verfliegt.»

In den nächsten Minuten konnte ich hören, wie sie jedes Fenster aufmachte und in allen Zimmern Raumspray versprühte. Schliesslich kam sie ins Arbeitszimmer zurück und besprühte dort alles, auch mich. Als gewissenhafte Hausfrau war sie zu Recht verärgert. Als sie die Vorhänge einsprühte, stand ich auf und legte meinen Arm um sie.

«Marianne, Colin glaubt erst seit einer Woche an Jesus Christus und er macht grosse Fortschritte in seinem christlichen Leben. Ich bin mir sicher, dass der Herr auch mit seiner Nikotin- und Alkoholsucht fertig wird – wenn die Zeit dafür gekommen ist.»

Ich drückte sie an mich. «Colin ist ein besonderer Fall, Liebling. Wir müssen Geduld mit ihm haben.»

Mit einer entschlossenen Handbewegung drückte sie den Deckel auf die Spraydose. Dann drehte sie sich um und küsste mich keck aufs Kinn. «Okay», sagte sie. «Ich glaube, ich kann so viel Geduld aufbringen und darauf warten, bis Colin aufhört zu rauchen und unser Haus einzunebeln.»

Dann tätschelte sie meine Wange und fügte mit einem gequälten Lächeln hinzu: «Schliesslich musste ich drei Jahre warten, bis *du* damit aufgehört hast, Liebling.»

Am nächsten Dienstag kam Colin wie verabredet wieder, aber er brachte diesmal einen Freund mit. «Hallo, Marcus», sagte er, als ich die Haustür aufmachte. «Stört es dich, wenn Steve mitkommt?»

«Überhaupt nicht», lautete meine Antwort.

Steve war ein gut aussehender, junger Mann. Seine Augen glänzten, er war breitschultrig und muskulös. Er trug ein weisses Hemd mit offenem Kragen und eine Jeans. Ich schätzte sein Alter auf etwa 25. Als ich sie beide in mein Arbeitszimmer bat, sah ich wieder, wie sich die Brusttasche von Colins Hemd verräterisch wölbte. *O weh, wir haben wieder einen verräucherten Abend vor uns*, dachte ich.

Obwohl Steve Christus noch nicht in sein Leben aufgenommen hatte, war sein Interesse durch das Zeugnis von Colin so sehr geweckt worden, dass er mich sofort mit Fragen bombardierte. Ich reichte ihm eine Bibel, damit er sich selbst von der biblischen Grundlage meiner Antworten überzeugen konnte. Nach ein paar Minuten waren wir drei in ein Bibelstudium vertieft. Wieder war Colin mit Begeisterung bei der Sache und wieder holte er die Zigarettenschachtel aus seiner Brusttasche. Als ich gerade einen Bibelvers erklärte, öffnete er die Packung und bot Steve eine Zigarette an. Steve wechselte einen Blick mit mir, um zu sehen, wie ich reagierte. Ich beendete meine Ausführungen und wartete.

Steve nahm eine Zigarette aus der Schachtel und sah auf Colin, der sich selbstverständlich ebenfalls bediente. Mit der Zigarette zwischen den Lippen suchte er nach seinen Streichhölzern. «Weisst du, Colin», bemerkte Steve, «dass du als Christ nicht rauchen solltest?»

Eine Pause entstand. Der Angesprochene zündete das Streichholz an, hielt es an die Zigarette von Steven und dann an seine eigene. Er schüttelte das Zündholz, damit es ausging, und liess es in die Streichholzschachtel zurückgleiten. Dann lehnte er sich zurück und stiess den Rauch aus. Sein Ton war provokativ, als er zurückfragte: «Warum, was ist denn falsch am Rauchen?»

Steve antwortete nicht.

Colin wandte sich mir zu. «Marcus», fragte er, «was hältst du vom Rauchen?»

«Ich war zehn Jahre lang ein starker Raucher», antwortete ich. «Und ich habe oft versucht, das Rauchen aufzugeben – ohne Erfolg. Ich war süchtig. Es war unmöglich, damit aufzuhören. Aber als ich zum Glauben an Christus kam, las ich den Text in 1. Korinther 6,19–20. Dort wird zu Christen gesagt: *'Oder wisst ihr nicht, dass euer Leib ein Tempel des heiligen Geistes ist, der in euch ist und den ihr von Gott habt, und dass ihr nicht euch selbst gehört? Denn ihr seid teuer erkauft; darum preist Gott mit eurem Leibe'*. Erst dann begriff ich: Mein Körper ist der Wohnort des Geistes Gottes und muss deshalb rein gehalten werden. Nikotin würde Schaden oder sogar Zerstörung in meinem Körper anrichten, aber dieser gehört Gott, seitdem ich erlöst bin. Weil ich gewusst habe, dass ich nicht aus eigener Kraft mit dem Rauchen aufhören konnte, gab ich diese Sache an den Herrn ab. Ich bat ihn, mein Verlangen nach Zigaretten wegzunehmen und die Sucht auf Dauer zu beenden.»

Colin und auch Steve sahen mich aufmerksam an.

«Seht ihr», fuhr ich fort, «ich war ein Sklave der Zigaretten. Bis ich aus dieser Sklaverei befreit war, konnte ich niemals die Freiheit erfahren, die mir in Christus geschenkt ist. Schliesslich lehrt uns das Neue Testament Folgendes: *'Wenn euch nun der Sohn frei macht, so seid ihr wirklich frei'* (Joh. 8,36). Von dem Tag an, als ich meine Sucht an Christus abgegeben und ihn gebeten habe, mich davon zu befreien, ist mein Verlangen nach Zigaretten verschwunden. Bis heute habe ich nicht mehr geraucht, und ich will es auch nicht mehr.»

Wieder waren die zwei nachfolgenden Stunden des Gesprächs und Bibelstudiums so spannend und gewinnbringend wie am letzten Dienstag. Wieder waren mein Arbeitszimmer und das ganze Haus von Zigarettenrauch erfüllt. Sobald mein Besuch gegangen war, öffnete ich die Fenster und Marianne versprühte ihren Raumspray. Wir beide beteten um noch mehr Geduld.

Am nächsten Dienstagabend kam Colin allein ins Pfarrhaus. Wie erleichtert und erfreut war ich, als ich seine leere Brusttasche bemerkte! Er konnte sich kaum zurückhalten, als er in mein Arbeitszimmer kam.

«Marcus», sprudelte er hervor, «ich bin frei! Ich habe alle Zigaretten weggeworfen! Ich habe den Herrn gebeten, mein Verlangen danach wegzunehmen, und er hat es getan!»

«Wie schön für dich, mein Freund», entgegnete ich und umarmte ihn herzlich. «Das muss ich Marianne sagen!» Ich ging zur Tür.

«Marianne», rief ich aufgeregt. «Kommst du bitte kurz her? Colin hat dir etwas zu sagen!»

Als sie hereinkam, erklärte ihr Colin: «Marianne, ich habe aufgehört zu rauchen.»

«O, Colin», sagte sie und fiel ihm um den Hals. «Das ist wunderbar!»

Marianne wusste, was für einen bedeutenden Schritt Colin hinter sich gebracht hatte, denn auch sie war Raucherin, bevor sie Christin wurde. Wir alle, die wir an diesem Abend in meinem Arbeitszimmer standen, waren durch die Macht Gottes von dieser Sucht befreit worden. Sie ging einen Schritt zurück, legte die Hände auf Colins Schultern und umarmte ihn noch einmal. «Gelobt sei Gott!», sagte sie, und das war wirklich ernst gemeint.

«Weisst du», meinte Colin, «für mich war das Rauchen auch als Christ kein Problem, bis das Thema letzten Dienstagabend angesprochen wurde. Und es war Steve, der damit angefangen hat – erinnerst du dich, Marcus?»

«Ja, ich erinnere mich», erwiderte ich.

«Weisst du, Marcus», fuhr er fort, «wenn *du* mir gesagt hättest, ich sollte mit dem Rauchen aufhören, wäre ich wirklich wütend geworden. Du kennst mich ja als schlecht gelaunten Kerl. Vielleicht hätte ich dir sogar die Nase eingeschlagen!»

Kapitel 13

In den nächsten Wochen nahm auch Steve Christus in sein Leben auf. Kurz danach hörte auch er mit dem Rauchen auf. Es dauerte nicht lange, und sowohl er als auch Colin waren vom Trinken frei. Auch ihr Benehmen veränderte sich merklich. Ihre ungehobelte Sprache verschwand genauso wie ihr gewohnheitsmässiges Fluchen. Für jeden, der sie kannte, war die Gnade und Macht Gottes in ihrem Leben deutlich erkennbar. Ihr Einfluss wirkte prägend auf viele Menschen innerhalb und ausserhalb unserer Gemeinde.

Aber für Colin sollte das erstaunlichste Werk göttlicher Erneuerung erst noch beginnen. Als Vagabund und Aussteiger hatte er in den zehn Jahren seines Arbeitslebens nie daran gedacht, eine Steuererklärung abzugeben. Bei seinem sorgfältigen Bibelstudium erkannte er jedoch, dass ein gottesfürchtiges Leben in Christus auch eine gewisse Verantwortung mit sich bringt. Weil er aufrichtig danach verlangte, nach biblischen Grundsätzen zu leben, entschloss er sich, die Steuerangelegenheit gleich anzugehen. Den ersten Schritt machte er, als er zur Steuerbehörde ging und den Beamten mitteilte, was er getan oder vielmehr nicht getan hatte. Er erzählte ihnen auch, er sei jetzt Christ geworden, und deshalb wolle er diese Sache in Ordnung bringen. Die Beamten waren verblüfft über dieses Bekenntnis. Zunächst waren sie unsicher, wie sie in dieser ungewöhnlichen Situation vorgehen sollten. Aber Colin war unnachgiebig. Sein Fehlverhalten musste unbedingt bereinigt werden. Allerdings gab es dabei ein Problem: Er hatte weder Dokumente über seine zwanzig oder mehr Jobs im letzten Jahrzehnt, noch konnte er sich daran erinnern, wie lange er jeweils gearbeitet hatte und wie hoch in diesem Zeitraum seine Löhne waren. Aber er erinnerte sich noch an die Namen seiner Arbeitgeber, und so konnte die Steuerbehörde die benötigten Daten in ihren Computerdateien ausfindig machen. Die übrigen Informationen wurden durch Schriftverkehr und Telefonate beschafft.

Der gesamte Prozess dauerte fast sechs Monate und war mit ermüdender Arbeit verbunden, die hauptsächlich auf Kosten der Steuerbehörde geschah. Endlich kam der Tag, an dem alle Daten vorhanden waren und Colin seine Steuererklärungen vorlegen konnte. Er bekam zwanzig Vordrucke in die Hand gedrückt. Weil er vorher noch nie Steuererklärungen ausgefüllt hatte, wurde er an einen Schreibtisch gesetzt, und man half ihm dabei. Als er fertig war, teilte man ihm mit, dass die Steuerbehörde sich nach etwa einem Monat wieder bei ihm melden würde. Man machte ihn ferner noch einmal darauf aufmerksam, dass er gegen Gesetze verstossen und sich strafbar gemacht hatte, weil er so lange keine Steuererklärungen abgegeben hatte.

Am Tag, als er die Antwort von der Steuerbehörde erhielt, besuchte er mich in meinem Büro. In der Hand hielt er einen langen, braunen und offiziell aussehenden Briefumschlag. Er hatte ihn bereits geöffnet.

«Sieh dir das an, Marcus», sagte er aufgeregt und reichte mir das Kuvert.

Im Brief lag ein Scheck über 450 Dollar – eine Steuererstattung, zahlbar an ihn.

«Marcus!», rief er mit einem glucksenden Lachen. «Kannst du das glauben? *Sie* haben *mir* etwas bezahlt! So viel Geld habe ich noch nie besessen!»

«Was wirst du mit dieser Summe machen?», fragte ich ihn.

«Ich habe mir schon Gedanken darüber gemacht», entgegnete er. «In zwei Wochen ist Muttertag. Ich habe meine Mutter schon lange nicht mehr gesehen. Sie wohnt irgendwo in Melbourne. Ich werde dieses Geld nehmen und ihr ein Geschenk kaufen. Ich will ihr zeigen, dass ich sie liebe. Vorher habe ich es nie übers Herz gebracht, sie zu lieben. Aber jetzt bin ich Christ und jetzt kann ich es. Ich werde ihre Anschrift rausfinden, und dann werde ich den Rest von diesem Geld nehmen, um nach Melbourne zu fahren und sie zu besuchen.»

Etwa zwei Wochen später setzte Colin sein Vorhaben in die Tat um, reiste nach Melbourne und besuchte dort seine Mutter. Er gab ihr das erste Muttertagsgeschenk, das sie von ihm jemals bekommen hatte. Dann sagte er ihr, dass er sie liebte. Er erzählte ihr, wie er Christ geworden war und wie Gott alle seine verletzten Gefühle, seine Verbitterung und den Groll, den er ihr gegenüber empfand, weggenommen hatte. Er bat sie um Vergebung, und dann sprach er mit ihr über das Evangelium. Colin blieb eine Woche lang bei seiner Mutter und dann kehrte er nach Sydney zurück.

Nur ein paar Wochen später erschien er plötzlich bei uns zu Hause. Er wirkte verstört.

«Colin, was ist los?», fragte ich ihn.

Er antwortete nicht.

Ich nahm seinen Arm und führte ihn den Flur herunter zu meinem Arbeitszimmer. Auf dem Weg gingen wir an einem unserer Schlafzimmer vorbei, wo Marianne gerade mit Aufräumen beschäftigt war. Sie warf einen flüchtigen Blick auf Colin und erkannte sofort die Warnsignale.

«Ich mache euch beiden einen Kaffee», sagte sie und machte sich sofort auf den Weg in die Küche.

Ich führte Colin zu dem bequemsten Platz in meinem Arbeitszimmer, und das war der mit Leder bezogene Bürosessel hinter meinem Schreibtisch. Ich drehte ihn um und zog mir einen anderen Stuhl heran. Er setzte sich hin, legte die Ellbogen auf die gepolsterten Armlehnen und stützte seinen Kopf in beide Hände.

«Colin, was ist los mit dir?», fragte ich leise und legte den Arm um ihn. Seine Schulter hob sich leicht und er holte tief Luft. Daran erkannte ich, dass er gleich in Tränen ausbrechen würde.

Ich wartete, bis er wieder sprechen konnte.

«Meine Mutter», schluchzte er, «sie ist vor kurzem gestorben.»

In diesem Augenblick meinte ich, in seinen blaugrünen Augen noch etwas anderes zu sehen als die Tränen der Trauer um diesen Verlust. Vielleicht war es ein sanfter Abglanz von Freude. War seine Mutter noch vor ihrem Tod zum Glauben an Christus gekommen? Auf jeden Fall hatten sich Colin und seine Mutter noch in diesem Leben versöhnt.

«O Marcus», sagte er mit zitternder Stimme, «ich bin so froh, dass Gott mir meine Mutter zurückgegeben hat!»

Beruhigend drückte ich seine Hand. Er erwiderte meinen Händedruck. Dann lächelte er.

Als Colin, der seinen Vater nie kennen gelernt hatte, sein Vertrauen auf Christus setzte, fand er zum ersten Mal in seinem Leben die Sicherheit und Liebe, die nur ein wahrer Vater geben kann, nämlich unser Gott im Himmel. Sobald er damit begann, sein Leben zu ordnen, gab sein himmlischer Vater Colin in seiner Gnade seine irdische Mutter wieder. Endlich wusste Colin, was es bedeutet, zu einer Familie zu gehören.

Kapitel 14

Durch den Dienst von hochmotivierten Leuten wie Colin und Steve gab es in der Camdenville-Kirche von Newtown deutliche Zeichen von gesundem geistlichem Wachstum. Noch immer brauchten Obdachlose Nahrung, Kleidung und medizinische Versorgung, aber Marianne und ich waren dankbar für die Mitarbeiter, die der Herr zu uns geschickt hatte, um uns zu helfen, die geistliche Seite dieser Arbeit besser zu bewältigen. Durch das beharrliche Engagement dieser Leute in der Sonntagsschule, in Jugendgruppen, bei den jeden Samstag stattfindenden Missionseinsätzen auf der Strasse, in unserer Imbiss-Stube und in unseren Sonntagsgottesdiensten – und besonders bei den monatlichen Evangelisationsveranstaltungen, begann Gott, solide Grundlagen zu legen.

Unsere kleine Camdenville-Kapelle war 1977 für unsere Versammlungen zu klein geworden. Darum begannen die Mitglieder unserer Gemeinde mit der Renovierung der alten Räumlichkeiten, die neben der Kapelle lagen. Colin, der immer da war, wenn es etwas zu tun gab, war in seinem Element. Zu jeder Tages- und Nachtzeit sah man ihn auf der Baustelle, oft mit anderen zusammen, aber häufig auch allein, beim Sägen, Hämmern oder bei Malerarbeiten. Steve war wie Colin mit Begeisterung dabei, wenn es darum ging, bei den vielen Aufgaben in unserer Gemeinde mitzuhelfen. Wir machten ihn zum Busfahrer und er kam dieser Pflicht mit grosser Sorgfalt und Treue nach. Er transportierte nicht nur die jungen Leute aus der Innenstadt zu den Jugendtreffen, wo sich ganze Busladungen anderer Jugendlicher aus der Umgebung von Sydney zusammenfanden – er verpasste auch kaum eine Gelegenheit, andere einzuladen, der Verkündigung des Evangeliums zuzuhören.

So lud Steve eines Tages eine hoch gewachsene, blonde junge Frau namens Helen zum Gottesdienst ein. Sie kam zu unserem Abendgottesdienst und wie viele andere auch blieb sie danach noch zu einer Tasse Tee und zu einem Gespräch.

Steve, der sehr sensibel war für die Probleme anderer, merkte, dass Helen unter einer schweren Last zu leiden schien. So stellte er sie Marianne vor und die beiden waren bald in ein Gespräch vertieft. Helen kam ursprünglich aus Coffs Harbour und so hatten die beiden viel Gesprächsstoff. Aber Marianne konnte nicht herausfinden, wo Helens Problem lag. Helen blieb ihr gegenüber verschlossen.

Ein paar Wochen später, es war an einem Montag, klingelte es um drei Uhr morgens an unserer Haustür.

Ich zog hastig meinen Morgenmantel an und sah nach.

Es war Helen. Ich kannte sie noch von ihrem Besuch in unserer Gemeinde.

«Pastor Luedi», brachte sie mühsam hervor. Sie sprach langsam und schleppend und die Augen fielen ihr beinahe zu. «Kann ich Marianne sprechen?»

«Kommen Sie doch herein, Helen», sagte ich. Ich führte sie in unser Wohnzimmer, bat sie, Platz zu nehmen und ging zurück ins Schlafzimmer, um Marianne Bescheid zu sagen.

Als ich hereinkam, schaltete Marianne die Nachttischlampe an. Sie hielt sich die Hand vor die Augen, um sie vor dem hellen Licht abzuschirmen, und fragte schlaftrunken: «Wer war denn an der Tür?»

«Helen», entgegnete ich leise, «die junge Frau, die vor ein paar Wochen nach dem Gottesdienst mit dir gesprochen hat.»

«Was will sie?»

«Ich weiss nicht», antwortete ich, «aber sie möchte mit dir reden.»

Als Marianne aufstand, half ich ihr in den Morgenmantel.

«Sie hat Drogen genommen, Liebling», flüsterte ich. «Sie ist vollkommen zu. Ich habe sie ins Wohnzimmer gebracht. Rede einfach mit ihr. Ich bin da, wenn du mich brauchst.»

«Okay, Liebling, ich werde mein Bestes tun», meinte sie, schlüpfte in ihre Hausschuhe und band ihren Morgenmantel zu.

Nach zehn Minuten war Marianne zurück.

«Vielleicht ist es besser, wenn du kommst und mit ihr sprichst, mein Lieber», sagte sie.

Ich ging mit Marianne ins Wohnzimmer.

Helen sass bewegungslos da. Sie hielt eine Hand an ihre Stirn gepresst und starrte mit leerem Blick auf den Fussboden. Marianne setzte sich neben sie. Dann nahm sie ihre Hand und sagte zu mir: «Liebling, Helen ist mit dem Auto hierher gefahren, obwohl sie Drogen genommen hat. Ich weiss nicht, wie sie das überlebt hat, aber sie will unbedingt mit jemandem sprechen, weil sie grosse Schwierigkeiten hat.»

Marianne sah auf Helen und wartete auf eine Reaktion. Weil sie noch immer schwieg, sprach Marianne weiter. «Helen hat mir gerade erzählt, dass sie in den letzten beiden Jahren ein Doppelleben geführt hat. Tagsüber ist sie eine anständige Hausfrau mit zwei Kindern. Aber nachts arbeitet sie als Prostituierte in King's Cross. Sie macht das jetzt seit zwei Jahren. Ihr Mann, der im Norden von Sydney als Postbote arbeitet, hat keine Ahnung. Er lebt in dem Glauben, dass sie als Unterhalterin in einem Nachtklub arbeitet.»

Während Marianne das alles erzählte, kam von Helen keine Reaktion.

«Helen», fragte ich sie. «Warum tun Sie das? Warum arbeiten Sie als Prostituierte?»

«Weil ich muss», antwortete sie. Ihre Stimme war ausdruckslos und sie dehnte jede Silbe. «... muss die Rechnungen bezahlen ... Ich hänge auch an der Nadel – Heroin ... das ist teuer.»

Helens schlimme Lage erforderte schnelle und radikale Massnahmen.

«Helen», sagte ich zu ihr. «Marianne macht uns erst einmal eine Tasse Kaffee. Danach bringe ich Sie nach Hause. Wenn wir dort sind, werde ich Ihren Mann aufwecken und Sie werden ihm erzählen, was Sie uns eben gesagt haben. Verstehen Sie mich?»

«Ja», erwiderte sie schwerfällig.

«Sind Sie bereit, Ihrem Mann zu sagen, dass Sie in den letzten beiden Jahren als Prostituierte gearbeitet haben?»

«Ja», sagte sie wieder.

Ich zog mich an, während Marianne den Kaffee aufbrühte.

Zehn Minuten später waren Helen und ich unterwegs. Nach

einer halben Stunde standen wir vor dem Haus, in dem sie mit ihrem Mann und den beiden Kindern wohnte. Sie schloss die Haustür auf und ging sofort zum Schlafzimmer. Ich folgte ihr. Als sie die Tür öffnete, sah ich ihren Mann im Bett liegen. Sie ging hinein und schüttelte ihn.

«Jason, wach auf ... jemand will mit dir reden!»

«Was ist denn los?», rief er laut, warf die Decken zurück und sprang aus dem Bett.

Er stand da, nur mit einer Schlafanzughose bekleidet, und fragte sich, wer denn wohl ich sei.

Ich legte ihm eine Hand auf die Schulter und sagte, so ruhig ich konnte:

«Ich bin Marcus Luedi, Jason, der Pastor der Kirche in Newtown. Helen und ich müssen mit Ihnen sprechen.»

Er war noch immer nicht ganz wach, als er im Kleiderschrank herumsuchte, bis er seinen Morgenmantel fand. Wir gingen in das neben dem Schlafzimmer gelegene Wohnzimmer und nahmen dort Platz.

«Helen muss Ihnen etwas sagen, Jason», begann ich.

«Was ist denn?», drängte er.

Helen sagte kein Wort.

«Was ist denn?», fragte er noch einmal, denn er spürte, dass wir wohl schlechte Nachrichten hatten.

Helen konnte oder wollte ihrem Mann nicht die Wahrheit sagen. Er wusste offensichtlich überhaupt nichts von ihrer Verstrickung in Prostitution und Drogensucht. Mir blieb also die unangenehme Aufgabe, diesem armen Mann die Augen zu öffnen.

Langsam und vorsichtig erklärte ich ihm alles.

Er fiel aus allen Wolken.

«Das kann doch nicht wahr sein», keuchte er. «Helen, stimmt das?»

«Ja», murmelte sie tonlos.

In der nächsten halben Stunde fühlte ich mich wie ein unerfahrener Rettungsschwimmer, der plötzlich einen Ertrinkenden durch eine starke Brandung an Land bringen muss. Als Entsetzen, Zorn und eine lähmende Hilflosigkeit ihn nacheinander wie Wellen überrollten, konnte ich ihn bildlich gesprochen nur noch über Wasser halten. Aber trotz meiner eigenen Machtlosigkeit und Frustration erkannte ich, dass Gott die Ehe von Helen und Jason wieder kitten konnte und wollte, wenn beide ihm ihr Leben bedingungslos übergeben würden. So bat ich sie, noch in dieser Woche bei mir vorbeizukommen, damit sie geistliche Begleitung und langfristige Unterstützung durch die Kirchengemeinde bekommen konnten. Sie waren einverstanden, und bald darauf begann Gott in ihrem Leben zu wirken.

Drei Wochen später sagte sich Helen von der Prostitution los. Zu unserer grossen Freude kam sie zum Glauben an Christus durch den Mann, der sie zuerst zu unserer Gemeinde gebracht hatte – durch Steve.

Wir versuchten auch, sie in einem Programm zur Behandlung ihrer Drogensucht unterzubringen. Obwohl es in Sydney solche Einrichtungen gab, erschien es mir bei Menschen wie Helen angebracht, sie in ein christliches Rehabilitationsprogramm zu schicken, und zwar in eines, das auf einer konsequent biblischen Basis arbeitete. Meiner Meinung nach musste eine solche Einrichtung weit weg von der Stadt und ihren Verlockungen sein, an einem Ort, an dem gläubige und erfahrene Fachkräfte Drogen- und Alkoholsüchtige zu Christus führen konnten. Erst dann konnten diese Menschen mit der Kraft, die Gott ihnen durch den Heiligen Geist geben würde, vollständig und hoffentlich dauerhaft von ihrer Sucht geheilt werden.

Wie froh war ich zu wissen, dass mein Freund Jean-Pierre vor kurzem nach Coffs Harbour zurückgekehrt war, um eine solche Einrichtung zu gründen. Ende 1977 rief er mich deswegen an, denn damals hatte er zu meiner grossen Überraschung rund 20 Meilen von Coffs Harbour entfernt in den Bergen ein etwa 500 000 Quadratmeter grosses Grundstück gekauft. Kurz danach fuhren Marianne, unsere Mädchen und ich nach Coffs Harbour, um dort die Weihnachtsferien zu verbringen. Natürlich brannten Jean-Pierre und Honi darauf, uns während unseres Aufenthaltes dort ihr Anwesen zu zeigen. So holten sie uns an einem heissen Dezembermorgen gegen zehn Uhr mit ihrem Landrover ab, um mit uns dorthin zu fahren.

«Stell dir vor», sagte Jean-Pierre, als wir aus der Stadt hinausfuhren, «als wir unser Haus in Westaustralien verkauften, hatten wir gerade so viel Geld, um dieses Land zu kaufen und ein paar Arbeiter zu bezahlen, die das Gras hier mähten.»

Er fügte hinzu: «Das Gelände heisst *Sherwood Cliffs*.»

«Stehen Gebäude darauf?», wollte ich wissen.

«Nein», antwortete er. «Ausser dem Zaun aussen herum und einem Trampelpfad ist es fast so, wie der Herr es geschaffen hat.»

Wie die meisten Strassen durch das waldige Bergland war die, auf der wir fuhren, schmal, unbefestigt und holprig. Als wir am höchsten Punkt der Bergkette ankamen, sahen wir nichts weiter als bewaldete Berge. Nachdem wir ein paar Minuten lang weitergefahren waren, öffnete sich unter uns ein herrliches Tal. Aus dem hohen, saftig grünen Gras ragten Dutzende von abgestorbenen Bäumen, die aussahen wie von der Sonne ausgebleichte Skelette. Einige von ihnen waren sechzig Meter hoch. Vor vielen Jahren hatte der Bauer, dem das Anwesen damals gehört hatte, die Rinde der Bäume ringsum entfernt.

Am anderen Ende des Tals überragten die hohen Sandsteinfelsen, die dem Ort den Namen gaben, das bewaldete Hügelland. Um sein Land zu erreichen, musste Jean-Pierre uns zuerst zum anderen Ufer eines Gebirgsflusses fahren, der beinahe ganz zugewachsen war mit niedrigem Gestrüpp und blühenden Lantana-Büschen. Weiter ging es auf einem holprigen Pfad, bis wir nicht mehr weiterkamen. Und hier, weit über uns, am Fuss der hohen, rötlich-grauen Klippen, ragten die riesigen Baumkronen eines prachtvollen Regenwaldes. Hier wuchsen gewaltige Würge-Feigen, deren gigantische Wurzeln ganze Felsbrocken wie Schraubzwingen umklammerten. Hohe Eukalyptus-Bäume unterschiedlicher Gattungen strebten nach oben. Ihre Stämme waren bedeckt mit Orchideen, deren Blätter und Blüten sich sanft im Wind wiegten. Lianen und Kriechpflanzen hingen locker von den dicken Zweigen dieser

Riesenbäume herunter. Darunter breitete sich eine Schicht aus dunkel glänzenden Palmen und anmutigen Farnbäumen aus.

Als wir am Rand dieses Waldes standen und über das liebliche Tal blickten, erzählten uns Jean-Pierre und Honi von ihren Plänen. Neben der geistlichen Therapie, die die Grundlage ihres Dienstes bilden sollte, planten sie einen praktischen Teil auf einer Farm, auf der für den täglichen Bedarf Rinder und Milchkühe gezüchtet und Getreideanbau, Obstbau sowie eine Imkerei betrieben werden sollten. Den beiden schien es überhaupt nichts auszumachen, dass diese Pläne noch nicht verwirklicht waren und es weder Unterkünfte noch elektrischen Strom, noch Telefon und keine richtige Wasserversorgung gab. Noch hatten sie kein Geld für die Finanzierung des Projekts, keine Mitarbeiter und keine Alkohol- und Drogensüchtigen für die Therapie. Aber sie wussten Gott hinter sich und glaubten fest an die Verwirklichung ihres Traumes.

Wir versprachen, für sie zu beten, obwohl wir uns noch nicht vorstellen konnten, wie Gott handeln würde.

Kurz nach unserer Rückkehr nach Newtown rief mich Jean-Pierre's Vater an. Er und seine Frau waren kürzlich aus der Schweiz gekommen, um ihren Sohn zu besuchen. Vor ihrem Rückflug wollten sie bei uns vorbeikommen. Kaum hatten sie unser Haus betreten, merkte ich, wie besorgt sie waren. Es ging um das Projekt in Sherwood Cliffs.

«Marcus», sagte Jean-Pierre's Vater, «wir haben uns gerade das Land angesehen, das unser Sohn gekauft hat. Er ist verrückt geworden. Jeder, der so viel Geld in einen Ort wie diesen steckt, muss geistesgestört sein! Es ist eine verlassene Gegend und auf dem Grundstück gibt es nichts als Bäume und Felsen! Als ich gehört habe, dass Jean-Pierre hier Land gekauft hat, wollte ich ihm finanziell unter die Arme greifen, damit er es kultivieren kann.»

Er fuhr zornig fort: «Aber nachdem ich es gesehen habe, werde ich dort keinen Cent hineinstecken. Diese verrückte Idee, Alkoholikern und Drogensüchtigen helfen zu wollen ... das wird in einer Katastrophe enden! Die ganze Sache ist heller Wahnsinn!»

«Marcus, Sie sind sein Freund. Können Sie nicht versuchen, ihn davon abzubringen?»

Kapitel 15

Unser Dienst in Camdenville wuchs weiter, nicht nur zahlenmässig, sondern auch in geistlicher Hinsicht. Gott berührte und veränderte Menschenherzen. Der lebendige Glaube von Leuten wie Colin, Steve und Peter wirkte ansteckend. Durch sie erlebten wir voller Freude, wie viele Menschen in Not zu einem neuen Leben in Christus kamen. Natürlich hatten wir noch immer das Problem mit Obdachlosen, die von einer Krise zur nächsten stolperten und nur für die nächste Mahlzeit, die nächste Flasche oder die nächste Schlafgelegenheit für die Nacht lebten. Leider nahmen nur wenige von ihnen das Evangelium an. Natürlich waren die meisten dankbar für alles, was wir ihnen zur Verfügung stellten, um sie vor körperlichem Leid oder gar dem Tod zu bewahren, aber nur einige ergriffen genauso dankbar die Gabe des *geistlichen* Lebens, die Gott ihnen durch seinen Sohn Jesus Christus anbot.

Es war traurig, mit ansehen zu müssen, wie hartnäckig solche Menschen das Evangelium ablehnten, die Kraft Gottes zur Errettung für jeden, der glaubt. Noch trauriger war es, zu beobachten, wie sie ihre rebellische Haltung und ihren Lebensstil auf ihre Kinder übertrugen. Diese Tragik zeigte sich bei niemandem auf so drastische Weise wie bei Kathie. Ihr eigenes, vom Alkohol ruiniertes Leben, und auch das von George, änderte sich nicht, solange wir die beiden kannten. Aber noch viel schlimmer waren die Auswirkungen dieser Lebensweise auf Kathies Kinder, besonders auf ihre Tochter Germaine.

Als Germaine das Erwachsenenalter erreichte, war sie bereits heroinsüchtig. Sie lebte mit einem Mann zusammen, dem sie bereits eine Tochter geboren hatte. Als ich sie kennen lernte, versuchte sie vergeblich, ihr Baby selbst grosszuziehen, weil der Vater wegen Mordes im Gefängnis sass. Eines Abends rief Germaine um elf Uhr nachts an und bat mich flehentlich, für ihre Tochter Elizabeth etwas zu Essen mitzubringen. Am nächsten Morgen holte ich etwas Milchpulver aus dem Missionsladen und fuhr zu ihrem Haus. Als ich dort ankam, stand die Haustür weit offen. Ich konnte das Weinen eines Babys hören, aber auch das fast genauso durchdringende Miauen einer Katze, als ob auch diese Hunger hätte.

«Ich bin es, Pastor Luedi!», rief ich laut, als ich an den Türrahmen klopfte.

«Herein!», rief Germaine. Ihre Stimme verriet die Wirkung der Drogen, aber das kannte ich ja schon.

Germaine, eine sehr attraktive, zierliche Frau im Alter von 21 Jahren, lag wie in Trance auf dem Sofa in ihrem Wohnzimmer. Es stank nach Urin. In einem hölzernen Laufgitter lag ihr winziges, zwölf Monate altes Baby. Seine Windeln waren nass. Mit seinen kleinen Ärmchen ruderte es verzweifelt in der Luft, während es laut schrie.

«Ich weiss, du bist hungrig, mein Kleines», sagte ich. «Es dauert nicht mehr lange.»

Ich ging in die kleine Küche, wärmte unbeholfen etwas Milch auf und ging mit einer Flasche zurück ins Wohnzimmer. Die restliche Milch gab ich der Katze. Als ich Germaine an diesem Morgen verliess, wusste ich noch nicht, dass ich sie nicht mehr lebend wiedersehen würde. Nur zwölf Monate später war sie tot. Ihre Mutter Kathie brachte mir die traurige Nachricht.

«Sie ist tot!», schluchzte sie verzweifelt. «Pastor Luedi, meine wunderhübsche Tochter ist tot! Sie wollen, dass ich ihre Leiche identifiziere ... Ich kann das nicht ... Kommen Sie mit mir?»

«Natürlich, Kathie», erwiderte ich.

Später fuhren wir zum städtischen Leichenschauhaus. Sobald wir das Gebäude betreten hatten, wurde Kathie hysterisch. Als der Dienst habende Polizist sah, in welchem Zustand sie sich befand, nahm er mich beiseite. Dann sagte er zu Kathie: «Es ist besser, wenn Sie hier bleiben. Pastor Luedi wird Ihre Tochter identifizieren.»

Ich setzte Kathie auf einen Stuhl und redete beruhigend auf sie ein. Ein paar Minuten später kam ein Mann im mittleren Alter auf mich zu. Er trug einen weissen Kittel. Am Kragen war ein Namensschild mit seinem Passbild befestigt. Er hielt ein Schreibbrett mit Formularen in seiner Hand.

«Bitte hier entlang, Herr Pastor», sagte er. Ich folgte ihm eine stählerne Wendeltreppe hinunter in eine Art Keller mit einem Betonfussboden. Ein eigenartiger süsslicher Geruch lag in der Luft. Dieser Raum erinnerte mich an den Umkleideraum einer Turnhalle, nur gab es hier statt einer Reihe Metallschränke auf jeder Seite vier Schichten mit Schubladen aus Stahl. Der Mann im weissen Kittel blätterte in seinen Notizen.

«Ah, ja», sagte er, als er fand, was er gesucht hatte. «Nummer siebenunddreissig.»

Wir gingen zusammen zu der Schublade, auf der diese Zahl stand. Vorsichtig zog er sie ein Stück heraus, wie das Schubfach eines Aktenschranks. Da lag sie, die arme Germaine, starr und leblos. Ihr zierlicher Körper war in ein kurzes, weisses Hemd gehüllt und ihr reizendes Gesicht war sogar im Tod noch schön anzusehen.

«Das ist Germaine», sagte ich nur.

Sobald die erforderlichen Papiere unterschrieben waren, brachte ich Kathie wieder nach Hause. Bei unserer Ankunft war sie noch immer verstört, und so ging ich mit hinein, um ein wenig bei ihr zu bleiben. Als wir die Haustür öffneten, rannte uns Germaines zweijährige Tochter Elizabeth entgegen. Sie war bei George geblieben.

«Wo ist meine Mama?», rief sie laut.

Diese Worte brachen mir fast das Herz. Ich nahm die Kleine in die Arme. Als ich sie an mich drückte, fragte ich mich, was für ein Leben wohl ihre Kinder führen würden – falls sie lange genug lebte, um welche zu bekommen. Auf Kathies Familie schien ein Fluch zu liegen. Er begann bei einer alkoholsüchtigen Grossmutter, entfaltete seine furchtbare Wirkung im tragischen Leben und Sterben ihrer heroinsüchtigen Tochter und würde sich wohl auch auf ähnlich zerstörerische Weise bei ihrer Enkelin zeigen, wenn dieser Teufelskreis nicht irgendwie durchbrochen würde. Ich war überzeugt, dass nur die Kraft Gottes in Christus so etwas bewirken konnte. Wenn nicht, würde Gott weiter Gericht über diese Familie bringen, wie er es selbst gesagt hat: *«Denn ich, der Herr, dein Gott, bin ein eifernder Gott, der die Missetat der Väter heimsucht bis ins dritte und vierte Glied an den Kindern derer, die mich hassen»* (2. Mose 20,5).

Auch wenn die Lage dieser Familie hoffnungslos zu sein schien, wollte Gott etwas Gutes daraus entstehen lassen. Es begann bei der Beerdigung von Germaine. Dort fiel mir ein junger Mann auf, der besonders traurig wirkte. Nach dem Begräbnisgottesdienst kam er zu mir.

«Ich bin Robert», sagte er und begrüsste mich mit einem zögernden Händedruck. «Ich habe mit Germaine zusammengelebt, bevor sie starb ... Herr Pastor, ich habe sie wirklich geliebt, auch ihre kleine Tochter. Aber jetzt ist sie tot, und ich will auch sterben. Ich habe nichts mehr, wofür es sich zu leben lohnt.»

Seine Art zu sprechen legte den Verdacht nahe, dass dieser gut angezogene junge Mann ebenfalls drogensüchtig war. In der Verfassung, in der er sich befand, hielt ich ihn für selbstmordgefährdet.

«Robert», entgegnete ich, «bitte, sagen Sie so etwas nicht. Trotz allem, was geschehen ist, und trotz der Trauer, die Sie jetzt fühlen, kann Ihr Leben einen Sinn bekommen – einen echten Sinn, wenn Sie es nur wirklich wollen.»

«Ich würde gerne mit Ihnen darüber sprechen», fügte ich hinzu, als Marianne hinzukam und sich neben mich stellte. «Warum kommen Sie nicht zu uns nach Hause und wir besprechen alles in Ruhe? Ich möchte Ihnen wirklich gerne helfen.»

«Kommen Sie doch zum Abendessen», schlug Marianne vor.

«Passt es Ihnen am Dienstagabend?», fragte ich.

«Gut», antwortete er. «Ich komme.»

Also erschien Robert am folgenden Dienstag zu unserem Gästeabend. Er schien sich wirklich wohl bei uns zu fühlen. Bevor er ging, luden wir ihn in unsere Gemeinde in Camdenville ein. Am kommenden Sonntag war er da. Sofort schien er zu spüren, dass er nicht der Einzige war, der Probleme hatte.

Viele hier waren wie er Hilfesuchende – Menschen mit Drogenproblemen, Alkoholiker, Prostituierte, sogar eine ehemalige Hexe. Er begriff etwas Wesentliches: In dieser Gemeinde waren Menschen, die nach ihrer Hinwendung zu Christus glücklich waren und ihre Probleme in den Griff bekamen, Menschen, die aber auch anderen helfen konnten. An diesem Abend fühlte sich Robert offensichtlich ebenfalls entspannt und angenommen. Als wir bei einer Tasse Tee mit ihm sprachen, begann er, sich zu öffnen. Wie ich bereits vermutete, hatte er ein Drogenproblem. Wie Germaine war er heroinsüchtig.

In der darauf folgenden Woche wurde Robert wegen Drogenbesitzes festgenommen und war vor der Gerichtsverhandlung drei Wochen lang in Haft. In dieser Zeit dachte ich darüber nach, welche Schritte wir zu seinem Ausstieg aus der Drogensucht unternehmen könnten. Zunächst entschloss ich mich, ihm ein Exemplar eines Buches von David Wilkerson zu geben. Darin ging es um einen Drogensüchtigen, der durch die Kraft Gottes von seiner Sucht frei wurde. Bei meinem nächsten Besuch gab ich ihm das Buch. Er nahm es dankbar an und versprach, es zu lesen.

Mein nächster Schritt war ein Anruf bei Jean-Pierre, dessen Arbeit in Sherwood Cliffs zu wachsen begann. Jean-Pierre hatte auf seinem Anwesen zunächst nur wenige Übernachtungsmöglichkeiten in vier ausrangierten Eisenbahnwaggons. Sein Freund John Smith, der Inhaber einer Maschinenbaufirma, hatte die Waggons mit einem seiner riesigen Transporter zum Grundstück gebracht. Dadurch war es Jean-Pierre möglich, sein Ausstiegsprogramm zu starten. Er begann mit zwei Alkoholikern. Ich erzählte Jean-Pierre von Robert. Obwohl ich den Ausgang des Prozesses noch nicht vorhersehen konnte, fragte ich ihn, ob er bereit sei, Robert in Sherwood Cliffs aufzunehmen, wenn es sich arrangieren liesse. Er sagte zu.

Wie erwartet wurde Robert schuldig gesprochen. Der Richter verhängte eine Bewährungsstrafe von drei Jahren, falls er sich einer Therapie unterzog. Roberts Anwalt beantragte auf meinen Vorschlag hin, ihn nach Sherwood Cliffs zu bringen, damit er dort am Programm von Jean-Pierre teilnehmen konnte. Obwohl dem Richter bekannt war, dass dieses Programm erst in den Kinderschuhen steckte und bisher noch keine Erfolge vorzuweisen hatte, erklärte er sich mit dieser Lösung einverstanden. Robert war der erste Heroinsüchtige in Sherwood Cliffs. Diese Entwicklung war sehr ermutigend, vor allem deshalb, weil Robert selbst unbedingt dorthin wollte. Nach der Lektüre des Buches, das ich ihm gegeben hatte, wollte er aufrichtigen Herzens in Christus die Kraftquelle finden, um von seiner Sucht frei zu werden. Roberts Teilnahme am Programm in Sherwood Cliffs war der Beginn eines Dienstes, in dem Jean-Pierre und ich in den nächsten Jahren häufig zusammenarbeiten sollten.

Jean-Pierre's Rehabilitationsprogramm entwickelte sich bald zu einer idealen Lösung für uns. Wir konnten Leute dorthin schicken, für die es in Newtown keine entsprechenden Einrichtungen gab. Eines war für mich sicher: Sein Programm würde schliesslich zu einem der erfolgreichsten im ganzen Land werden. Momentan war zwar jeder, der daran beteiligt war, in einem der vier Eisenbahnwaggons oder einem undichten alten Bus untergebracht, aber diese Tatsache dämpfte nicht die Begeisterung für diese Arbeit. Bald sollten die Fundamente für den Bau eines kleinen Dorfes mit einer eigenen Wasser- und Stromversorgung gelegt werden. Die wirkliche Basis für die Arbeit in Sherwood Cliffs bestand jedoch nicht aus Stein und Mörtel, sondern war ganz anderer Art. Jean-Pierre, Honi und diejenigen, die mit ihnen zusammenarbeiteten, waren davon überzeugt, dass ihre Arbeit auf den Prinzipien des Wortes Gottes, der Bibel, aufgebaut werden musste. Diejenigen, die Hilfe brauchten, hatten das ebenfalls zu akzeptieren. Wenn sie nicht bereit waren, sich ebenfalls auf diese Grundlage zu stützen, konnte es für sie keine echte Rehabilitation geben. Das konnte nur geschehen, wenn ihnen das Evangelium treu verkündigt würde und sie gemäss der Bibel mit einer echten Umkehr und einem aufrichtigen Glauben darauf reagierten, indem sie Christus als ihrem Erlöser und Herrn vertrauten, denn: *«Einen andern Grund kann niemand legen als den, der gelegt ist, welcher ist Jesus Christus»* (1. Kor. 3,11).

Allen Teilnehmern des Programms wurde mitgeteilt, dass sie sich auf eine persönliche Suche nach Christus und der überwindenden Kraft seines Lebens begeben würden. Deshalb sollten sie während ihres Aufenthalts in Sherwood Cliffs als «Suchende» bezeichnet werden. Jean-Pierre und seine Mitarbeiter vertraten von Anfang an den folgenden Standpunkt: Wenn ein Mensch durch die Kraft Gottes die Erlösung findet, genügt die Kraft desselben Gottes vollauf, um ihn von seiner Sucht zu befreien, und zwar vollständig und dauerhaft. Wahres Vertrauen zu Christus bringt auch eine echte Befreiung mit sich.

In Sherwood Cliffs hatte die in vielen anderen Einrichtungen praktizierte allmähliche Entwöhnung von Drogen oder Alkohol keinen Platz. Abgelehnt wurde auch die Theorie der Ersatztherapie, bei der beispielsweise Heroinsüchtige mit Methadon behandelt werden, um damit die Entzugserscheinungen abzumildern. Damit nicht eine andere Sucht eine bereits überwundene ersetzte, war für jeden Suchenden das Rauchen streng verboten, und zwar nicht nur für die Teilnehmer des Programms, sondern für alle Mitarbeiter und jeden, der das Gelände betrat, auch für Besucher. Ein Hinweisschild am Eingangstor verdeutlichte diesen Standpunkt.

Der von Sherwood Cliffs vertretene abrupte Entzug wurde von Kritikern häufig als inhuman oder sogar grausam bezeichnet, weil sich diese Vorgehensweise so radikal von den in den meisten anderen Programmen angewandten Methoden unterschied. Diese negative Meinung wurde jedoch weder von den Suchenden noch von den Mitarbeitern geteilt. Ihre Erfolgsquote gab ihnen Recht. Während die offizielle Quote bei der Behandlung von Heroinsüchtigen in staatlichen Einrichtungen zwischen zwei und fünf Prozent lag, betrug sie in Sherwood Cliffs erstaunliche 70 Prozent. Jean-Pierre wusste von Anfang an, dass diese Arbeit nicht möglich war ohne engagierte christliche Mitarbeiter, deren Zahl so hoch sein musste wie die der Suchenden. Nur dann, so meinte er, war es möglich, auf einer persönlichen Ebene geistliche Prinzipien und Regeln der Selbstdisziplin zu vermitteln.

Wegen der grundlegend biblischen Ausrichtung dieser Einrichtung entstand bereits in der frühen Zeit ihrer Tätigkeit ein weiteres Prinzip: Wenn das Werk der Befreiung aus der Sucht nach dem Willen Gottes getan werden sollte, dann musste es frei und autonom sein. Aus diesem Grund wurde einstimmig beschlossen, niemals staatliche Fördermittel in Anspruch zu nehmen, denn dann könnte die Gefahr einer Lenkung durch den Staat bestehen. Alle, die jene frühen Jahre dieser unkonventionellen christlichen Einrichtung miterlebten, konnten sich kaum vorstellen, dass sie sich zu einer der erfolgreichsten Rehabilitationswerke der Welt entwickeln würde.

Während die Arbeit von Jean-Pierre in den folgenden Jahren in Sherwood Cliffs weiter wuchs, näherte sich mein Dienst in Newtown dem Ende. Im Jahr 1979 waren Marianne und ich seit mehr als vier Jahren in Newtown. Obwohl es eine schwierige Zeit war, hatte Gott sie auf wunderbare Weise gesegnet. Aber jetzt dachte ich aus mehreren Gründen darüber nach, ob es nicht besser wäre, diesen Dienst im Stadtgebiet aufzugeben. Einmal ging es um den Dienst selbst und gewisse Veränderungen, die darin stattgefunden hatten. Ein Wechsel in der Leitung der Gemeinde hatte eine deutliche Verschiebung in der Art und Qualität unserer Missionsarbeit mit sich gebracht. In Camdenville fanden keine Gottesdienste mehr statt. Die Mitglieder der Gemeinde wurden gebeten, stattdessen die grosse Kirche in Newtown zu besuchen. Plötzlich fanden sich die Leute aus Camdenville in einem fremden Umfeld wieder. Die Zahl der Gottesdienstbesucher in Newtown war zwar grösser, aber der vertraute Umgang der Gemeindemitglieder untereinander fehlte. Unsere Leute hatten ihre Identität verloren.

Aber ich befürchtete, dass sie noch viel mehr als das verlieren könnten. Würde diese starke Betonung des zahlenmässigen Wachstums nicht zu einer Verwässerung der biblischen Lehre führen, die den Dienst in Camdenville und die Menschen dort so stark geprägt hatte? Würde der einfache, aber dynamische Bibelglaube unserer kleinen Gemeinde vielleicht untergehen in der grossen Zahl der Menschen, die sich von ei-

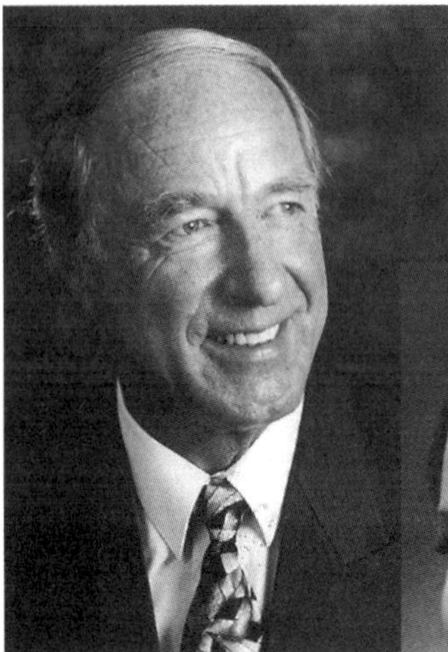
Der Autor Marcus Luedi heute.

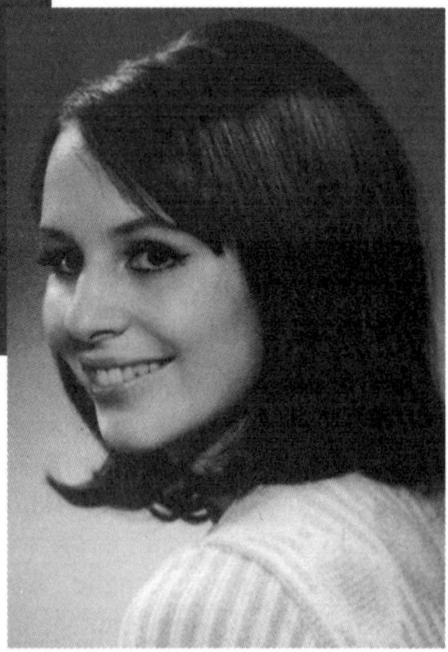
Marianne Luedi, zwei Jahre nach ihrer Heirat.

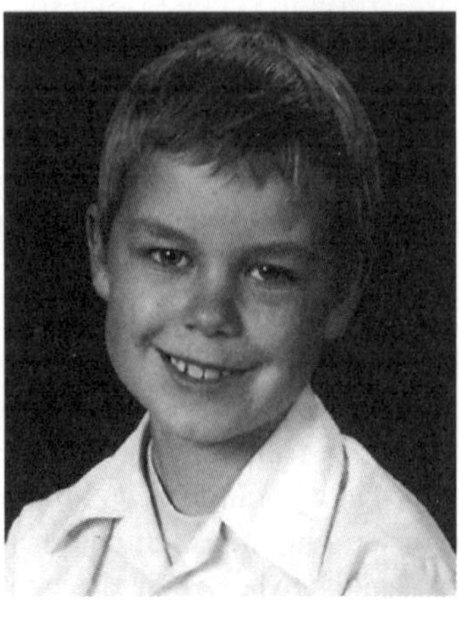
Andrew mit 11 Jahren, nachdem er sich von seiner Hirntumor-Operation erholt hat.

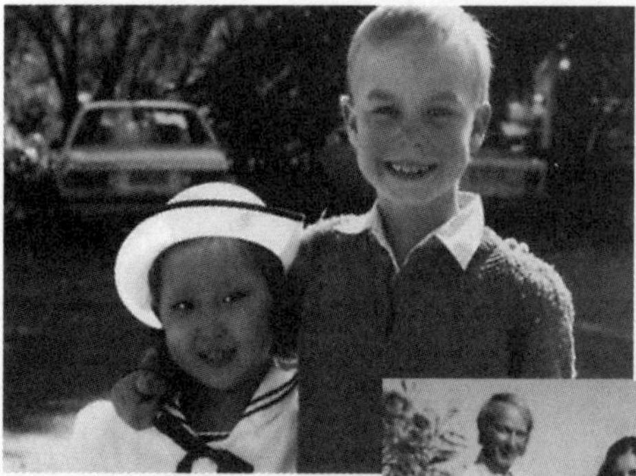

Andrew mit seiner Zimmernachbarin Ji-Hye, am Thanksgiving-Gottesdienst in Coffs Harbour, 1987.

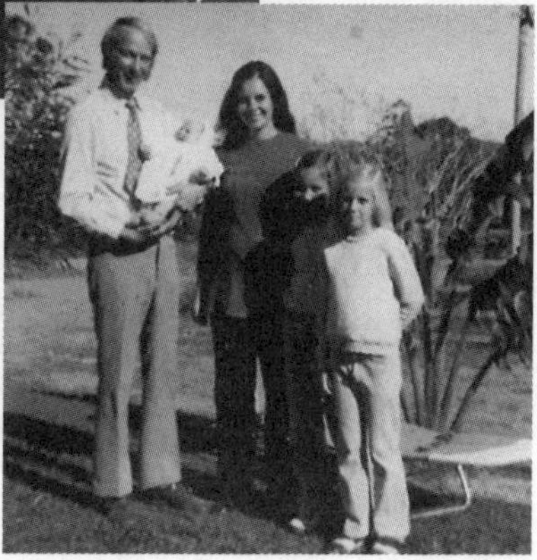

Familie Luedi nach der Geburt von Natasha, 1974. Von links nach rechts: Marcus, Natasha, Marianne, Claudia und Sandra.

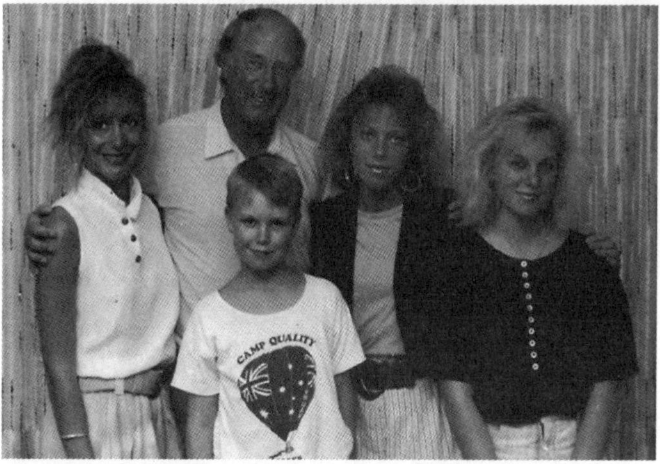

Marcus mit seinen Kindern: Claudia, Andrew, Sandra und Natasha.

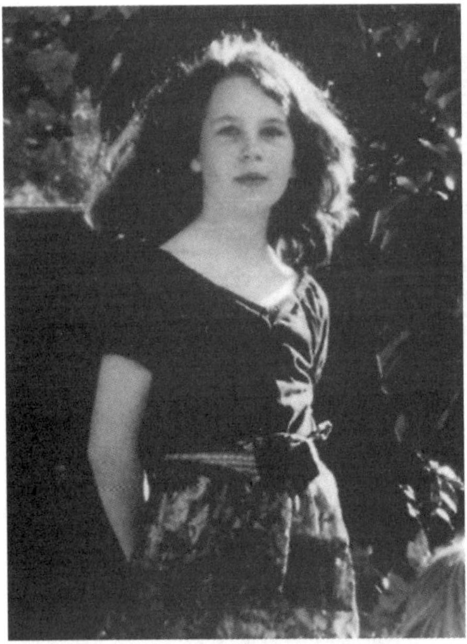

Lisa Augustine (Andrews Zimmernachbarin im Camperdown Kinderspital) vor ihrer Hirntumor-Operation.

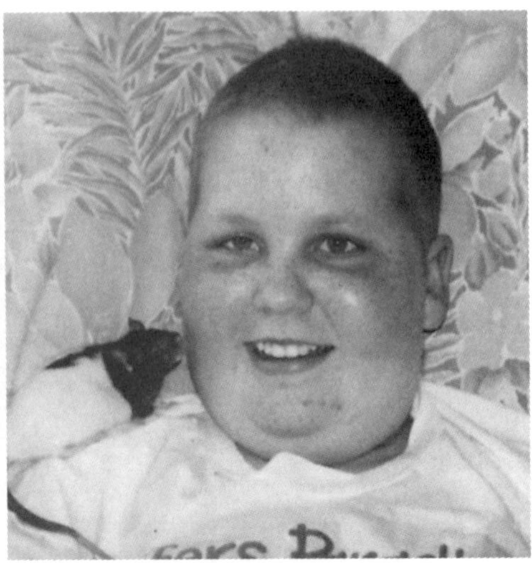

Lisa Augustine, kurz vor ihrem Tod. Die Folgen der Krebsbehandlung sieht man deutlich an ihrem aufgedunsenen Gesicht und dem Haarausfall.

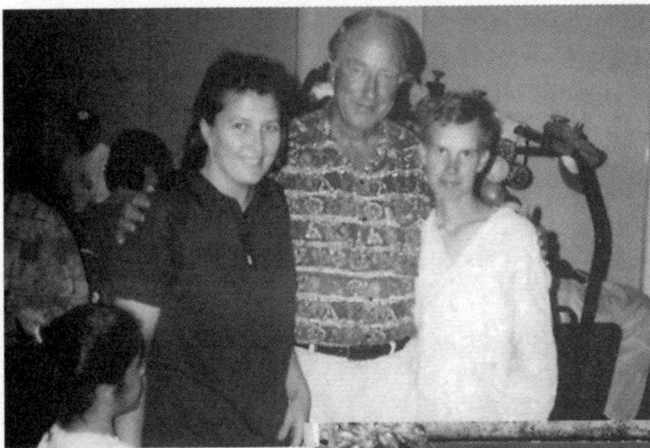

Andrew und ich mit Tracy im Camperdown Kinderspital.

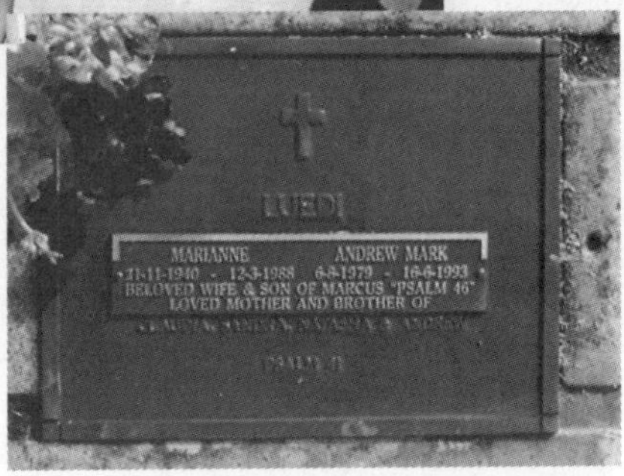
LUEDI
MARIANNE ANDREW MARK
21-11-1940 - 12-3-1988 6-8-1979 - 16-6-1993
BELOVED WIFE & SON OF MARCUS "PSALM 46"
LOVED MOTHER AND BROTHER OF

Andrews Körper ruht mit dem seiner Mutter im Lawn-Friedhof von Coffs Harbour. Wir wählten Psalm 41, der von unserem Sieg in Gott spricht, sogar im Angesicht des Todes. Andrew und seine Mutter sind endlich zu Hause!

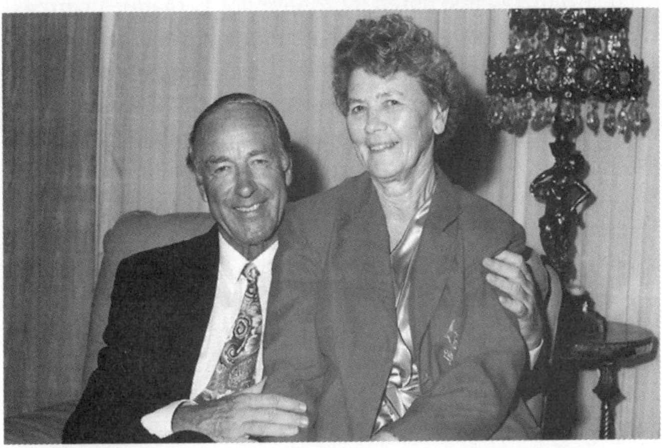

Marcus mit seiner zweiten Lebensgefährtin Audrey Dykes, die ihren Mann nur drei Jahre später verlor, nachdem Marianne gestorben war.

ner beeindruckenden, aber oberflächlichen religiösen Erfahrung mitreissen liessen? Als engagierter Verkündiger biblischer Lehre begann ich mich zu fragen, ob ich in einem Umfeld, in dem sich solche Trends abzeichneten, überhaupt noch arbeiten konnte.

Der zweite Faktor, der mich überlegen liess, ob es noch sinnvoll war, in Newtown zu bleiben, war mein immer stärker werdender Wunsch, auf dem Land einen Dienst für junge Menschen einzurichten, die Probleme mit der zunehmenden Arbeitslosigkeit hatten. Wie Jean-Pierre war ich der Meinung, dass ein solcher Dienst am besten auf einer Glaubensgrundlage, die unabhängig von Organisationen und konfessionellen Bindungen war, durchgeführt werden könnte.

Es gab jedoch noch einen dritten, vielleicht den wichtigsten Faktor, der mich veranlasste, über die Beendigung unseres Dienstes in Newtown nachzudenken. Dabei ging es um meine Familie. Marianne erwartete im August dieses Jahres unser viertes Kind. Im fortgeschrittenen Stadium ihrer Schwangerschaft fiel es ihr immer schwerer, mit den Schwierigkeiten, die unser Dienst mit sich brachte, fertig zu werden. Ich merkte, wie sehr sie sich aufregte, wenn die Leute mich ihrer Meinung nach ausnutzten und durch ihr forderndes Verhalten übermässigen Druck ausübten – nicht nur auf mich, sondern auch auf meine ganze Familie. Die starke Spannung, unter der sie stand, wurde eines Morgens besonders deutlich, als kurz nach Mitternacht Kathie an unserer Haustür klingelte und in stark alkoholisiertem Zustand laut rief: «Pastor, Pastor, bitte helfen Sie mir!» Unangekündigte Besuche von Kathie waren nichts Ungewöhnliches, aber als ich mich im Bett aufsetzte, fragte ich mich, was sie um diese unmögliche Zeit wohl wollte. Bevor ich den Lichtschalter unserer Nachttischlampe gefunden hatte, spürte ich Mariannes Hand auf meinem Arm. Sie hielt ihn fest umklammert.

«Marcus», sagte sie leise, aber mit einem entschlossenen Tonfall, «das ist schon wieder Kathie ... Ich habe dir schon so oft gesagt, dass sie dich nur benutzt.»

«Das weiss ich, Liebling», erwiderte ich flüsternd, «aber

sie scheint in Schwierigkeiten zu sein ... und es gehört zu meinen Pflichten als Pastor, ihr zu helfen!»

«Marcus», sagte Marianne etwas lauter, «du gehst jetzt nicht zur Haustür ... ich meine es ernst! Wenn du das machst, lasse ich mich scheiden!»

Natürlich wusste ich, dass Marianne niemals so etwas vorhatte, geschweige denn tun würde; ihre zornige Drohung widerspiegelte ganz einfach ihre durch diese Situation ausgelösten negativen Gefühle.

«Pastor, Pastor!», schrie Kathie, als sie noch einmal klingelte und dann laut an die Haustür klopfte. «Ich weiss, dass Sie da drin sind! Helfen Sie mir, ich habe Schmerzen!»

«Marianne», flüsterte ich eindringlich, «ich muss unbedingt herausfinden, was da los ist.»

«Marcus», unterbrach sie mich mit einem fast bösartigen Zischen. «Ich habe genug, und diesmal spreche ich ein Machtwort! Du gehst jetzt nicht zu ihr raus!»

Ich lag bewegungslos da, mit widerwillig aufeinandergepressten Lippen, während Kathie weiter an unsere Haustür hämmerte. «Machen Sie auf, Pastor», wimmerte sie. «Ich habe schreckliche Schmerzen!»

Sogar in der Dunkelheit konnte ich die Intensität von Mariannes unerbittlichem Zorn spüren. In diesem Augenblick verteidigte meine Frau wie eine Tigerin nicht nur ihren Mann gegen das eigennützige Verhalten einer verantwortungslosen Frau, sondern sie kämpfte auch bis zum letzten Atemzug für ihre Familie. Ich wollte ihr nicht widerstehen, wenn sie in dieser Verfassung war. So unterdrückte ich mit aller Kraft mein schlechtes Gewissen und lag einfach da, während Kathie noch immer laut schrie und gegen unsere Haustür hämmerte.

Plötzlich ergoss sich eine wahre Flut von wüsten Schimpfwörtern und Flüchen über uns. Nach einer kurzen Stille hörten wir das immer leiser werdende Geräusch von sich entfernenden Schritten.

Marianne hielt meinen Arm noch fester umklammert als vorher – wie zur Warnung, dass ich nicht nachgeben sollte.

Als völlige Stille herrschte, blickte ich neugierig durch die

Vorhänge nach draussen. Zu meiner Verblüffung stand Kathie auf der gegenüberliegenden Strassenseite. Sie war zur katholischen Pfarrei gegangen.

«Sie klopft an die Tür von Vater Brien», sagte ich.

Sofort kniete Marianne neben mir auf dem Bett. Ihr Gesicht war dem meinen ganz nah. Mit offenen Mündern sahen wir, wie das Licht über der Haustür anging, der Priester herauskam und Kathie in sein Haus bat. Die Tür schloss sich hinter den beiden.

Verblüfft legte ich mich wieder ins Bett und starrte in die Dunkelheit unseres Schlafzimmers. Zum ersten Mal in meiner Pastorenlaufbahn hatte ich nicht reagiert, als mich jemand um Hilfe bat, und der Mensch, dem ich mich verweigerte, hatte einen katholischen Priester aufgesucht.

Marianne legte sich neben mich.

Wir schwiegen.

Es war unmöglich, Worte zu finden für die Selbstverachtung, die wir beide empfanden – dafür, dass Marianne mir verboten hatte, Kathie zu helfen, dafür, dass ich ihr gehorcht hatte. So furchtbar diese Gefühle auch waren, sie sollten noch schlimmer werden.

Wenige Minuten später fuhr gegenüber ein Krankenwagen vor. Das rote Licht auf dem Dach des Wagens drehte sich rhythmisch im Kreis. Zwei Sanitäter klopften an die Tür des Pfarrhauses. Wir sahen, wie sie eine Bahre hineinrollten, und wir waren entsetzt, als sie Kathie herausbrachten und sie in den Krankenwagen schoben.

Als alles vorbei war, setzte ich mich auf die Bettkante und stützte meinen Kopf in die Hände. «Ich habe versagt», sagte ich voller Scham.

Marianne schwieg.

In dieser Nacht fanden wir keinen Schlaf mehr.

Am Morgen sagte man mir im Krankenhaus, dass Kathie in der Notaufnahme war. Im volltrunkenen Zustand hatte George sie am Kopf verletzt und ihr ein paar brutale Fusstritte in den unteren Rücken versetzt. Dabei war eine Niere abgerissen.

Was sollte ich zu ihr sagen, als sie in der Aufwachstation lag, mit zerschundenem Gesicht und zugeschwollenen Augen? Diese Frau war in den frühen Morgenstunden zu mir gekommen, als sie schwer verletzt war und an inneren Blutungen litt. Sie hätte an ihren Verletzungen sterben können.

Ich stellte einen Stuhl neben ihr Bett und setzte mich. Dann nahm ich ihre Hand, die wie leblos auf der Bettdecke lag. Ich zögerte, als ich plötzlich daran dachte, dass das dieselbe Hand war, die sich vor wenigen Stunden hilfesuchend nach mir ausgestreckt hatte – vergeblich. Diese Hand hatte sich vor Schmerz zu einer zornigen Faust geballt, als sie verzweifelt an meine Haustür hämmerte – ohne eine Reaktion von mir.

«Kathie», sagte ich. Ich schloss die Augen und konzentrierte mich, um sorgfältig die Worte zu wählen, die trotz allem meine Reue und Selbstverachtung nur ungenügend wiedergeben konnten. «Kathie ... es tut mir so Leid, dass ich heute früh nicht auf Ihre Hilferufe reagiert habe. Sie waren in grosser Not ... in einer schlimmen Krise.»

«Aber Kathie ...», fuhr ich fort, während ich ihre Hand nahm und voller Ernst in diese fast zugeschwollenen Augen sah, «Marianne und ich waren auch an einem kritischen Punkt in unserem Leben angekommen. Als Sie heute früh zu unserem Haus kamen, hat sich Marianne furchtbar aufgeregt. Sie sagte, dass Sie mich schon seit Jahren ausgenutzt haben, und sie hatte damit vollkommen Recht. Genau das haben Sie getan, und das hat nicht nur mich, sondern meine ganze Familie stark belastet. Marianne hat mir gesagt, sie habe genug davon, und sie hat mir verboten, nach draussen zu gehen. Wider besseres Wissen habe ich mich entschieden, Ihnen nicht zu helfen. Marianne und ich wissen jetzt, dass das falsch war, und ich möchte mich bei Ihnen entschuldigen.»

Dieses Erlebnis hatte eine ernüchternde Wirkung auf alle drei von uns. Gott hatte es benutzt, um uns über das wahre Wesen meines Dienstes und meiner Pflichten aufzuklären. Gerade als Ehemann und Vater war es für mich eine wichtige Lehre. Der während meines Dienstes als Pastor von mir beschrittene Weg der totalen Verfügbarkeit hatte meiner geliebten

Frau und meiner Familie Lasten auferlegt, mit denen sie nicht fertig wurden und die sie niemals hätten tragen dürfen.

Nachdem ich alle Faktoren in Betracht gezogen, sie dann mit Marianne besprochen und wir gemeinsam darüber gebetet hatten, traf ich eine Entscheidung: Nach beinahe fünf Jahren in Newtown wollte ich meinen Dienst als Pastor mehrerer Gemeinden im Stadtgebiet kündigen und in der ländlichen Umgebung bei Coffs Harbour ein Programm für arbeitslose Jugendliche aufbauen. Die Kirchenleitung nahm meine Kündigung an und der Generalsekretär drückte in einem herzlichen Brief seine Dankbarkeit für meinen engagierten Dienst als Pastor aus. Er wolle im Gebet und in Freundschaft mit mir verbunden bleiben, wenn ich mit meiner Familie eine neue Phase meines Dienstes für Christus beginnen würde.

Im Juli 1979 kehrten wir nach Coffs Harbour zurück. Dort würde unser Leben sicherlich nicht so kräftezehrend sein wie in Sydney. Aber da hatten wir uns gründlich getäuscht.

Kapitel 16

«*Denn meine Gedanken sind nicht eure Gedanken, und eure Wege sind nicht meine Wege, spricht der Herr, sondern so viel der Himmel höher ist als die Erde, so sind auch meine Wege höher als eure Wege und meine Gedanken als eure Gedanken*» (Jes. 55,8–9).

Während unseres Aufenthalts in Coffs Harbour sollte Gott uns diese Lektion lehren. Unserer Ansicht nach hatten wir die beste Art und Weise, ihm zu dienen, entdeckt, und so leiteten wir nach sorgfältiger Planung alles in die Wege. Aber Gott hatte andere Gedanken, andere Wege und andere Mittel, durch die er uns vorbereiten und gebrauchen wollte. Erst nach Jahren der grössten Schwierigkeiten und des Leids begann Gott, uns zu offenbaren, was er tat, wie er handelte und schliesslich auch, warum.

Bei unserer Rückkehr nach Coffs Harbour zogen wir in ein Haus, das uns unser Freund Paul Wagner zur Verfügung gestellt hatte. Als Christ teilte er unsere Vision für den von uns geplanten unabhängigen Dienst an jungen Arbeitslosen. Marianne und ich freuten uns über dieses Haus, weil nur ein paar Wochen nach unserer Ankunft unser kleiner Sohn geboren wurde. Wir gaben ihm den Namen Andrew.

Paul besorgte mir auch Arbeit auf einer Bananenplantage, die er in der Nähe der Stadt gekauft hatte. Während ich die Plantage verwaltete, konnte ich mich nach einem passenden Anwesen für unseren Dienst umsehen. Aber ein Jahr verging, und noch immer hatten wir noch nichts Geeignetes gefunden. Unser Dienst, den wir *Bethanien* nennen wollten, konnte nicht wie geplant durchgeführt werden, bis wir nicht das dafür benötigte Land hatten.

Gegen Ende des Jahres 1980 ergab sich für mich dennoch eine Gelegenheit, mit jungen Leuten zu arbeiten, aber nicht so, wie ich es mir vorgestellt hatte. Der Gemeinderat der «United Church» bot mir die neu geschaffene Position des Bezirks-Jugendleiters an. Weil ich bald mit unserem *Bethanien*-Projekt beginnen wollte, erklärte ich mich bereit, dieses Angebot für ein Jahr anzunehmen. Der Gemeinderat akzeptierte diese Bedingung, und so trat ich die Stelle an. Obwohl Gott diesen Dienst segnete, sahen Marianne und ich darin lediglich einen Schritt auf dem Weg zu unserem unabhängigen Projekt. Als das Jahr zu Ende ging, freuten wir uns schon darauf, es endlich zu verwirklichen.

Zu Beginn des Jahres 1982 ging Claudia nach Sydney, um sich als Krankenschwester ausbilden zu lassen. Etwa um diese Zeit wurde wieder ein dringendes Anliegen einer Kirchengemeinde an mich herangetragen. In unserem Gebiet wurden plötzlich zwei vollzeitliche Führungspositionen frei. Man fragte mich, ob ich eine dieser Stellen antreten wollte, und zwar die des Pastors in Sawtell, einer in südlicher Richtung am Meer gelegenen Vorstadt von Coffs Harbour. Weil es sich um eine Notlage handelte, wollte ich wieder nur für ein Jahr aushelfen. Auch dieses Mal wurde meine Bedingung angenommen. Als dieses Jahr im Januar 1983 endete, stand am Stadtrand von Coffs Harbour ein für unsere Zwecke geeignetes Anwesen zum Verkauf. *Bethanien* sollte eine überkonfessionelle christliche Einrichtung für junge Arbeitslose werden. Die jungen Menschen sollten in einer Gärtnerei arbeiten und auf diese Weise lernen, als Christen und Fachkräfte in der Gesellschaft Verantwortung zu übernehmen. Nach nur einem Monat konnte unser Dienst beginnen, und zwar mit fünf jungen Männern. Endlich konnten wir unsere Vision verwirklichen. Das glaubten wir zumindest. Obwohl unser Dienst wuchs und wir begannen, unsere Ziele in die Tat umzusetzen, wurde unser Wirken wegen Problemen mit dem Eigentumsrecht ständig unterminiert. Wir mussten deshalb innerhalb von drei Jahren dreimal umziehen. Es war wirklich nicht einfach, zumal Marianne und ich unser ganzes Geld in den Dienst investierten und alles verloren. Anderen erging es ähnlich. In diesen schweren Jahren erhielt ich finanzielle Unterstützung von der Baptistengemeinde in Coffs Harbour, denn ich arbeitete dort auf Teilzeitbasis als zweiter Pastor. Um diese Zeit ging auch unsere zweite Tochter Sandra nach Sydney, um eine Ausbildung als Kinderbetreuerin zu absolvieren. Unsere Familie wurde kleiner, denn jetzt lebten nur noch zwei Kinder bei uns zu Hause – unsere elfjährige Tochter Natasha und unser fünfjähriger Sohn Andrew.

An einem Sonntagmorgen wurde ich während des Gottesdienstes auf das Motto der Gemeinde aufmerksam. In goldfarbenen Buchstaben stand an der Wand hinter der Kanzel: *«Lasst euch umformen zu einem Ebenbild Christi.»* Als ich mir diese Worte genauer ansah, dachte ich plötzlich: «Das will ich und das brauche ich.» Dann betete ich im Stillen und voller Inbrunst: «Herr, forme du mich. Mache aus mir, was du willst, damit ich Frucht bringe in dem Dienst, den du für mich bereithältst.» Ich wusste aus Texten wie Jesaja 64,7 und Römer 9,21, dass Gott unser Töpfer ist und er auch schon an mir arbeitete. Dieser Prozess verläuft nicht ohne schmerzliche Erfahrungen. Aber wenn ich ein nützliches Gefäss in seinen Händen sein wollte, dann sollte mich noch viel mehr erwarten – wie viel mehr, sollte ich bald erfahren.

Im Januar 1986 wurde *Bethanien* erneut gegründet, und zwar diesmal auf einem etwa 50 000 Quadratmeter grossen Grundstück mit dem bezeichnenden Namen *Töpfer-Gärtnerei.* Zunächst lief alles sehr gut. Schon bald arbeiteten zehn junge Männer in der Gärtnerei. Auf dem Grundstück entstand ein gewerblicher Garten. In den ersten drei Monaten stieg unsere Produktivität um 25 Prozent. Aber der erfreulichste Aspekt der Arbeit war das geistliche Wachstum, das durch unsere täglichen Bibelstudien und Gebetszeiten weiter gefördert wurde. Um diese Zeit schloss sich die Familie Boyce unserem Dienst an. Diese engagierten Christen erwarben vier grosse Armeebaracken, die ihrer und unserer Familie sowie ein paar Arbeitern als Unterkunft dienten. Bald erregte unser Dienst die Aufmerksamkeit der Lokalzeitung und des Fernsehens, und so stieg der Bekanntheitsgrad unserer Arbeit. Bis Ende März dieses Jahres schien sich alles wunderbar zu entwickeln und endlich schien sich unser *Bethanien*-Dienst zu etablieren. Die Zukunft sah vielversprechend aus. Aber bezeichnenderweise begann Anfang des nächsten Monats in der *Töpfer-Gärtnerei* jener Umwandlungsprozess, für den ich so ernstlich gebetet hatte und der sich ohne Unterbrechung über die nächsten sieben Jahre hinziehen sollte.

Kapitel 17

Es war am Ostermontag, als unsere Gärtnerei um 14.00 Uhr von einem tropischen Wirbelsturm zerstört wurde. Die schlimmsten Orkane seit einem Vierteljahrhundert demolierten unser Treibhaus, in dem sich viele tausend Setzlinge und Jungpflanzen befanden. Die Stürme brachten auch unser Gewächshaus für Zimmerpflanzen und Bäume zum Einsturz. Kaum hatte der Sturm nachgelassen, machten wir uns an die Arbeit und stellten die unbeschädigten Pflanzen in unseren grossen Schuppen. Aus Zeitgründen konnten wir nicht alle unter Dach bringen, und so waren bei Sonnenuntergang viele von ihnen in der glühenden, subtropischen Hitze einfach vertrocknet. Der Schaden für unsere Gärtnerei war immens, der finanzielle Verlust riesig.

Kamerateams von lokalen und landesweiten Fernsehsendern waren bald zur Stelle, um das Ausmass der Zerstörung für die Abendnachrichten zu filmen. Paul Wagner sah die Berichte und fuhr am nächsten Tag zu uns, um mit mir über die Lage zu sprechen.

«Was hast du jetzt vor, Marcus?», fragte er.

«Das weiss ich noch nicht», antwortete ich. «Wir haben einfach nicht das Geld, um den Schaden zu beheben und den Betrieb wieder aufnehmen zu können. Ich fürchte, wir sind am Ende, Paul.»

«Vielleicht gibt es einen Ausweg», sagte Paul. «Ein Freund von mir ist ein erfahrener Gärtner. Er ist gerade von Queensland hierher gezogen und wohnt in meiner Nähe – in Nambucca Heads. Er ist kein Christ, aber als ich ihm von unserem Dienst und dem Wirbelsturm erzählt habe, hat er sich bereit erklärt, dir wieder auf die Beine zu helfen, und das kostenlos. Warum triffst du dich nicht morgen mit ihm?»

Ich war dankbar für diesen Vorschlag, und so verabredeten Marianne und ich uns für den nächsten Tag mit Paul und seinem Freund. Er hiess Bill.

Paul machte ein Angebot. Bill würde die Gärtnerei leiten und mit dem Geld, das Paul spenden wollte, alles wieder aufbauen. Zwar hätte er die volle Verantwortung für den Betrieb, aber die Garten-Genossenschaft sollte weiter unter meiner Regie aufgebaut werden. Bill erwähnte noch einmal, er sei bereit, das alles ohne Bezahlung zu machen. Allerdings müsste er jeden Tag von seinem Wohnort zur Gärtnerei und wieder zurück fahren (eine Entfernung von etwa 60 Meilen), und so wäre er dankbar, wenn er das Benzingeld für diese Strecke bekommen könnte.

Ganz abgesehen davon, dass dieses Angebot die einzige Alternative war, die wir hatten, mussten Marianne und ich zugeben, dass Pauls Vorschlag sowohl machbar als auch vernünftig zu sein schien – ja sogar grosszügig. Dennoch hatte ich Vorbehalte. Einer davon betraf die Unabhängigkeit unseres Dienstes, die mir sehr wichtig war, die sich aber durch dieses Arrangement merklich verringern würde. Die Gärtnerei, die bisher für unsere jungen Männer der wichtigste Arbeitsbereich war, sollte jetzt von Bill geleitet werden. Bei der Gründung von *Bethanien* hatten wir vollkommene Unabhängigkeit von staatlicher Hilfe und sogar christlichen Gemeinden angestrebt. Nun aber sollte ein wichtiger Teil unseres Dienstes in die Hände eines einzigen Mannes gelegt werden – eines Mannes, der sich noch nicht einmal zum christlichen Glauben bekannte.

Ich äusserte Paul gegenüber meine Bedenken, aber er bestand auf dieser Lösung.

Weiter befürchtete ich, dass Bill die wichtigen geistlichen Aspekte unseres Dienstes nicht verstehen könnte, weil er kein Christ war. Als ich mich dahingehend äusserte, meinte Bill, er könne sich durchaus mit dem geistlichen Anliegen dieser Arbeit identifizieren. Er versprach sogar, an unseren täglichen Bibelstunden und Gebetszeiten teilzunehmen.

Nach unserem Gespräch hatte ich noch immer Vorbehalte gegenüber dieser Lösung. Da mir aber praktisch keine Wahl blieb, stimmte ich zu, dass auf der Grundlage der Empfehlungen von Paul ein Vertrag aufgesetzt werden sollte. Dieser Vertrag wurde am nächsten Tag unterzeichnet. Als wir uns danach die Hände schüttelten, sagte Bill zu mir: «Marcus, du kannst ruhig alles mir überlassen. Ich werde diese Gärtnerei zu einem Betrieb machen, um den uns jeder Gärtner in diesem Teil des Landes beneiden wird.»

Ich war unangenehm überrascht, als Bill am nächsten Tag zu mir kam und sagte: «Marcus, ich habe mir die Kosten angesehen, die für die Reparatur und die neue Bepflanzung der Gärtnerei entstehen. Bis der Betrieb einen Gewinn abwirft, kann ich dir und deiner Familie keinen Lohn bezahlen.»

Diese Worte schockierten mich. Das wenige Geld, von dem Marianne, die Kinder und ich bisher gelebt hatten, stammte aus den Gewinnen der Gärtnerei.

«Wovon sollen wir denn leben?», fragte ich ihn.

«Ihr müsst eben Sozialhilfe beantragen», antwortete er. «Mach dir keine Sorgen. Das ist nur für einen oder zwei Monate, bis die Gärtnerei wieder Gewinne macht.»

Er schien gar nicht zu merken, wie sehr er mich mit diesem Vorschlag verunsicherte.

Ein Hauptziel unseres *Bethanien*-Dienstes sollte schliesslich darin bestehen, junge Arbeitslose von staatlicher Unterstützung unabhängig zu machen. Und jetzt sollte ich, der Leiter dieses Dienstes, von Sozialhilfe leben! Diese Vorstellung war mir aus geistlicher Sicht ein Gräuel. Als ich ihm das sagte, antwortete er nur leichthin: «Mach dir darüber keine Gedanken, Marcus.»

Irgendetwas stimmte nicht mit diesem Mann. Trotz der gegenteiligen Beteuerungen von Paul ahnte ich, dass Bill nicht das war, was er zu sein vorgab. Mich plagten schlimme Befürchtungen, als ich Sozialhilfe beantragte, aber dennoch hoffte ich, dass diese demoralisierende Situation nicht lange anhalten würde.

Wie vereinbart begann Bill sofort damit, die Schäden an der Gärtnerein zu reparieren und neue Pflanzen zu ziehen. Die jungen Männer und ich halfen ihm dabei. Paul gab Bill ein paar Tausend Dollar, damit er die laufenden Kosten decken konnte.

Nach knapp einem Monat waren die Treib- und Gewächshäuser, die der Wirbelsturm zerstört hatte, wieder aufgebaut und zum grössten Teil mit neuen Pflanzen bestückt worden. So konnte die Gärtnerei innerhalb von zwei Monaten ihren Betrieb wieder aufnehmen. Die Geschäfte liefen so gut wie in der Zeit vor dem Wirbelsturm.

Mit meiner Garten-Genossenschaft ging es auch voran. Bill nahm an unseren täglichen Andachten teil, wie er es versprochen hatte. Oberflächlich betrachtet war es von Paul eine gute Idee gewesen, Bill die Leitung der Gärtnerei zu übergeben. Aber ich war mir dennoch nicht so sicher.

Nach drei Monaten sagte ich Bill, es sei an der Zeit, Marianne und mir aus den Gewinnen der Gärtnerei wieder regelmässig einen Anteil zu zahlen. Aber davon wollte er nichts hören. Er meinte, seine laufenden Kosten seien immer noch viel zu hoch und er könne sich das noch nicht leisten. Weil der Winter bald beginne, würden die Verkaufszahlen für einige Monate zurückgehen und deshalb käme eine finanzielle Unterstützung für uns nicht in Frage.

Es war ungefähr zu jener Zeit, als ich begann, mir wegen Bill noch ganz andere Sorgen zu machen. Eines Tages, als ich ihm in der Gärtnerei half, sah ich, wie sich eine Kundin überlegte, ob sie einen bestimmten Obstbaum kaufen sollte oder nicht. Sie ging zu Bill und fragte ihn: «Trägt dieser Baum zweimal im Jahr Früchte?»

«Oh ja», antwortete Bill. «Er trägt zweimal im Jahr.»

Als die Dame ausser Hörweite war, wandte ich mich an Bill. «Dieser Baum trägt nur einmal im Jahr. Du hast der Frau etwas Falsches gesagt.»

«Na und?», entgegnete er. «Man sagt den Leuten doch das, was sie hören wollen.»

Kurz darauf tat Bill etwas, was mich seine angebliche Erfahrung als Gärtner anzweifeln liess. Eines Nachmittags, als wir für die Setzlinge, die wir regelmässig an Einzelhändler verkauften, eine spezielle Erde zusammenmischten, kam Bill dazu und sagte: «Ihr könnt euch diese Arbeit und die damit verbundenen Kosten sparen. Für solche Setzlinge genügt Flusssand.»

Ich traute meinen Ohren nicht.

«Noch diese Woche», ergänzte er leichthin, «fahren wir mit dem Lastwagen zum Orara-Fluss und holen dort Sand.»

Ich war verblüfft, dass ein erfahrener Gärtner einen solchen Vorschlag machte. Weil er davon nicht abzubringen war, erzählte ich es Paul. Seine Reaktion war enttäuschend.

«Bill hat in Queensland viel Erfahrung als Grossgärtner gesammelt, Marcus. Bestimmt weiss er, was er tut. Tu einfach, was er sagt. Er ist schliesslich der Experte.»

Ein paar Tage später mussten wir auf Bills Geheiss Töpfe und Körbchen mit einer hauptsächlich aus Flusssand bestehenden Mischung füllen. Dann lieferten wir die Setzlinge an verschiedene Einzelhandelsketten, mit denen wir Lieferverträge hatten.

Innerhalb einer Woche wurde der Sand hart; jede Pflanze verkümmerte und starb ab. Aus diesem Grund kündigten die Inhaber und Geschäftsführer der Läden, die diese Erfahrung gemacht hatten, ihre Verträge. Auf einen Schlag hatte Bill mit seinem unsinnigen Handeln einen unserer zuverlässigsten und lukrativsten Märkte zunichte gemacht. Als ich ihm das sagte, erwiderte er nur: «Das ist nicht so schlimm, Marcus. Mit diesen Setzlingen haben wir sowieso zu viel Zeit vergeudet. Wir wollen uns mit so etwas nicht mehr abplagen. Das meiste Geld kann man mit Bäumen und Büschen machen, mit den Exoten. Ab jetzt konzentrieren wir uns darauf.»

Ich nahm mir vor, sofort herauszufinden, ob dieser Mann tatsächlich der erfahrene Grossgärtner war, der er zu sein behauptete. Ich führte mehrere Ferngespräche mit Geschäftsfreunden in Queensland. Als ich sie fragte, was sie über diesen Mann und seine riesige Gärtnerei wussten, kannte keiner von ihnen einen solchen Betrieb und einen Gärtnereibesitzer mit diesem Namen. Etwa um diese Zeit erfuhr ich, dass unser Betrieb eine hohe Rechnung nicht bezahlt hatte. Da Bill für die Begleichung aller Rechnungen zuständig war, machte ich ihn auf den offenen Posten aufmerksam. Er sagte, das sei bestimmt ein Versehen gewesen und er werde den Scheck sofort abschicken.

Eine Woche später hatte er die Rechnung noch immer nicht

bezahlt. Als ich ihn darauf hinwies, wollte er einfach darüber hinweggehen.

«Zerbrich dir deswegen nicht den Kopf», sagte er und lehnte sich hinter seinem kleinen Schreibtisch zurück.

«Ich zerbreche mir aber den Kopf», erwiderte ich zutiefst besorgt. «Der Name unseres christlichen Dienstes und auch mein guter Ruf stehen hier auf dem Spiel.»

An seinem irritierten Gesichtsausdruck konnte ich erkennen, dass Bill kein Interesse daran hatte, den Ruf einer christlichen Einrichtung zu schützen. Deshalb fügte ich hinzu: «Du bist auch gesetzlich verpflichtet, unseren Gläubigern die geschuldeten Geldsummen zu zahlen, denn ein Gerichtsverfahren ist das Letzte, was wir wollen.»

«Ein Gerichtsverfahren», entgegnete er mit einem sarkastischen Lachen. «Niemand könnte es sich leisten, uns vor Gericht zu bringen, damit wir ein paar hundert Dollar bezahlen. Die werden den Betrag einfach als zweifelhafte Forderung abschreiben und vergessen!»

«Und wenn sie uns deswegen wirklich Ärger machen wollen», meinte er weiter, «sagen wir ihnen, dass wir jetzt nicht das Geld haben, aber ihnen kleine Beträge zurückzahlen, sobald wir das können. Wenn wir ihnen ab und zu mal 50 Dollar zahlen, können sie gar nichts gegen uns unternehmen. Marcus, du machst dir zu viele Gedanken!»

Seine verantwortungslose Haltung machte mich wütend.

«Wo ist dein Scheckbuch?», fragte ich entschlossen.

Er konnte sehen, wie ernst ich es meinte. So griff er in seinen Aktenkoffer und holte es heraus. Ich nahm es ihm aus der Hand, schlug es auf und legte es vor ihn auf den Schreibtisch.

«Ich gehe nicht eher, bis du diesen Scheck ausstellst», sagte ich.

Ich gab ihm meinen Kugelschreiber, stand abwartend da und sah ihm zu, wie er mit finsterer Miene das Formular ausfüllte.

«Jetzt unterschreibe!», sagte ich.

Als er dieser Forderung nachgekommen war, riss er den Scheck heraus und warf ihn mir zu. Ich hob ihn auf und ging weg. Als ich draussen war, fragte ich mich, was dieser Lügner sonst noch ausgeheckt hatte, seitdem er bei uns war. Wir alle hatten einen schlimmen Fehler gemacht, als wir ihm die Zusammenarbeit anboten und ihm damit so viel Macht gegeben hatten. Wenn er tatsächlich so war, wie ich es befürchtete, dann war er gefährlich; er könnte unseren gesamten Dienst zerstören.

Täglich stieg die Anspannung, nicht nur mit ihm zusammenzuarbeiten, sondern auch noch seinen Anweisungen folgen zu müssen. Dabei konnte ich die Probleme, die durch seine Schuld entstanden, nicht lösen. Nach sechs Monaten wurde die Situation fast unerträglich. Obwohl unser Dienst einen katastrophalen Sturm überstanden hatte, braute sich ein weiterer Sturm zusammen, der eine noch viel zerstörerischere Wirkung haben konnte als der vorherige.

Kapitel 18

«Marcus!», rief Marianne laut. «Andrew sieht alles doppelt!» Ihre Stimme klang drängend. Ich liess die Tomaten hängen und rannte zum Haus. Marianne war mit Andrew in seinem Zimmer. Als ich hereinkam, sah ich Angst in ihrem Gesicht.

«Liebling», erklärte ich, «du musst ihn sofort zu Dr. Naidoo bringen, auch ohne einen Termin.» Ich griff nach dem Autoschlüssel und reichte ihn ihr. «Schnell!»

Schweigend ging Marianne mit Andrew die Vordertreppe hinunter und zu unserem Auto. Ich sah zu, wie sie die Einfahrt hinunterfuhren. Marianne sass mit ernstem Gesicht am Steuer. Das blonde Haar von Andrew war im Fenster des Beifahrersitzes gerade noch zu erkennen.

Nicht zum ersten Mal brachte Marianne Andrew zu Dr. Naidoo, dem Kinderarzt, in den Notdienst. Erst letzten Monat hatte Dr. Naidoo Andrew wegen starker Kopfschmerzen untersucht. Begonnen hatten die Schmerzen ein paar Wochen nach einem Unfall auf dem Spielplatz, als Andrew mit dem Kopf gegen eine Mauer gestossen war. Andrew schrie nachts vor Schmerz auf wie ein wildes Tier. Mit einer Röntgenuntersuchung konnte die Ursache nicht festgestellt werden und Medikamente halfen nicht gegen diese schlimmen Kopfschmerzen.

Ich seufzte, als ich mir die Gartenhandschuhe wieder anzog.

Was für ein Jahr, dachte ich. *Zuerst der Wirbelsturm, dann das Missmanagement, mit dem Bill unseren Dienst an den Rand des Abgrunds bringt, und jetzt das.*

«Oh Gott», flüsterte ich, «hilf uns in dieser neuen Krise, und hilf Andrews Ärzten, damit sie herausfinden, was ihm fehlt und sie ihn richtig behandeln können!»

Nachdem Dr. Naidoo Andrew untersucht hatte, vereinbarte er sofort einen Termin für eine Computertomografie am Nachmittag. Diesmal fuhr ich mit Andrew zum Radiologen. Wir kamen um 15.00 Uhr dort an. Obwohl im Wartezimmer schon einige Leute sassen, ging ich mit Andrew gleich in das Untersuchungszimmer. Als die Computertomografie begann, sah ich durch ein kleines Fenster zu. Der Radiologe machte etwa 30 Bilder von Querschnitten aus Andrews Gehirn. Ich beobachtete, wie die Bilder sich auf dem Monitor aufbauten. Nach nur etwa zehn Minuten kam die Assistentin zu mir und sagte: «Mr. Luedi, bitte gehen Sie zurück ins Wartezimmer.»

Ich fragte mich, warum sie mich bat, zu gehen, als ich mich ins Wartezimmer setzte. Ich nahm eine Zeitschrift und blätterte die Seiten um. An das, was ich da las, konnte ich mich später nicht mehr erinnern. Vor meinem inneren Auge sah ich nur meinen hübschen, sieben Jahre alten Jungen, wie er still in dem Computertomografie-Tunnel lag. Ich dachte nur daran, was die Ärzte finden könnten und was geschehen würde mit meinem Sohn, der mir so viel bedeutete. In diesem letzten, schweren Jahr hatte Andrew mir viel Freude bereitet und immer wieder neuen Mut gemacht. Wie üblich waren seine Schulzeugnisse hervorragend. Seine Zukunft schien vielversprechend zu sein. Aber würde es für ihn überhaupt noch eine Zukunft geben? Und wie würde sich unsere enge Vater-Sohn-Beziehung entwickeln? Sooft ich es konnte, hatte ich mir im letzten Jahr Zeit für ihn genommen, auch wenn es manchmal nur zehn Minuten für ein kurzes Fussballspiel hinter unserem Haus waren. Ich hatte ihm das Angeln und die Suche nach Edelsteinen beigebracht. Beides machte ihm genauso viel Spass wie mir.

Um 15.45 Uhr brachte der Radiologe Andrew zu mir zurück.

«Wir sind mit der Tomografie fertig, Mr. Luedi», sagte er. «Können Sie und Andrew noch eine Weile hier warten?»

Andrew setzte sich neben mich, als der Radiologe wieder in sein Büro ging.

Nach einer halben Stunde fragte ich mich, warum es so lange dauerte.

Nach einer weiteren halben Stunde wusste ich, dass etwas nicht stimmte.

Der Radiologe kam erst um 17.15 Uhr wieder aus seinem Büro. Ich machte mir grosse Sorgen. Er hielt einen gelben Umschlag in der Hand.

«Mr. Luedi», sagte er und reichte mir das Kuvert. «Können sie das sofort ihrem Arzt bringen?»

Ich warf einen Blick auf meine Uhr.

«Aber Dr. Naidoo ist nicht mehr in der Praxis», antwortete ich. «Es ist schon zu spät.»

«Nein», erwiderte er, «er ist dort, Mr. Luedi. Er erwartet Sie schon.»

«Danke», sagte ich. Ich war wie erstarrt, als ich Andrew zur Tür hinausschob. Das alles war beängstigend. Während ich Andrew die Autotür öffnete, hatte ich ein seltsames Gefühl in der Magengegend.

Als wir bei der Praxis von Dr. Naidoo ankamen, war er in seinem Garten und goss gerade seine Blumen.

«Hallo, Andrew», sagte er und legte den Arm um seine Schulter. Dann schüttelte er mir die Hand und fragte: «Ist Ihre Frau auch dabei?»

«Nein», antwortete ich.

«Bitte kommen Sie herein», forderte er uns auf, und wir folgten ihm in die Praxis. Ich gab ihm den Umschlag. Er nahm die Aufnahmen von der Computertomografie heraus und hängte eine von ihnen an einen beleuchteten Wandbildschirm. Er zeigte auf einen runden Fremdkörper, der hinter Andrews Stirn zu sehen war.

«Mr. Luedi, es tut mir sehr Leid», sagte er ernst, «aber Andrew hat einen Gehirntumor. Er ist hier», erklärte er und fuhr mit dem Zeigefinger um die weisse Struktur, «im linken Stirnhirnlappen.»

Ich merkte, wie meine Knie nachgaben. Also griff ich nach dem nächsten Stuhl und setzte mich.

«Wie schlimm ist es?», fragte ich mit schwacher Stimme.

«Sehr schlimm», antwortete Dr. Naidoo. «Sie müssen noch heute Abend mit Andrew nach Sydney fliegen.»

«Das ist unmöglich», erwiderte ich. «Wir können die letzte Maschine nicht mehr erreichen.»

«Na gut, dann nehmen Sie morgen den ersten Flug», meinte er, nahm den Telefonhörer und begann zu wählen.

«Ich rufe die Camperdown-Kinderklinik an. Sie sollen alles vorbereiten, damit Andrew morgen operiert werden kann.»

❧ ❧ ❧

Am nächsten Tag flogen Andrew, Marianne und ich gegen 8.30 Uhr in einer zweimotorigen Maschine vom Typ Comanche in südlicher Richtung nach Sydney. Das Flugzeug wurde von seinem Eigentümer geflogen. Alan Smith war ein guter Freund. Ich sass neben ihm und hielt Andrew auf meinem Schoss. Marianne und Alans Frau Lyn sassen hinter uns. Natasha war nicht mit uns gekommen. Wir hatten sie in die Obhut von Freunden gegeben. Die blaugrünen Berge und Strände der australischen Küste glitten langsam unter uns vorbei. Unberührt von ihrer Schönheit sass ich da und starrte vor mich hin. Die Tränen liefen mir über die Wangen. Als wir landeten, erwarteten uns unsere Töchter Claudia und Sandra sowie Pastor Kevin Sales, ein guter Freund von uns. Am Mittag dieses Tages wurde Andrew in der Kinderklinik aufgenommen. Marianne und ich konnten in dem für die Eltern vorgesehenen Gebäude übernachten. Später, als wir in einem grossen Schlafsaal mit etwa achtzehn Kindern an Andrews Bett sassen, kam der Assistent des Neurochirurgen herein, um mit uns zu reden. «Dr. Besser, der Neurochirurg, der Andrew operieren wird, hat diesen Fall mit mir besprochen», erklärte er. «Der Tumor ist grösser als ein Baseball. Sein Durchmesser beträgt etwa siebeneinhalb bis zehn Zentimeter. Ausserdem müssen wir die Flüssigkeit in seinem Gehirn reduzieren, bevor wir operieren können.»

«Wann wird die Operation stattfinden?», fragte ich.

«Es wird noch eine Woche dauern», antwortete er. «Wir werden bis nächsten Montag, den 22. Dezember, warten müssen. Dr. Besser wird morgen alles Weitere mit Ihnen besprechen.»

Dr. Besser war ein ruhiger Mann Ende Dreissig. Als wir an

diesem Sonntagnachmittag in seinem Büro sassen, betonte er noch einmal er den Ernst des Gesundheitszustandes von Andrew und die Notwendigkeit einer Operation.

«Wenn wir nicht operieren, hat Andrew nur noch sechs Wochen zu leben», erklärte er.

«Und wenn Sie operieren?», fragte ich.

«Dann wird sein Leben um ein oder vielleicht zwei Jahre verlängert», antwortete er.

Marianne stellte die Frage, die uns beiden auf der Zunge lag.

«Dr. Besser, was meinen Sie, wenn Sie sagen, dass das Leben von Andrew *verlängert* werden kann?»

«Mrs. Luedi, er wird gelähmt sein und unter epileptischen Anfällen leiden.»

Als sie das hörte, stand Marianne auf und verliess fluchtartig das Büro. Sie brach weinend zusammen.

Ich stand hilflos da, weil mir die Worte fehlten, aber ich konnte in den Augen von Dr. Besser viel Mitgefühl sehen. Er hatte bestimmt schon oft ähnliche Reaktionen erlebt, und so teilte er mir rasch mit, was ich über die Operation wissen musste, damit ich Marianne unverzüglich folgen konnte, um sie zu trösten. Als ich in unser Zimmer kam, erkannte ich, dass wir beide mehr brauchten als den Trost, den wir uns gegenseitig spenden konnten. Wir waren erschüttert über die Prognose von Dr. Besser und deshalb mussten wir unsere Kraft in Gott finden. Ich schlug in meiner Bibel den 91. Psalm auf. Gemeinsam lasen wir die einleitenden Worte.

«Wer unter dem Schirm des Höchsten sitzt und unter dem Schatten des Allmächtigen bleibt ...»

Marianne und ich wussten, dass hier unsere einzige Sicherheit war. Als wir weiterlasen, spürten wir, wie Gott uns wirklich seine Sicherheit und Kraft geben wollte.

«... der spricht zu dem Herrn: Meine Zuversicht und meine Burg, mein Gott, auf den ich hoffe. Denn er errettet dich vom Strick des Jägers und von der verderblichen Pest. Er wird dich mit seinen Fittichen decken und Zuflucht wirst du haben unter seinen Flügeln. Seine Wahrheit ist Schirm und Schild, dass du

nicht erschrecken musst vor dem Grauen der Nacht, vor den Pfeilen, die des Tages fliegen, vor der Pest, die im Finstern schleicht, vor der Seuche, die am Mittag Verderben bringt.»

So sehr ich glaubte, dass Gott uns in dieser Prüfung helfen würde, so sehr fühlte ich mich durch diesen Schock geschwächt. Aus eigener Kraft würde ich das nicht überstehen können und ich würde auch Marianne keine grosse Hilfe sein. Das wurde mir an diesem Abend bewusst, als wir beide beim Abendessen sassen und ich plötzlich weinend zusammenbrach. Wenn Gott nicht das tat, was er in Psalm 91 versprochen hatte, konnten wir beide diese schlimme Situation nicht durchstehen. Also gingen wir an diesem Abend in die Kapelle der Klinik. Dort lasen wir mehrmals diesen Psalm.

Als ich am nächsten Morgen aufwachte, dachte ich noch einmal an die schlimmen Erlebnisse der letzten Tage. Ich begann zu beten und fragte: «Herr, warum musste das alles geschehen?» Dann geschah etwas Ungewöhnliches. In Sekundenbruchteilen sah ich vor meinem geistigen Auge eine Art silberfarbene Hantel. Daran war eine Last, die kein menschliches Wesen aufheben konnte. In diesem Moment hörte ich die folgenden Worte: *«Du solltest es als ein Vorrecht ansehen, dass ich dich erwählt habe!»*

Plötzlich verwandelte sich meine Traurigkeit in Freude. Am liebsten hätte ich laut gesungen. Obwohl ich es mir nicht erklären konnte, war ich mir sicher, dass Andrew nicht sterben würde. Von da an spürte ich eine Kraft und Beschwingtheit, wie ich sie noch nie zuvor erfahren hatte. Im Anschluss an dieses Erlebnis vergoss ich keine einzige Träne mehr. Gott hatte mir seine Kraft gegeben, und diese genügte, um Marianne und mich durchzutragen.

Da Andrew nicht vor der kommenden Woche operiert werden würde, entschloss ich mich, nach Coffs Harbour zurückzufahren, um alles zu erledigen, was wegen meiner überstürzten Abreise liegen geblieben war. John Smiths Frau Faye erklärte sich freundlicherweise bereit, nach Sydney zu fahren, um Marianne während meiner Abwesenheit beizustehen. Bei meinem kurzen Besuch in Coffs Harbour stellte ich überrascht fest, dass die meisten Einwohner des Ortes von Andrews Erkrankung wussten. Viele boten mir ihre Hilfe an. In diesen wenigen Tagen konnte ich es auch organisieren, Natasha, die bei Freunden untergebracht war, mit mir nach Sydney zu nehmen, damit sie Andrew noch vor der Operation sehen konnte.

An dem Morgen, als der Eingriff stattfinden sollte, war Andrew in eine seiner Lieblingsbeschäftigungen vertieft. Er zeichnete Flugzeuge. Als wir beide zusahen, wie er eine Zeichnung fertig stellte, zeigte Marianne auf den unteren Rand des Blattes und sagte: «Andrew, schreibe doch deinen Namen und das Datum da hin.»

Mich störte das und so sagte ich zu ihr: «Warum bittest du ihn darum, Marianne? Meinst du vielleicht, das sei seine letzte Zeichnung und für uns eine Art Erinnerungsstück? Hast du denn keinen Glauben?»

Marianne dachte kurz über meine Worte nach; dann sah sie mich beschämt an und erwiderte: «Du hast ja Recht ... das war sehr dumm von mir.»

Es war kurz vor acht Uhr, dem Zeitpunkt für die Operationsvorbereitungen. Als ein Krankenpfleger mit einem Rollbett kam, um Andrew mitzunehmen, gab er mir seine Zeichnung mit den Worten: «Papa, hängst du das Bild über meinem Bett auf, damit ich es sehen kann, wenn ich wieder zu mir komme?»

Marianne und ich gingen mit, als Andrew in den Aufzug gerollt wurde. Gemeinsam fuhren wir in den dritten Stock. Als wir dort von dem Ärzteteam begrüsst wurden, sah ich Dr. Besser. Ich ging zu ihm hin. Wir schüttelten uns die Hände. Dann sagte ich: «Dr. Besser, ich möchte Sie um etwas bitten.»

«Ja, was kann ich für Sie tun?», fragte er.

«Haben Sie eigene Kinder?»

«Ja», antwortete er. «Eines von ihnen ist im selben Alter wie Andrew.»

Ich wartete ab, weil ich mir zunächst unsicher war, wie ich mein Anliegen formulieren sollte.

«Dr. Besser, wenn Sie heute die Operation durchführen und feststellen, dass Andrew sie nur mit schweren Hirnschäden überstehen kann, würden Sie ...» Ich suchte nach den richtigen Worten. «... würden Sie ihn dann bitte sterben lassen?»

Als ich diese Bitte aussprach, klang sie gefühllos, ja sogar brutal, ganz anders, als ich sie eigentlich formulieren wollte. Ich befürchtete, Dr. Besser könnte mich für einen Anhänger der aktiven Sterbehilfe halten, obwohl ich als bibelgläubiger Christ strikt dagegen bin. Aber als Pastor hatte ich jahrelange Erfahrung im Dienst an Kranken. Heute ist es medizinisch möglich, einen Sterbenden von der Schwelle des Todes zurückzuholen. Obwohl ein solcher Mensch keine Lebensqualität mehr zu erwarten hat, kann man mit Hilfe hochmoderner Geräte den Eintritt des klinischen Todes fast unbegrenzt hinauszögern.

Dr. Besser sah nachdenklich aus, aber er reagierte nicht auf meine Frage.

Ich fügte hinzu: «Viele Menschen in der ganzen Welt beten für Andrew.»

«Vielleicht hilft das», entgegnete er, und dann ging er in den Operationssaal.

Wir verabschiedeten uns von Andrew, und sie rollten ihn weg. Wir mussten zurückbleiben.

Die Operation sollte fünf bis sechs Stunden dauern. Man hatte Marianne und mir empfohlen, das Krankenhaus zu verlassen und zwischen 13.30 Uhr und 14.30 Uhr zurückzukehren.

Wir gingen in einen nahe gelegenen Park und begannen zu beten. Wieder brach Marianne weinend zusammen. Diesmal blieb ich stark. Während ich sie tröstete, wusste ich, warum Gott mir einen doppelten Teil seiner Kraft gegeben hatte. In Krisenzeiten wie diesen musste ich auch Marianne tragen.

Um 13.30 Uhr sassen wir wieder im Warteraum des Krankenhauses. Eine Dreiviertelstunde später kam Dr. Besser zu uns. Er trug noch immer OP-Kleidung. Scin Mundschutz hing unter seinem Kinn. Er sah erschöpft aus und sein Gesicht war ernst.

«Es war eine sehr schwere Operation», sagte er. «Ich fürchte, ich konnte den Tumor nur teilweise entfernen, weil es zu starken Blutungen kam ...»

Er fuhr sich mit einer Hand über die Stirn und schüttelte langsam, fast ungläubig, den Kopf. «Die Blutungen dauerten Stunden. Ich hoffe nur, sie fangen nicht wieder an.»

Er war sichtbar erschüttert, als er hinzufügte: «Eins ist sicher: Es handelt sich um einen sehr seltenen Tumor. Vermutlich ist er bösartig, aber um sicherzugehen, habe ich eine Gewebeprobe entnommen und sie an die Pathologie geschickt. Andrew ist jetzt auf der Aufwachstation. Sie können zu ihm.»

Wir gingen sofort los. Trotz der schlechten Neuigkeiten wollten wir Andrew unbedingt sehen. Wenigstens hatte er die Operation überstanden. Unser Sohn lebte noch.

Als wir hereinkamen, erwachte er gerade aus der Narkose. Der obere Teil seines Kopfes war verbunden. Obwohl er sehr blass und schläfrig war, erkannte er uns. Dann sagte er mit schwacher Stimme: «Ich habe Durst.»

Wie erleichtert waren wir, ihn sprechen zu hören. Ein weiterer Stein fiel uns vom Herzen, als eine Oberschwester hereinkam und er ihre Fragen beantworten konnte.

«Wo wohnst du, Andrew?»

«In Coffs Harbour», antwortete er.

«Welche Farbe hat das Auto deines Vaters?»

«Weiss», sagte er ohne zu zögern.

Marianne und ich waren hocherfreut über diese Reaktion.

Sobald Andrew wieder auf der Intensivstation lag, telefonierte Marianne mit unseren Freunden in Coffs Harbour.

Ich sass an Andrews Bett und hielt seine Hand. Plötzlich klammerte er sich an mich und musste sich übergeben. Er lehnte sich nach vorn und es wurde ihm wieder übel. Sein ganzer Körper verkrampfte sich und er fiel kraftlos zurück auf sein Kissen.

«Schwester! Schwester!», schrie ich. «Kommen Sie schnell!»

Andrews Augen rollten zurück und er begann heftig zu zittern.

Eine Schwester hörte mein lautes Rufen und kam herbeigerannt. Als sie sah, was passiert war, eilte sie wieder nach draussen und holte Dr. Besser, der sich nebenan um andere Patienten kümmerte. In Sekundenschnelle stand er an Andrews Bett. Jetzt lag Andrew bewegungslos und mit weit geöffnetem Mund da.

Dr. Besser nahm seine Hand und versuchte, ihn ins Bewusstsein zurückzuholen.

«Andrew! Andrew!», rief er.

Er bekam keine Antwort.

Er zog die Bettdecke zurück, holte ein silberfarbenes Instrument aus der Brusttasche seines Kittels und fuhr damit an Andrews linker Fusssohle entlang.

«Er hat einen Anfall», sagte er. «Wir müssen noch einmal operieren, und zwar sofort.»

«Zuerst brauchen wir Röntgenbilder», sagte er zur Krankenschwester. «Bitte bereiten Sie alles vor.»

Während er noch sprach, erschienen andere Mitarbeiter aus seinem Team. Jeder gehorchte sofort seinen rätselhaft klingenden Anweisungen. Als Andrew von seinem Bett auf eine Rollbahre gelegt wurde, erschien plötzlich Marianne, diesmal in Begleitung von Claudia und Sandra.

«Was ist hier los?», rief sie laut.

«Andrew hatte einen Anfall», antwortete ich. «Er muss noch einmal operiert werden.»

Marianne sah entsetzt zu, wie die Krankenpfleger und Schwestern Andrew schnell auf den Flur und zum Aufzug rollten. Sie brach in Tränen aus. Während Sandra und ich versuchten, sie zu beruhigen, sahen wir, wie Claudia den Flur hinunterlief. Als Krankenschwester in der Ausbildung wollte sie den Mitarbeitern, die Andrew zur Radiologie brachten, ein paar medizinische Fragen stellen.

«Sandra», sagte ich, «bitte bringe Mama in den Familien-Warteraum und kümmere dich dort um sie. Ich bin gleich bei euch.»

«Okay, Papa», erwiderte sie und führte Marianne zur Treppe.

Plötzlich war ich allein.

Ich begann, im stillen Flur auf und ab zu gehen. Mit geballter Faust betete ich. «Herr, ich nehme nicht hin, was ich hier eben gesehen habe. Ich stelle mich dagegen und ich denke noch nicht einmal an die Möglichkeit, dass mein Sohn sterben könnte. Dein Wort ist wahr und ich glaube daran. Psalm 91 spricht über deinen Schutz vor den Gefahren und Übeln dieser Welt. Er spricht vom Leben und nicht vom Tod. *'Denn der Herr ist deine Zuversicht, der Höchste ist deine Zuflucht. Es wird dir kein Übel begegnen, und keine Plage wird sich deinem Hause nahen'* (Verse 9 und 10).»

Dann rezitierte ich auf Deutsch die ersten Worte eines Liedes von Martin Luther:

«Wenn dein Wort nicht mehr soll gelten, worauf soll mein Glaube ruhn?»

«Er wird nicht sterben. Andrew wird nicht sterben!» Immer wieder wiederholte ich diese Worte, als ich mich die Treppe hinauf zum Familien-Warteraum begab.

Marianne sass auf einem breiten Sofa. Sie weinte noch immer. Claudia sass auf der einen und Sandra auf der anderen Seite neben ihr. Beide versuchten vergeblich, sie zu beruhigen. Bei ihnen waren unser Pastor und Freund Kevin Sales und seine Frau. Alle waren still und ernst. Was für eine traurige kleine Versammlung wir doch waren!

Ich schüttelte Kevin die Hand. Dann sagte er zu mir: «Marcus, wir alle müssen uns darauf gefasst machen, dass Andrew das nicht übersteht. Jetzt ist es an der Zeit, ihn dem Herrn anzubefehlen.»

«Das akzeptiere ich einfach nicht», entgegnete ich stur. «Andrew wird nicht sterben. Ich glaube, er wird diese zweite Operation überleben. Gott wird uns nicht enttäuschen!»

Die anderen schwiegen, aber ich konnte die Spannung spüren.

Dann unterbrach Claudia die Stille. «Papa», sagte sie leise. «Ich habe mit einem der Ärzte gesprochen. Er hat mir gesagt, dass Andrews Gehirn sich mit Blut füllt – wie bei einem Ballon. Als ich ihn fragte, welche Überlebenschance Andrew hat, sagte er, praktisch keine.»

Als sie das hörte, brach Marianne wieder laut schluchzend zusammen.

Mit ihren Blicken bat mich Claudia, ich solle doch vernünftig sein und die medizinischen Fakten akzeptieren. Aber ich änderte meine Meinung nicht. Ich begann erneut, Psalm 91 zu zitieren. Andrew würde leben.

Die anderen schwiegen wieder.

«Na gut», sagte Kevin schliesslich. «Vertrauen wir auf Gott.»

«Aber was ist, wenn er stirbt?», brach es aus Marianne heraus.

«Er wird *nicht* sterben!», erwiderte ich.

Kapitel 19

Dr. Besser begann gegen 16.00 Uhr mit der zweiten Operation. Wieder lag Andrew fast fünf Stunden lang auf dem Operationstisch.

Um 21.00 Uhr bat uns Dr. Besser um ein Gespräch.

«Mr. und Mrs. Luedi», sagte er. Ich merkte, wie er um die richtigen Worte rang. «Andrew hatte eine massive Gehirnblutung. Der Tumor war bei der ersten Operation heute Morgen voller Blutgefässe, weich und gallertartig und deshalb sehr schwer zu entfernen. Diesmal war das Blut im Tumor jedoch geronnen, und seltsamerweise ist er dadurch kompakter geworden, so dass ich einen Grossteil des Gewebes wegnehmen konnte. Noch weiss ich nicht, wie stark die Operation Andrews Gehirn in Mitleidenschaft gezogen hat. Wir mussten ihn in ein künstliches Koma versetzen, damit er sich nicht bewegt und erneute Blutungen auslösen kann. Wäre das geschehen, hätte es keine Hoffnung mehr gegeben. Er ist jetzt auf der Intensivstation und wird künstlich beatmet. Überall an seinem Körper hängen Schläuche. Bevor Sie ihn besuchen, wird eine unserer Oberschwestern mit Ihnen sprechen, um Sie auf das vorzubereiten, was Sie erwartet.»

Ich empfand eine tiefe Sympathie für diesen rücksichtsvollen Chirurgen mit den guten Manieren. Er war an diesem Tag seit 8.00 Uhr morgens auf den Beinen. In zehn von diesen dreizehn Stunden hatte er schwierige chirurgische Eingriffe durchgeführt. Jetzt sass er zu Tode erschöpft da und tat dennoch alles Menschenmögliche, um uns weiteres Leid zu ersparen. Es war ein schrecklicher Tag für unsere Familie, aber für uns war es nur *ein* solches Erlebnis. Für Dr. Besser war unser schwarzer Montag nur ein weiterer «normaler» Arbeitstag in dieser Woche.

Ich streckte meine Hand aus und drückte die seine.

«Dr. Besser», sagte ich tief gerührt, «ich möchte Ihnen von Herzen danken für alles, was Sie heute für uns getan haben.»

Nachdem uns die Krankenschwester erklärt hatte, was uns erwartete, gingen wir Andrew besuchen. Sein Kopf war in dicke Verbände eingepackt. Wir sahen Schläuche an seinem Kopf, seinem Arm und auch an seinem Bein. Er bewegte sich nicht. Das einzige Geräusch im Zimmer war das rhythmische Summen und Zischen der Herz-Lungen-Maschine. Über dem Kopfende seines Bettes hing eine handgeschriebene Notiz: *«Der Patient könnte hören und fühlen: Bitte berühren Sie ihn und sprechen Sie mit ihm!»*

Wir blieben bis Mitternacht bei ihm, sagten ihm immer wieder, dass wir ihn lieb hatten und legten ihn im Gebet in die Hände Gottes. Als wir in unser Hotelzimmer zurückkehrten, legten wir uns voll bekleidet ins Bett. Immer, wenn wir das Klingeln des Telefons im Flur oder Fusstritte auf der Treppe hörten, fragten wir uns, ob wir bald schlechte Nachrichten bekommen würden. Wir beide verbrachten eine schlaflose Nacht.

Am nächsten Morgen ging ich Andrew besuchen. Marianne fehlte der Mut, mich zu begleiten. Alles wirkte unverändert. Der Dienst habende Arzt teilte mir jedoch mit, Andrew wäre in der Nacht fast gestorben, aber momentan sei sein Zustand stabil.

Ich ging zurück zu Marianne und sagte ihr, dass unser Sohn noch am Leben sei.

Wir verbrachten den ganzen Tag an seinem Bett. Wieder sprachen wir mit ihm, berührten ihn, beteten. Er reagierte nicht. Am Abend fragten wir uns zwangsläufig, ob er jemals aus seiner Bewusstlosigkeit erwachen würde. Würde er wieder die Augen aufmachen, mit uns reden oder sich bewegen können? War sein Gehirn irreparabel geschädigt? Diese und andere Fragen gingen uns immer wieder durch den Kopf. Für Marianne war das alles zu viel. Sie brach erneut zusammen.

Am nächsten Tag war der erste Weihnachtsfeiertag. Als ich frühmorgens ins Krankenhaus kam, um Andrew zu besuchen, sagte man mir, die künstliche Beatmung sei abgestellt worden, weil er bereits selbständig atmen könne. Erleichtert ging ich ins Hotel zurück, um Marianne zu holen. Wie wunderbar war es, als wir an seinem Bett sassen und zusahen, wie seine Brust sich hob und senkte, und wir dankten Gott dafür. Nach etwa einer Stunde sahen wir eine weitere Bewegung und wir beide waren freudig erregt.

«Schau doch, Liebling», sagte Marianne aufgeregt, «ich glaube, er bewegt seine Finger.»

Sie hatte Recht. Die Finger von Andrews linker Hand bogen sich nach innen. Es war eine winzige Bewegung, aber trotzdem ein sicheres Zeichen, dass er nicht gelähmt war – zumindest nicht am Oberkörper und den Armen. Etwas später begann er, seine Zehen zu bewegen. Es war so, als ob unser Sohn langsam zu uns zurückkehrte.

Später an diesem Vormittag bemerkten wir ein winziges Zucken seiner Augenlider und dann öffnete er die Augen. Für Marianne und mich war dieses Erlebnis wunderbarer als der herrlichste Sonnenaufgang. Aber in seinen blauen Augen zeigte sich noch kein Erkennen, noch kein Signal, dass sein Gehirn visuelle Eindrücke aufnahm. Auch wussten wir nicht, ob er etwas hören konnte. Als wir jedoch am frühen Nachmittag weiter mit ihm beteten und sprachen, sah ich, wie sich in seinem rechten Augenwinkel eine winzig kleine Träne bildete. Hatte er endlich seine Reaktionsfähigkeit zurückerlangt?

«Andrew», sagte ich zu ihm, «gib mir ein Lächeln.»

Sein Mundwinkel bewegte sich fast unmerklich, und dann sahen wir ein kleines, schiefes Lächeln.

Marianne und ich waren überwältigt vor Freude. Für uns beide war dies das schönste Weihnachtsgeschenk, das wir jemals bekommen hatten!

Zwei Tage später, am 27. Dezember, wurde eine weitere Computertomografie durchgeführt. Der Befund machte uns Mut.

«Ich habe gute Nachrichten für Sie, Mr. und Mrs. Luedi», sagte Dr. Besser zu uns. «Die Computertomografie zeigt uns eine positive Entwicklung bei Andrew. Er braucht keine Drainage, um weitere Flüssigkeit aus seinem Gehirn abzuleiten.»

An diesem Morgen hatten Marianne und ich in Psalm 65,9

gelesen, dass Gott die Aufgänge des Morgens und des Abends jauchzen lässt. Wir baten Gott darum, dies für uns zu tun, und jetzt sahen wir, wie er unser Gebet erhörte.

Dr. Besser war trotz allem Optimismus vorsichtig.

«Dem pathologischen Befund nach zu urteilen», erklärte er, «gehört der Gehirntumor von Andrew zu einer besonders seltenen Art. Er ist unter der Bezeichnung 'zentrales Neuro-Blastom' bekannt. Es gibt weltweit nur zehn bekannte Fälle. Andrew ist jetzt der elfte.»

Für eine positive Prognose sei es jedoch noch viel zu früh, fügte er hinzu.

Am Spätnachmittag kam ein Anruf von der Zeitung *The Advocate* aus Coffs Harbour. Die Informationen, die ich den Journalisten über Andrews Krankheit, die Behandlung und unsere Reaktion darauf gab, wurde am selben Abend in einem Artikel auf der Titelseite veröffentlicht – mit der Schlagzeile: «Siebenjähriger Junge auf wundersame Weise geheilt.»

Andrew blieb bis zum Ende des Monats auf der Intensivstation. Obwohl seine Bewegungsfähigkeit in diesem Zeitraum nur minimal war, verbesserte sich sein Zustand. Er konnte feste Nahrung zu sich nehmen, aber er musste dabei von uns gefüttert werden. Obwohl wir immer wieder mit ihm sprachen, sagte er kein Wort.

Am Morgen des 31. Dezembers sollte sich das jedoch ändern. Die Worte, die er sprach, waren erstaunlich. Nichts hätte uns vorbereiten können auf das, was unser Sohn zu uns sagen würde. Andrew schlief, als wir an diesem Morgen auf der Station ankamen. Wie immer setzten Marianne und ich uns an sein Bett und nahmen seine Hände. Als er sich bewegte, sprachen wir leise mit ihm.

«Guten Morgen, mein Schatz», sagte Marianne und streichelte seine Hand.

«Hallo, Andrew», fügte ich hinzu.

Plötzlich war er wach. Seine blauen Augen öffneten sich weit und schienen zu leuchten. Seine sonst übliche Schläfrigkeit war verschwunden. Er sah uns direkt in die Augen. Seine Lippen bewegten sich, als ob er sprechen wollte. Zu unserer

Verblüffung brachte er mit einem tonlosen, eindringlichen Flüstern die ersten Worte heraus: «Ich habe ... habe ... Engel gesehen!»

«Du hast Engel gesehen?», fragte ich zurück.

«Ich habe ... Engel gesehen», wiederholte er mit einer Sicherheit, die uns zeigte, dass er etwas beschrieb, was er tatsächlich erlebt hatte – etwas, das so real war, als ob er es bei vollem Bewusstsein gesehen hätte. Das war etwas anderes als ein blosses Erinnern an einen Traum, und es war auch anders als die zusammenhangslosen Worte von jemandem, der Drogen genommen hatte und deswegen an Halluzinationen litt.

Ich entschloss mich, noch einmal nachzufragen.

«Wie haben diese Engel ausgesehen, Andrew?»

Meine Frage schien ihn aufzuregen. Wieder versuchte er, die Wörter mit den Lippen zu formen, bevor er sie aussprach.

«Einfach ... zu ... schön!», keuchte er.

«Haben die Engel etwas gesagt?», erkundigte ich mich weiter.

«Wir lieben ... wir lieben ... dich!», antwortete er. Sein kleines Gesicht strahlte, als er das sagte.

Das, was die begeisterten Worte von Andrew ausgelöst hatte, war offensichtlich auch der Grund für einen Gemütszustand, wie wir ihn noch nie zuvor bei ihm erlebt hatten. Aber für Marianne und mich steckte noch mehr dahinter als nur das. Es schien, als ob unser Sohn in seiner körperlichen Schwachheit plötzlich wiederbelebt, von einer unsichtbaren Macht aufgerichtet und getragen wurde. Könnte der Herr, zu dem wir so inbrünstig gebetet hatten, tatsächlich seine Engel gesandt haben, um das zu tun, was wir in Psalm 91,11 gelesen hatten?

«Denn er hat seinen Engeln befohlen, dass sie dich behüten auf allen deinen Wegen.»

Dies wurde später im Leben von Andrew auf eine Art und Weise bestätigt, die auch der grösste Skeptiker kaum widerlegen konnte.

Die Episode mit den Engeln fand am letzten Tag des Jahres 1986 statt – des schwersten Jahres, das Marianne und ich bisher erlebt hatten. Wir hofften, dass das nächste Jahr besser sein würde, und wir beteten, der Herr möge uns den Mut und die Kraft geben, alle Herausforderungen zu meistern, gleichgültig, was noch auf uns zukommen würde.

Andrew wurde am Neujahrstag aus der Intensivstation entlassen. Aber er musste noch zwei Monate im Krankenhaus bleiben. Seine schlimmen Gehirnblutungen hatten ihn der Fähigkeit beraubt, seine Körperfunktionen zu beherrschen. Er konnte ohne fremde Hilfe nicht essen und war unfähig, seine Glieder koordiniert zu bewegen. Er war wie ein Säugling, der noch nicht einmal krabbeln konnte, und so musste er wie ein Kleinkind alles neu lernen. Zu seiner Behandlung gehörte eine umfangreiche Physiotherapie. Obwohl es für uns alle sehr anstrengend war, schöpften wir neuen Mut, als Andrew allmählich Fortschritte machte.

Diese Zeit der langsamen Genesung verlief jedoch nicht ohne Rückschläge. Knapp einen Monat nach seiner Operation wurde bei Andrew ein riesiges Blutgerinnsel im rechten Bein festgestellt. Es befand sich in einer Arterie und zog sich vom Fussknöchel bis zur Leiste. Die Ärzte hatten bei einem Kind so etwas noch nie gesehen. Sie befanden sich in einem Dilemma. Dieses lebensgefährliche Blutgerinnsel konnte nur aufgelöst werden, indem man Andrew ein Anti-Gerinnungs-Mittel gab, das aber in seinem kaum verheilten Gehirn erneut Blutungen auslösen konnte. Wir hatten keine andere Wahl, und so gaben wir unsere Zustimmung für die Therapie mit diesem Medikament, obwohl diese für Andrew tödlich enden konnte.

Wieder beteten wir um das Überleben unseres Sohnes, allen medizinischen Risiken zum Trotz, und wieder war der Herr treu. Als ein Teil dieses enormen Blutgerinnsels sich ablöste und, wie wir befürchtet hatten, in Andrews Lunge gelangte, überlebte er auch das. Und obwohl die frisch verheilte Wunde in seinem Gehirn zu bluten begann, lebte er dennoch weiter. Wir dankten dem Herrn, dass er das Leben unseres Sohnes erhielt und auch uns die nötige Kraft gab.

Es machte uns traurig, wenn wir andere Eltern sahen, die genauso litten wie wir. Aber weil sie keine Christen waren, wollten sie aus eigener Kraft damit fertig werden. Wir sahen ihre Frustration, ihre ohnmächtige Wut und ihre Verzweiflung, und wir wollten ihnen unbedingt sagen, dass sie Christus als ihrem Erlöser und Herrn vertrauen sollten, um den Frieden und die Kraft zu erfahren, die er uns in schweren Zeiten schenkt.

Kapitel 20

Im Januar kam eine junge Familie mit ihrer fünfjährigen Tochter in die Klinik. Sie war ein auffallend schönes Mädchen mit glänzendem, schwarzem Haar und fröhlichen, dunkelbraunen Augen. Wie Andrew und alle anderen auf der Station hatte sie einen Gehirntumor. Ihr Bett stand neben dem von Andrew. Ich fragte die Eltern, woher sie kämen, und sie sagten, sie seien aus Korea. Kurz danach kamen Besucher, wohl Verwandte und Freunde, wie wir vermuteten. Auf dem Bett des kleinen Mädchens lag ein aufgeschlagenes Buch mit asiatischen Schriftzeichen.

«Was ist das für ein Buch?», flüsterte Marianne.

«Ich weiss nicht», antwortete ich. «Die meisten Koreaner sind Buddhisten. Es könnte sich um eine buddhistische Schrift handeln; vielleicht ist es eine Art heiliger Text.»

Noch mehr Koreaner kamen in die Station. Als etwa zehn von ihnen um das Bett versammelt waren, sagte einer der Männer etwas zu ihnen auf Koreanisch und dann knieten sich alle nieder. Der Mann begann zu beten – wieder auf Koreanisch.

«Ich möchte unbedingt wissen, was er sagt», flüsterte Marianne.

Als er fertig war, beteten die anderen. Das Ganze dauerte etwa eine halbe Stunde. Kurz danach kam Kevin Sales, ein mit uns befreundeter Pastor, in die Station, weil er Andrew besuchen wollte. Zu unserer Überraschung gingen ein paar Koreaner zu ihm, schüttelten ihm die Hand, begrüssten ihn mit Namen und redeten lebhaft auf ihn ein. Als er schliesslich bei Andrews Bett ankam, fragte ich ihn: «Kevin, woher kennst du diese Leute?»

«Sie gehören zur koreanischen Gemeinde», antwortete er. «Ihre Gottesdienste halten sie in Lakemba in dem Gebäude ab, in dem sich auch meine Gemeinde versammelt. Sie sind bibelgläubige Christen, und sie sind hierher gekommen, weil sie für die kleine Ji-Hye, das einzige Kind der Familie Lee aus Seoul, beten wollen. Komm, ich stelle dich ihnen vor.»

Dann drehte er sich zur Gruppe an Ji-Hyes Bett herum und sagte: «Ich möchte Sie mit Pastor Luedi und seiner Frau Marianne bekannt machen. Und das hier ist ihr Sohn Andrew.»

Als sie diesen Namen hörten, ging ein Raunen durch die Gruppe. Dann sagte der Mann, der die Gebetsgemeinschaft geleitet hatte: «Ist das der Andrew, für den wir alle gebetet haben?»

Bald entstand eine enge Freundschaft zwischen unseren Familien. Ji-Hyes Mutter Soon-Chul war Christin, aber ihr Mann Soo Guen war noch immer Buddhist. Als ich ihnen anbot, mit ihnen zusammen zu beten, stimmten sie freudig zu. Sie erwähnten, dass der Termin für Ji-Hyes Operation bereits feststehe und Dr. Besser sie operieren werde. Wir sagten ihnen, er sei ein hervorragender Neurochirurg, er habe auch Andrew sehr geholfen.

Am Tag vor Ji-Hyes Operation erzählten mir ihre Eltern, ein berühmter koreanischer Evangelist und Glaubensheiler halte sich an diesem Abend ein paar Stunden im Flughafen von Sydney auf, bevor er nach Melbourne weiterfliege. Sie wollten Ji-Hye zu ihm bringen, damit er für ihre Heilung beten könne. Aber die Stationsschwester meinte, ihre Tochter werde auf die Operation vorbereitet und deshalb könne sie das nicht erlauben. Die Eltern entschieden deshalb, dass einer von ihnen trotzdem zu diesem Evangelisten gehen und ihn bitten solle, für die Heilung ihres kleinen Mädchens zu beten.

Am nächsten Morgen, als Ji-Hye operiert werden sollte, sass ich an Andrews Bett. Es war kurz vor 9.00 Uhr, als die Oberschwester zu mir kam. Marianne und ich hatten uns im Laufe der Zeit mit ihr angefreundet. Sie wirkte sehr aufgeregt.

«Marcus», sagte sie, «ich brauche Ihre Hilfe.»

«Was ist denn los?», fragte ich sie.

«Wie Sie wissen, soll Ji-Hye in etwa zwei Stunden operiert werden. Es ist einfach unglaublich, aber ihre Eltern haben mir eben gesagt, dass sie diese Operation nicht mehr wollen. Sie haben sich geweigert, ihre schriftliche Zustimmung zu geben, und als ich versucht habe, sie umzustimmen, haben sie einfach mein Büro verlassen und sind auf den Flur gegangen. Ich weiss überhaupt nicht, warum sie die Operation auf einmal nicht mehr wollen. Wissen Sie, wieso sie es sich plötzlich anders überlegt haben?»

«Ich bin mir nicht sicher», antwortete ich, «aber es könnte mit diesem Treffen zusammenhängen, das sie mit einem koreanischen Glaubensheiler arrangiert haben.»

«Marcus, Sie wissen nur zu gut, wie krank Ji-Hye ist», erklärte sie, «und wie dringend sie diese Operation braucht.» Dann warf sie einen Blick auf ihre Uhr und fügte hinzu: «Dr. Besser wird bald hier sein, um mit der Operation zu beginnen. Sie sind doch mit den Eltern der Kleinen befreundet. Könnten Sie nicht mit ihnen reden und sie zur Vernunft bringen? Würden Sie das für mich tun, Marcus?»

«Ich werde tun, was ich kann», antwortete ich.

«Gut», sagte sie. «Dann kommen Sie mit!»

Sie führte mich durch die Station in den Flur. Jy-Hyes Eltern waren immer noch dort. Aber zu meiner Überraschung waren sie umgeben von sieben oder acht Männern, die ich noch nie gesehen hatte. Es waren Koreaner, und sie alle sahen sehr korrekt aus mit ihren Anzügen und Krawatten. Einige sprachen auf Koreanisch mit Ji-Hyes Eltern, die einen sehr verunsicherten Eindruck machten. Obwohl ich nicht verstehen konnte, was sie sagten, spürte ich deutlich, wie diese Männer beide Eltern unter Druck setzten. Sobald sie auf mich aufmerksam wurden, ging ich zu ihnen und sprach sie direkt an. Die anderen beachtete ich nicht.

«Ich habe eben gehört, dass ihr die Operation absagen wollt», sagte ich zu ihnen.

Sie antworteten mir nicht.

«Darf ich wissen, warum?»

Soon-Chul warf einen Blick auf ihren Mann. Sie sagten nichts.

Alle schwiegen, als ich so dastand, die Oberschwester direkt hinter mir, und auf eine Reaktion wartete. Schliesslich kam sie von einem der Koreaner. In fliessendem Englisch und in einem autoritären Tonfall sagte er: «Die Operation ist jetzt nicht mehr nötig. Gestern Abend haben ein paar unserer Leute um die vollständige Heilung von Ji-Hye gebetet. Ihr Tumor ist weg.» Mit einem selbstsicheren Lächeln fügte er hinzu:

«Deshalb muss Ji-Hye sich nicht dieser langen und gefährlichen Operation unterziehen. Sie ist jetzt unnötig und sinnlos. Sie verstehen das doch?»

Ich verstand das natürlich nicht und ich wollte ihn auch nicht in seiner Haltung bestärken.

«Wieso können Sie so sicher sein, dass Gott diesen Tumor durch ein Wunder entfernt hat?», fragte ich.

«Die Beter unter uns wissen im Glauben: Gott hat unsere Gebete erhört. Für diejenigen, die das Handeln Gottes anzweifeln», ergänzte er mit einem herablassenden Lächeln, «wird ein Hirnszintigramm bald bestätigen, dass es keinen Tumor mehr gibt.»

In dieser Bemerkung sah ich die einzige Gelegenheit, diesen aus dem Gleis gelaufenen Zug wieder auf den normalen Kurs zu bringen. Ich wandte mich an die Oberschwester, die jetzt den Kopf gesenkt hielt und mit einer Hand ihre Augen bedeckte. «Schwester, können wir ein Hirnszintigramm vorbereiten?»

«Das glaube ich nicht», entgegnete sie brüsk. «Dafür ist vor der Operation keine Zeit mehr. Ausserdem ist erst vor einem oder zwei Tagen ein Hirnszintigramm gemacht worden. Der Befund war eindeutig: Sie hat einen Tumor.»

Als hochqualifizierte und erfahrene Krankenschwester war sie wütend über das, was sie gehört hatte. Dies wurde deutlich, als sie sich an die Eltern wandte: «Noch etwas: Wenn dieser Tumor nicht operativ entfernt wird, und zwar bald, wird Ihre Tochter sterben.»

In diesem Augenblick kam Dr. Besser durch die Tür am Ende des Flurs. Als er auf sein Büro zuging, eilte die Schwester ihm entgegen. Nachdem die beiden im Büro verschwunden waren, redete der Koreaner, der vorher gesprochen hatte, erneut auf Soon-Chul und ihren Mann Soo Guen ein. Bestimmt brandmarkte er die Schwester, mich und jeden anderen, der davon ausging, dass der Tumor noch da war, als Ungläubige. Sicherlich fand er auch eine einleuchtende Erklärung für den Befund des letzten Hirnszintigramms, denn die Bilder wurden ja gemacht, bevor er und seine Freunde zu beten begonnen hatten.

Mir taten Soon-Chul und Soo Guen Leid. Aus unserer eigenen Erfahrung mit Andrew wusste ich, wie schwer es war, mit einer vielleicht tödlichen Krankheit eines Kindes fertig werden zu müssen, und jetzt wurde auch noch weiterer Druck auf die beiden ausgeübt. Ich wollte ihnen unbedingt helfen.

«Kann ich euch einen Moment alleine sprechen?», fragte ich sie. Ich ging mit ihnen an das andere Ende des Flurs und liess die anderen einfach stehen.

«Ich weiss ganz genau, was ihr durchmacht», sagte ich ihnen. «Wie ihr beide haben auch meine Frau und ich uns danach gesehnt, dass Andrew geheilt wird. Auch wir haben Gott zusammen mit anderen um Heilung gebeten. Aber Gott hat aus Gründen, die wir nicht verstehen, unseren Sohn nicht durch ein Wunder gesund gemacht.»

«Aber unsere Freunde sagen, dass der Tumor jetzt weg ist», sagte Soon-Chul.

Ich wählte meine Worte sehr sorgfältig. «Wenn Gott eure Tochter geheilt hat, ist das wundervoll. Aber wenn er das in seiner grossen Weisheit nicht getan hat, dann wird sie sterben, wenn sie nicht operiert wird. Ich habe eine Idee. Warum lasst ihr Dr. Besser nicht wie geplant operieren? Wenn er den Schädel von Ji-Hye öffnet und feststellt, dass der Tumor weg ist, wird er die Operation vorzeitig abbrechen und ihr habt eure Tochter in einer Stunde wieder. Aber wenn der Tumor noch immer da ist, kann Dr. Besser ihn entfernen. Was haltet ihr davon?», fragte ich.

Nachdem er sich kurz mit seiner Frau beraten hatte, antwortete Soo Gueng: «Das ist eine gute Idee.»

Ich ging zur Schwester und sagte ihr, dass die Eltern jetzt der Operation zustimmten.

❧ ❧ ❧

An diesem Nachmittag kam ihre kleine Tochter aus dem Operationssaal. Es gab keine Anzeichen für einen Hirntumor mehr. Dr. Besser hatte ihn in einer fünfstündigen Operation vollständig entfernt.

Noch am selben Abend kam Soo Gueng zu mir. In seinem gebrochenen Englisch sagte er: «Marcus, ich will nicht mehr Buddhist sein. Ich will Christ werden. Und ich habe eine Frage: Willst du mein älterer Bruder sein?»

Kapitel 21

Andrews Genesung ging langsam und schleppend voran. Marianne und ich beteiligten uns an einem intensiven Rehabilitationsprogramm des Krankenhauses. Es beinhaltete eine tägliche Physiotherapie, Sprechtraining und viele andere Behandlungen, die auch nach Andrews Rückkehr nach Hause weitergehen sollten. Wie dankbar waren wir, dass die Familie Boyce, die gekommen war, um uns bei unserem *Bethanien*-Dienst zu helfen, mich während unseres Aufenthaltes in Sydney vertrat.

Das Programm war seelisch und körperlich belastend, nicht nur für Andrew, sondern auch für Marianne und mich. Jeden Tag hofften wir unter Gebet auf das kleinste Zeichen einer Besserung und dankten dem Herrn, wenn es sich zeigte. Nach vielen anstrengenden Wochen merkte ich, wie Marianne immer müder wurde. Es war wohl die unaufhörliche Belastung, die Andrews Krankheit, Operation und jetzt seine zwei Monate dauernde Genesung mit sich brachte, die sie in einen Zustand zunehmender Erschöpfung versetzte. Meine Sorge um ihre Gesundheit wuchs, als sie plötzlich schlimme Schulter- und Genickschmerzen bekam. Ich schlug ihr vor, ein bisschen kürzer zu treten und bei Andrews Programm eine kleine Pause einzulegen, aber davon wollte sie nichts hören. Als jedoch ihre Schmerzen schlimmer wurden, bestand ich darauf, dass sie sich von den Ärzten im Krankenhaus untersuchen liess. Sie vermuteten eine Rippenfellentzündung und verordneten ihr eine entsprechende Therapie.

Etwa um diese Zeit rief mich Bill von Coffs Harbour aus an. Er hatte einen Käufer für die Gärtnerei gefunden. Ich war erleichtert, als ich das hörte. Der Gedanke, sowohl die Gärtnerei als auch Bill nicht mehr in unserem *Bethanien*-Dienst zu haben, gefiel mir. Ich sagte Bill, dass ich unter bestimmten Voraussetzungen einem Verkauf zustimmen würde. Er erklärte sich bereit, so bald wie möglich mit den Verkaufsverhandlungen zu beginnen.

Am 18. Februar 1987, etwa zehn Wochen nach Andrews zweiter Operation, erklärte Dr. Besser, der Junge sei transportfähig und könnte nach Hause gebracht werden. Als unser Flugzeug in Coffs Harbour landete, wurden wir nicht nur von vielen Freunden, sondern auch von der Presse willkommen geheissen. Über Andrews Krankheit und seine bemerkenswerte Genesung hatten die Zeitungen ausführliche Berichte veröffentlicht, und so war auch seine Rückkehr wieder eine Schlagzeile wert. Als unser geschwächter, dünnbeiniger kleiner Junge aus dem Flugzeug stieg, wurde er mit lauten Beifallsrufen und Applaus begrüsst. Er stieg langsam die Stufen der Gangway hinunter und überquerte danach zu unserer Überraschung zielstrebig, aber ohne fremde Hilfe, die Landebahn und fiel unseren wartenden Freunden in die Arme. Er war zu einer Berühmtheit geworden.

Gott hatte in seiner Gnade das Leben unseres Sohnes erhalten. Wie lange es noch dauern würde, wussten wir nicht. Aber Marianne und ich glaubten fest daran, dass wir auch in Zukunft die Weisheit und Kraft bekommen würden, alles zu tun, was nötig war.

Sobald das Interesse der Medien nachgelassen hatte, begannen wir, Pläne zu machen für die nächste Phase unseres Lebens. Wegen meiner intensiven Arbeit im *Bethanien*-Projekt würde Marianne die Hauptverantwortung für Andrew und seine weitere Genesung tragen müssen. Obwohl ich dankbar war für die vielen christlichen Freunde, die uns ihre Hilfe anboten, war die Pflege von Andrew eine Ganztagsbeschäftigung. Ausserdem waren neben der täglichen Hausarbeit auch noch die Bedürfnisse unserer jüngsten Tochter Natasha zu berücksichtigen. Sie war zwölf Jahre alt, also fast schon ein Teenager. In dieser wichtigen Entwicklungsphase brauchte sie ihre Mutter.

Es war für uns alle nicht einfach, aber Marianne trug die Hauptlast. Der Grossteil unseres Lebens bestand aus einer Aufeinanderfolge von Schwierigkeiten und Härten. Marianne hatte alle diese Herausforderungen ohne Klagen oder Selbstmitleid ertragen. Ich fragte mich, wie viele Ehefrauen auf eine so fröhliche und kreative Art ihr Leben gemeistert hätten an all den seltsamen Orten, wo wir seit unserer Ankunft in Australien gewohnt hatten. Ich dachte an die primitive Unterkunft auf der Farm von Jack in Woolgoolga. Es war alles andere als komfortabel, besonders die Toilette im Freien. Ich erinnerte mich an die beengten Verhältnisse im Wohnwagen bei unserem ersten gewerblichen Garten, oder auch an die anstrengenden Jahre des pastoralen Dienstes, zuerst in der Innenstadt-Gemeinde von Newtown und dann in ständig wechselnden Wohnungen in den kleinen Ortschaften um Coffs Harbour herum. – Dabei waren es nicht nur die rein körperlichen Belastungen in diesen Jahren, sondern auch die psychischen und geistlichen Herausforderungen, die sie mit sich gebracht hatten. Dann kam die schlimmste Zeit, nämlich die Krankheit von Andrew. Diese Prüfung hatte uns alle mitgenommen, Marianne aber am meisten.

❧ ❧ ❧

Innerlich sträubte ich mich gegen die Aussicht, dass sie sich ohne auszuruhen in diese nächste, anstrengende Phase stürzte. Aber wie ich es geahnt hatte, war Marianne fest entschlossen, genau das zu tun. Für sie war es nur eine weitere Schlacht, die geschlagen werden musste – wie alle anderen, nämlich mit der Kraft des Herrn nach Philipper 4,13: *«... ich vermag alles durch den, der mich stark macht.»* So baten wir den Herrn, uns zu erleuchten und zu stärken. Unter Gebet widmeten wir uns dann dem, was getan werden musste.

Während der nächsten beiden Monate kümmerte ich mich um unseren Dienst und Marianne übernahm die Verantwortung für Andrews medikamentöse Behandlung und sein Rehabilitations-Programm. Andrew reagierte gut auf diese Therapie. Wir konnten im Laufe der Zeit eine langsame, aber stetige Verbesserung seiner Sprech- und Bewegungsfähigkeit beobachten. Nach etwa einem halben Jahr konnte er jeden Tag eine gewisse Zeit in der Schule verbringen. Als es soweit war, sass Marianne immer mit ihm im Unterricht. Ich nahm auch daran teil, sooft es mir möglich war.

Vor seiner Erkrankung waren Andrews sprachliche Fähigkeiten, besonders beim Lesen, überdurchschnittlich. Glücklicherweise schien die radikale Gehirnoperation diese Begabungen nicht beeinträchtigt zu haben. Er konnte noch immer besser lesen als die meisten seiner Mitschüler. Mit seinen mathematischen Talenten sah es jedoch ganz anders aus. Er hatte sein Zahlengedächtnis verloren, und so musste er die einfachsten Aufgaben wieder ganz neu erlernen. Im Allgemeinen war Andrews schulische Leistung jedoch gut. Schliesslich konnte er wieder am gesamten Unterricht teilnehmen. Obwohl noch eine lange Wegstrecke vor ihm lag, hatte er bereits gute Fortschritte gemacht.

Noch bemerkenswerter war jedoch seine Wesensveränderung. Vor seiner Erkrankung war er ein ganz normaler, selbstsüchtiger Junge gewesen. Jetzt dagegen war er aussergewöhnlich besorgt um das Wohl anderer. Als er eines Tages im Schwimmbad war, um seine Wasser-Therapie zu absolvieren, sah er, wie eine Dame in einem Rollstuhl vorbeigefahren wurde. Er sah ihr fasziniert nach und dann fragte er: «Diese Frau, geht es ihr gut?» Auch als man ihm versicherte, dass das der Fall sei, liess ihm dies keine Ruhe, und er fragte noch einmal nach ihr. Andrew zeigte sein Mitgefühl für seine Mitmenschen auch, indem er oft anderen den Vorrang vor sich selbst gab. Dieses Verhalten wurde von vielen bemerkt.

Neben seiner Liebe und Besorgnis für andere wuchs auch sein Interesse an geistlichen Dingen. Dies zeigte sich an seiner entwaffnenden Begeisterung über seinen Erlöser und Freund, den Herrn Jesus Christus. Während er vor seiner Erkrankung nur sehr ungern seinen Namen ausgesprochen hatte, erwähnte er jetzt ständig Jesus Christus und seine Liebe zu ihm. Oft bat er mich, ihm von der Geburt Christi zu erzählen oder ihm biblische Geschichten über ihn vorzulesen. Häufig sprach er mit anderen über seine Begegnung mit den Engeln.

Andrew hatte sich wirklich verändert.

Am 25. April wurde in der Baptistengemeinde von Coffs Harbour ein Dankgottesdienst gefeiert. Der Saal war zum Bersten gefüllt mit Menschen, die für Andrew gebetet hatten, als es ihm so schlecht ging. Viele hatten grosse Entfernungen zurückgelegt, um an diesem besonderen Gottesdienst teilnehmen zu können. Unter ihnen waren Ji-Hye und ihre Eltern. Ji-Hye hatte sich von ihrer Operation gut erholt, und Andrew freute sich sehr, sie wiederzusehen. Er sagte sogar, er wolle sie später einmal heiraten!

Kapitel 22

Kurz nach dem Dankgottesdienst merkte ich, wie es Marianne immer schwerer fiel, mit dem Rehabilitationsprogramm von Andrew Schritt zu halten. Obwohl die Familie Boyce und andere ihr so gut wie möglich halfen, wurde ihr alles zu viel. Jeden Abend, wenn ich nach Hause kam, war sie völlig erschöpft. Ihr Gesicht und ihr Körper wirkten seltsam aufgedunsen. Als sie starke Schmerzen in ihren Lungen bekam, vereinbarte ich einen Termin für eine gründliche Untersuchung. Ähnlich wie damals, als sie in Sydney unter Schulterschmerzen litt, wurde nichts Schlimmes festgestellt. Man verschrieb ihr Schmerzmittel, die ihr hoffentlich helfen würden. Leider besserte sich ihr Zustand nicht. Sie wurde immer schwächer, und sie war auch noch deprimiert, weil Andrew trotz der Unterstützung, die er erhielt, nicht so positiv auf das Programm reagierte, wie sie gehofft hatte. Obwohl Marianne darüber sehr enttäuscht war, hielt es sie nicht davon ab, sich fast bis zur Selbstaufgabe für die Verbesserung seiner schulischen Leistungen zu engagieren. Genauso viel tat sie für den medizinischen Teil seiner Rehabilitation. Trotz ihres sich stetig verschlechternden Gesundheitszustandes achtete sie peinlich genau darauf, dass Andrew jeden Punkt seines Programms einhielt.

Als ich eines Tages nach Hause kam, sass sie schweigend in unserem Wohnzimmer. Die Vorhänge waren zugezogen und sie stützte ihren Kopf in beide Hände.

Ich setzte mich auf die Lehne ihres Sessels.

«Was ist denn los, Liebling?», fragte ich sie zärtlich und legte meinen Arm um ihre Schultern.

Sie antwortete nicht. Ihre Augen hielt sie geschlossen. Ich strich ihr das Haar zurück und gab ihr einen sanften Kuss auf die Stirn. Sie öffnete die Augen und starrte ins Leere. «Marcus ... ich bin so müde», seufzte sie. «Ich weiss nicht, was mit mir los ist.»

Dann wandte sie mir ihren Kopf zu. In ihren Augen stand eine stumme Bitte. «Liebling, ich bin so müde ... du musst dich an meiner Stelle um Andrews Programm kümmern ... Ich kann einfach nicht mehr. Du wirst es machen müssen.»

Ich sah in ihrem Blick etwas, was ich vorher noch nie gesehen hatte. Es war Resignation. Meine liebe Frau, die in so vielen Jahren für uns alle eine Kraftquelle gewesen war, hatte die Grenzen ihrer menschlichen Kraft und Entschlossenheit erreicht, und das wollte sie mir signalisieren.

«Natürlich kümmere ich mich um Andrew. Das tue ich gern für dich», beruhigte ich sie.

Dann sagte sie etwas Überraschendes. «Marcus, ich möchte, dass du alles über Andrews Programm weisst, besonders über die Medikamente, die er nehmen muss. Wenn ich nicht mehr da bin, wirst du dich darum kümmern müssen.»

Marianne hatte wohl eine Todesahnung und wollte mich vorbereiten, indem sie alles Nötige regeln wollte.

«Marianne, bitte sage doch so etwas nicht. Du wirst nicht sterben. Natürlich kümmere ich mich um Andrews Programm, solange es dir nicht gut geht. Aber du wirst nicht sterben», protestierte ich.

«Marcus», sagte sie und nahm meine Hände. «Hör mir zu ... Ich muss dir noch etwas sagen. Du musst wieder heiraten. Andrew braucht eine Mutter.»

«Marianne, du darfst nicht vom Tod sprechen», wies ich sie zurecht. «Du darfst noch nicht einmal an so etwas denken. Ich kümmere mich um Andrew, bis Gott dich wieder gesund macht.»

In den nächsten Wochen sorgte ich für Andrew, wie ich es versprochen hatte, aber Marianne ging es nicht besser. Im Gegenteil – ihr Zustand wurde noch schlimmer. Ihre Schmerzen wurden stärker und zwischen ihrem Herzen und ihren Lungen sammelte sich Flüssigkeit an. Weitere Tests gaben keinen Aufschluss über die Ursache ihrer Erkrankung. Wegen des Wassers in ihrem Brustkorb konnte sie nicht mehr richtig atmen, und so entschlossen sich die Ärzte zu einer Punktierung mit einer langen Nadel. Diese Behandlung war sehr schmerzhaft, und sie musste in regelmässigen Abständen wiederholt werden. Mitte Oktober war ich so besorgt über Mariannes Zustand, dass ich sie mit der Flugambulanz zu einem Spezialisten ins Prinz-Alfred-Krankenhaus in Sydney bringen liess. Weil ich mich um Andrew und das *Bethanien*-Projekt kümmern musste, konnte ich sie nicht begleiten. Aber unsere lieben Freunde John und Faye Smith boten mir an, mit Marianne nach Sydney zu fliegen und dort zu bleiben, solange sie im Krankenhaus war.

Marianne wurde am Montagmorgen, dem 31. Oktober 1987, ins Krankenhaus eingeliefert. Am Abend rief ich sie an.

«Wie geht es dir, Liebling?», fragte ich.

«Gut», antwortete sie. «Ich hatte heute ein paar Tests.»

«Haben sie etwas gefunden?»

«Sie müssen noch mehr Tests machen, um herauszufinden, woher die Beschwerden kommen.»

«Wann sollen die Untersuchungen sein?», fragte ich.

«Morgen», erwiderte sie. «Wie geht es Andrew, Liebling?»

«Gut.»

«John und Faye sind sehr lieb zu mir», fügte sie hinzu.

«Bitte richte Ihnen herzliche Grüsse von mir aus.»

«Sie sind gerade da. Du kannst selbst mit ihnen sprechen, wenn du möchtest. Hier ist John.»

Am nächsten Tag rief ich wieder an. Wieder sagte mir Marianne, es seien weitere Untersuchungen erforderlich, um der Sache auf den Grund zu gehen. Die Tests zogen sich eine ganze Woche lang hin. Das erfuhr ich bei meinen abendlichen Telefongesprächen mit Marianne.

Am Freitag war ich beunruhigt, weil es noch immer keine konkrete Diagnose zu geben schien. Als ich an diesem Abend anrief, klang Mariannes Stimme irgendwie anders – beinahe niedergeschlagen.

«Marcus, bitte bete für mich. Es ist wirklich dringend. Ich habe nur noch drei Monate zu leben, weil ich Krebs im Endstadium habe.»

«Sind die Ärzte sicher, dass es Krebs ist?», wollte ich wissen.

«Es gibt keinen Zweifel. Der Krebs ist in meinem ganzen Körper. Die Schmerzen, die ich im Januar in der Schulter hatte, kamen von Krebsgeschwülsten in meinen Knochen.»

«Seit wann weisst du das?»

«Seit Montag.»

«Aber am Montag hast du von weiteren Tests gesprochen.»

«Ja, das war auch so, weil die Ärzte den Ausgangspunkt des Krebses finden wollten. Das ist ihnen noch nicht gelungen.»

«Aber warum hast du mir das nicht schon am Montag gesagt?», fragte ich. Meine Stimme klang beinahe zornig, aber das bereute ich, sobald ich mich sprechen hörte.

«Ich konnte es dir einfach nicht sagen ... ich wollte dir nicht weh tun», antwortete sie.

«Liebling», entgegnete ich, «ich habe schon befürchtet, dass du Krebs hast, ja, ich habe es sogar erwartet. Jetzt die Gewissheit zu haben, tut mir nicht weh, weil ich weiss, dass Gott dich vollständig heilen wird, so wie er es bei Andrew getan hat.»

«Das hoffe ich», sagte Marianne.

Sobald ich den Hörer aufgelegt hatte, entschloss ich mich, den Mädchen die schlechte Nachricht schonend beizubringen.

Zuerst rief ich Claudia in Sydney an.

«Ich weiss schon Bescheid, Papa», sagte sie. «Mama hat es mir am Mittwoch gesagt, als ich sie im Krankenhaus besucht habe. Sandra weiss es auch schon.»

«Papa», fragte sie, «warum hat Gott das bei Mama zugelassen – nach allem, was wir mit Andrew durchgemacht haben?»

«Claudia, bestimmt hat Gott vor, Mama vom Krebs zu heilen, damit er durch dieses Wunder verherrlicht wird. Ich bin mir ganz sicher. Er hat es bei Andrew getan, und so wird er es auch bei Mama tun. Du glaubst das doch auch, Claudia?»

«Ja, Papa.»

Als ich mit Sandra sprach, reagierte sie ähnlich. Aber ich fragte mich, wie wohl Natasha, unsere jüngste Tochter, reagieren würde.

Ich teilte ihr mit, was die Ärzte gesagt hatten, aber dann versicherte ich ihr rasch, dass ihre Mutter trotzdem geheilt werden und Gott in dieser dunklen Zeit unsere Stärke sein würde. Ich zitierte die beiden Verse aus Psalm 46, die Marianne und ich uns oft zu Eigen gemacht hatten, bevor sie nach Sydney geflogen wurde: *«Gott ist unsre Zuversicht und Stärke, eine Hilfe in den grossen Nöten, die uns getroffen haben. Darum fürchten wir uns nicht, wenngleich die Welt unterginge und die Berge mitten ins Meer sänken»* (Ps. 46,2–3).

Zur Bestätigung zitierte ich einen weiteren Psalmtext: *«Wohl dem, der sich des Schwachen annimmt! Den wird der Herr erretten zur bösen Zeit. Der Herr wird ihn bewahren und beim Leben erhalten und es ihm lassen wohl gehen auf Erden»* (Ps. 41,2–3).

«Siehst du, Natasha», fügte ich hinzu, «obwohl die Ärzte bei Mama Krebs im Endstadium festgestellt haben, haben wir das Wort Gottes. Wie Andrew wird sie nicht sterben. Wir brauchen uns also keine Sorgen zu machen.»

«Ich mache mir keine Sorgen, Papa», versicherte sie mir. «Ich glaube, dass Mama gesund wird.»

Dann sprach ich mit Andrew. Ich sagte ihm nur, seine Mama werde noch ein bisschen länger im Krankenhaus bleiben und dann nach Hause kommen. Ich bat die Familie Boyce, sich um Natasha und Andrew sowie den *Bethanien*-Dienst zu kümmern, damit ich nach Sydney fliegen und bei Marianne sein konnte.

Als ich sie sah, war sie überraschend gut gelaunt und zuversichtlich. Der behandelnde Arzt meinte, sie habe eine sehr positive Einstellung, und diese werde ihr helfen, mit ihrer Krankheit fertig zu werden.

Ich sass an Mariannes Bett und sagte ihr, was ich den Mädchen erzählt hatte – dass Gott sie trotz der ärztlichen Diagnose aufrichten werde. Wieder las ich den 46. Psalm mit ihr, und dann zeigte ich ihr die Verse in Psalm 41, die meiner Meinung nach das Handeln Gottes an ihr bestätigten. Ich machte sie besonders auf Vers 4 aufmerksam. Dort wird erwähnt, wie David, der Verfasser dieses Psalms, auf dem Krankenlager lag. Dann las ich weiter in Vers 9. Dort wurde «Unheil» oder eine «böse Krankheit» erwähnt, unter der er litt. Ich las diesen

Vers in einer modernen Übersetzung. Hier wurde die Krankheit von König David als unheilbar bezeichnet. *«Eine böse Krankheit hat ihn befallen. Wer so daliegt, wird nicht wieder aufstehen.»* Ich erklärte Marianne, wie im vorherigen Vers Davids Feinde (Ungläubige) ihm das Schlimmste gewünscht hatten und deshalb meinten, es gäbe für ihn keine Hoffnung auf ein Überleben mehr. Ich verglich diese Situation mit der, die wir jetzt durchmachten. Ärzte, die unseren Glauben nicht teilten, hatten uns keine Hoffnung mehr gemacht. Dann las ich Vers 11: *«Du aber, Herr, sei mir gnädig und hilf mir auf, so will ich ihnen vergelten.»*

«Marianne», sagte ich und hielt ihre Hand fest in der meinen, «der Herr wird dich aufrichten, um alle zu verblüffen, die das anzweifeln.»

Als Marianne und ich miteinander sprachen, kamen Ji-Hyes Eltern und andere Koreaner, die von Mariannes Erkrankung gehört hatten. Ich las auch ihnen diese Bibeltexte vor. Auch ihnen dienten sie als Bestätigung über die Heilung von Marianne. Sie wurden in diesem Glauben bestärkt, weil sie wie wir ein kleines Kind hatten, das an Krebs erkrankt war und das durch die Gnade Gottes noch immer lebte und gesund war.

Später an diesem Tag empfahlen die behandelnden Ärzte, Marianne solle sich sofort einer Chemotherapie unterziehen. Nachdem ich mit ihr darüber gesprochen hatte, gab ich die Zustimmung, am nächsten Tag damit zu beginnen. An ihrem 47. Geburtstag erhielt Marianne ihre erste Chemotherapie, und zwar eine doppelte Dosis. Diese Behandlung hatte schlimme Nebenwirkungen. Ich war über Mariannes Reaktion so bestürzt, dass ich sofort den zuständigen Arzt aufsuchte. «Ist diese Behandlung wirklich notwendig?», fragte ich ihn. «Hilft sie ihr denn?»

«Mr. Luedi, wir können die Krebserkrankung Ihrer Frau nicht heilen. Wir geben ihr die Chemotherapie nur, weil wir hoffen, ihr Leben ein wenig zu verlängern.»

«Aber sie quält sich so sehr. Sie kann das nicht mehr ertragen.»

«Leider reagieren manche Patienten so.»

«Na gut», sagte ich. «Wenn diese Behandlung sie nicht heilen kann und nur noch alles verschlimmert, sehe ich nicht ein, welchem Zweck sie dienen soll. Sie hat schon genug durchgemacht. Ich möchte, dass Sie die Behandlung beenden. Wir werden Marianne in die Hände Gottes legen.»

«Ich kann das gut verstehen, Mr. Luedi», entgegnete er.

Die Chemotherapie wurde abgebrochen und ein paar Tage später kehrten Marianne und ich nach Coffs Harbour zurück. Anders als bei Andrew war diese Heimkehr ein trauriges Ereignis. Unsere Rückkehr wurde verdüstert durch eine weitere Schreckensnachricht: Bill hatte während meines Aufenthalts in Sydney die Gärtnerei verkauft und war mit dem gesamten Verkaufserlös verschwunden. Die Käuferin war eine fünfzig Jahre alte Frau namens Colleen. Kurz nach unserer Rückkehr kam sie zu mir und sagte: «Marcus, könnten Sie sich mal meine Pflanzen im Exotik-Teil ansehen?»

Sie führte mich in das Gewächshaus, in dem eine Vielzahl von Orchideen, Farnen und anderen geschützten Pflanzen standen.

«Sehen Sie», klagte sie und berührte das welke Blatt eines riesigen Farns mit den Fingern, «sie sterben.»

Sie hatte Recht – das konnte ich auf den ersten Blick sehen.

«Haben Sie sie regelmässig gegossen?», fragte ich sie, während ich mir ein paar andere Pflanzen genauer ansah.

«Ja, täglich», antwortete sie und sah mir über die Schulter. «Was habe ich bloss falsch gemacht?»

«Wahrscheinlich gar nichts», entgegnete ich. «Diese Pflanzen riechen alle nach Kerosin. Jemand hat sie vergiftet.»

«Aber wer macht denn so etwas?»

Ich antwortete nicht, sondern sah mir weitere Pflanzen an. Die meisten rochen nach Kerosin. Als ich mich umdrehte, starrte sie mich erschrocken und ungläubig an. Sie schlug sich beide Hände vor den Mund.

«Oh nein ... Sie denken doch nicht, dass er ... Oh nein!», keuchte sie. «Das würde er doch nicht machen, oder, Marcus?»

Ich wusste nicht, was ich Colleen antworten sollte. Vielleicht war das ein Racheakt von Bill, aber ich konnte mir nicht vorstellen, welches Motiv er haben könnte. So sagte ich nur: «Colleen, keine dieser sterbenden Pflanzen trägt ein Schild, das sie als legal erworben ausweist. Wenn jemand verhindern wollte, dass sie vor Gericht als Beweisstücke verwendet werden, dann hat er sie vielleicht vernichten wollen und sie deshalb mit Kerosin besprüht.»

Colleens Tage als Eigentümerin einer Gärtnerei waren gezählt. Nach nur einem Monat stand vor der *Töpfer*-Gärtnerei ein Schild: «Zu verkaufen wegen Geschäftsaufgabe».

Das Verschwinden von Bill mit dem gesamten Verkaufserlös brachte uns den finanziellen Ruin. Aber das, was ein paar Wochen später geschah, war noch viel beunruhigender – besonders für meine arme Marianne.

Kapitel 23

Eines Nachmittags, als ich von der Farm zurückkehrte, wartete Marianne schon an der Tür auf mich. Sie war sehr aufgeregt. In der Hand hielt sie einen Brief.

«Marcus», sagte sie, als sie ihn mir überreichte, «der Sheriff hat das heute gebracht.»

Es war ein Räumungsbefehl der Bank, die im Besitz der Pachtverträge für das Anwesen unseres *Bethanien*-Projekts war. Darin hiess es, die Bank wolle die Zwangsvollstreckung einleiten, weil einer der Grundstückseigentümer einen Kredit über mehrere hunderttausend Dollar nicht zurückgezahlt habe.

«Liebling», fügte sie hinzu, «wir sollen in neun Tagen hier ausziehen! Und das hier soll bereits der *zweite* Räumungsbefehl sein. Was ist hier los? Hat es wirklich einen *ersten* Räumungsbefehl gegeben?»

«Ja», antwortete ich. «Er kam, als wir mit Andrew in Sydney im Krankenhaus waren.»

«Du hast mir nichts davon gesagt.»

«Nein, das habe ich nicht», erwiderte ich. «Du hattest genug Sorgen wegen Andrew. Deshalb habe ich einen der Verpächter hier in Coffs Harbour angerufen. Er hat mir gesagt, der Räumungsbefehl sei ein Versehen gewesen, weil die Angelegenheit gerade vor Gericht geregelt wurde. Er hat weiter gemeint, das Ganze hätte nichts mit uns zu tun, und deshalb sollte ich den Räumungsbefehl einfach ignorieren.»

«Und warum kommt jetzt der zweite Räumungsbefehl?», fragte Marianne.

«Das weiss ich nicht», meinte ich, «aber ich werde es herausfinden. Ich rufe den Mann an, mit dem ich damals gesprochen habe.»

Als ich ihm sagte, uns sei ein weiterer Räumungsbefehl zugestellt worden, entschuldigte er sich.

«Marcus», versicherte er mir, «der Fall ist letzte Woche

vom Gericht abgeschlossen worden. Ich habe keine Ahnung, warum man euch diese Mitteilung geschickt hat.»

«Aber wie soll ich mich denn verhalten?», fragte ich ihn.

«Ignoriere den Räumungsbefehl einfach», antwortete er. «Ich weiss, was du gerade durchmachst, weil Andrew so krank ist und jetzt auch deine Frau. Du kannst nicht noch mehr Druck vertragen. Am besten, ich mache einen Termin mit unserem Anwalt aus, und du rufst ihn dann an, damit er das bestätigt, was ich dir soeben gesagt habe.»

Ich erwiderte, ich sei bereit, seine Erklärung zu akzeptieren. Ein Telefonat mit seinem Anwalt sei nicht nötig.

Weil Andrew seit seiner Erkrankung so viel öffentliche Aufmerksamkeit erfahren hatte, sprach es sich in unserem Bezirk bald herum, dass seine Mutter ebenfalls Krebs hatte. Wenn bei jemandem eine so schlimme Krankheit ausbricht, mangelt es nicht an Ratschlägen von Leuten, die dem Erkrankten gerne helfen möchten. Als sich Mariannes Zustand verschlechterte, erhielt ich Briefe, Anrufe und Besuche von Menschen, die mir unbedingt sagen wollten, was zu tun war, damit sie wieder gesund würde. Manche von ihnen empfahlen medizinische Heilmittel, die, wie sie behaupteten, eine Heilungsrate von hundert Prozent hätten. Andere, die wussten, dass wir Christen waren, drängten uns, gewisse geistliche Heilmethoden auszuprobieren. Davon gab es eine ganze Menge und einige von ihnen waren wirklich bizarr.

So erhielten wir ein Taschentuch von jemandem, der 3000 Meilen entfernt in Westaustralien lebte. In einem Begleitbrief wurde erwähnt, in der Zeit der frühchristlichen Gemeinde hätten Taschentücher, die den Aposteln gehörten, die Kraft gehabt, Krankheiten zu heilen. Der Schreiber des Briefs versicherte, man habe über dem beiliegenden Taschentuch die passenden Gebete gesprochen. Wenn es auf Mariannes Körper gelegt würde, hätte es die gleiche Wunderwirkung wie die Taschentücher der Apostel.

Diese «geistlichen» Heilmittel kamen aus den verschiedensten christlichen Gruppierungen. So bekam ich oft Besuch von einem ziemlich arroganten Laienpastor aus einer extremen

Pfingstgemeinde. Jedes Mal bestand er darauf, mit mir um völlige Heilung zu beten. Dabei brachte er seine Fürbitte in Zungen vor.

Dann war da auch noch George, der ultra-konservative Prediger aus Brisbane, der eine fünfstündige Autofahrt auf sich nahm, um mir eine Zehn-Punkte-Liste zu geben. Marianne und ich sollten über diese zehn Punkte Busse tun, damit Gott Heilung schenken könne.

«Krebs ist vom Teufel», erklärte er. «Durch Ihren Ungehorsam haben Sie Satan gegenüber an Boden verloren. Deshalb muss Ihre Frau jetzt an Krebs sterben.»

Natürlich liess ich keinen von diesen seltsamen Zeitgenossen auch nur in die Nähe von Marianne.

Ein älterer Mann, der ehemalige Schatzmeister der Baptistengemeinde in Coffs Harbour, hielt mich eines Tages auf der Strasse an, um sich nach Marianne zu erkundigen. Ich sagte ihm, dass ich fest an ihre Heilung glaubte, obwohl sich ihr Zustand deutlich verschlechtert hatte.

Er sah mich prüfend, aber voller Mitleid an, und dann sagte er leise: «Marcus, ich werde um Gottes Gnade für Sie und Ihre Familie beten, wenn Marianne stirbt.»

Ich reagierte wie immer, wenn jemand über Mariannes Tod sprach, mit Ablehnung. Es war für mich kein Trost, sondern brachte nur meinen Glauben ins Wanken.

Als Marianne immer schwächer wurde, versuchte ich, sie zu pflegen, so gut ich konnte. Neben meiner Verantwortung für Andrew, dem *Bethanien*-Dienst und Natasha wurde diese zusätzliche Aufgabe zu einer grossen Belastung für mich. Ich machte mir viele Gedanken über Natasha. Gerade in ihrem Alter brauchte sie ihre Mutter. Im Gebet mit anderen bat ich den Herrn, besonders für Natasha zu sorgen und unsere Familie in dieser schwierigen Zeit zusammenzuschweissen.

In Sydney hatte man mir gesagt, Marianne wäre bis Weihnachten tot. Aber zu Weihnachten feierte sie mit uns in einem kleinen französischen Restaurant in Nambucca Heads, einem Ort südlich von Coffs Harbour. Sie lebte auch noch am Neujahrstag, aber Mitte Januar musste ihr wegen der starken

Schmerzen Morphium gegeben werden. Das Atmen fiel ihr so schwer, dass sie nach Coffs Harbour ins Krankenhaus eingeliefert und mit Sauerstoff behandelt wurde.

Im Februar war sie wieder zu Hause, war aber jetzt ans Bett gefesselt und musste rund um die Uhr gepflegt werden. Sie brauchte ständig Medikamente und Sauerstoff und ich gab ihr täglich beides. Irgendwie schenkte mir Gott auch dafür die Kraft. Wieder einmal hätte ich das alles nicht geschafft ohne die Hilfe der Familie Boyce. Die beiden kochten für uns, halfen mir mit Andrew und Natasha und im *Bethanien*-Projekt. In diesem Zeitraum kamen die jungen Männer, die in der Gärtnerei arbeiteten, oft in unser Haus und baten mich bei dringenden Problemen um Hilfe.

Als Dr. Scott, unser guter Freund und Familienarzt, an seinem freien Tag zu Besuch kam, sah er, wie hoffnungslos überlastet ich war. Er nahm mich zur Seite und sagte: «Marcus, so kann das nicht weitergehen. Wenn du dich nicht ein bisschen schonst, hast du in einer Woche einen Nervenzusammenbruch. Marianne muss in eine Privatklinik. Ich fürchte, es gibt keine andere Lösung.»

An diesem Nachmittag kam ein Krankenwagen, um Marianne in die Klinik zu bringen. Ich sass bei ihr. Als wir unsere Auffahrt hinunterfuhren, sah ich durch das hintere Fenster unser Haus und unsere Farm. Dabei kam mir der Gedanke, Marianne könnte vielleicht nie mehr an diesen Ort zurückkehren. Diese Vorstellung war unerträglich für mich, und ich versuchte, sie sofort aus meinem Denken zu verbannen. «Marianne wird geheilt», sagte ich mir. «Und wenn sie noch so krank ist, der Herr wird sie aufrichten und uns zurückgeben.»

Damit immer jemand bei Marianne war, machte ich einen Rund-um-die-Uhr-Dienstplan für Frauen, die bereit waren, sie zu besuchen, wenn ich nicht da sein konnte. Marianne war erst einen oder zwei Tage im Krankenhaus, als Dr. Scott mich zum Abendessen einlud. Nach dem Essen gingen wir ins Wohnzimmer. Seine Frau Jocelyn servierte uns Kaffee. Zunächst sprachen wir über alles Mögliche, aber nach ein paar Minuten sah Dr. Scott mich an und sagte: «Marcus, ich muss dir etwas sagen. Meiner Meinung nach hat Marianne nur noch etwa drei Wochen zu leben.»

Ich sah ihm direkt in die Augen und entgegnete resolut: «Ian, aus medizinischer Sicht mag das stimmen. Aber *ich* glaube, dass Gott eingreifen und sie heilen wird.»

Ich sagte das zwar im Brustton der Überzeugung, aber noch während ich diese Worte aussprach, sah ich Mariannes schmales und schmerzverzerrtes Gesicht vor meinem inneren Auge. Aus meiner seelsorgerlichen Erfahrung mit vielen todkranken Menschen wusste ich: Marianne sah aus wie jemand, der bald sterben würde.

Als ich Dr. Scott in die Augen sah, stellte ich mir Marianne so vor, wie ich sie unbedingt sehen wollte – stark, gesund und frei von Krebs. In den letzten Wochen hatte ich immer wieder diesen inneren Kampf ausgefochten. Dabei bat ich Gott, dieses Bild von Marianne, das so lebendig vor mir stand, doch zur Wirklichkeit werden zu lassen.

In den folgenden beiden Wochen verlor Marianne rapide an Gewicht. Ihr Gesicht und ihr Körper waren abgemagert. Sie konnte ohne Sauerstoffmaske nicht mehr atmen. Man verabreichte ihr Morphium in hohen Dosen, um ihre schrecklichen Schmerzen zu lindern. Ich besuchte sie zweimal täglich. Wenn sie nicht sprechen konnte, hielt ich ihre Hand und betete. Ich forderte von Gott ihre völlige Wiederherstellung, die ich mir noch immer vor Augen malte. Wenn sie wach war, las ich ihr aus der Bibel vor. Ich ermahnte sie immer wieder, Gott zu vertrauen, dass er sie aufrichten würde. Wenn es ihr gut genug ging, sprachen wir auch über die Bücher, die wir über Krankenheilung gelesen hatten. Dann las ich ihr manchmal aus dieser Literatur Abschnitte vor, die ich unterstrichen hatte, weil sie für mich von besonderer Bedeutung waren.

Eines Tages, als der Pastor der Baptistengemeinde von Coffs Harbour Marianne besuchte, winkte er mich zu sich, als er ihr Zimmer verliess. Wir beide gingen nach draussen. «Marcus, Marianne geht es sehr schlecht», sagte er. «Ich finde, du solltest deine beiden Töchter in Sydney bitten, ihre Mutter zu besuchen.»

Bestimmt wollte er damit sagen, Claudia und Sandra könnten ihre Mutter nicht mehr lebend sehen, wenn sie nicht sofort kämen. Obwohl ich seine Meinung nicht teilte, wollte ich mich nicht mit ihm streiten, sondern sagte ihm, ich würde meinen Töchtern Bescheid geben.

Am nächsten Nachmittag kam Sandra aus Sydney an. Als ich sie zum Krankenhaus fuhr, versuchte ich, sie auf den Schock vorzubereiten, den sie beim Anblick ihrer Mutter bestimmt haben würde.

«Mama ist stark gealtert, seitdem du sie zuletzt gesehen hast», warnte ich sie. «Du wirst sie kaum wiedererkennen.»

Als Sandra ihre Mutter sah, war sie zutiefst erschüttert. Sie brach in Tränen aus und rannte weinend aus dem Zimmer. Ich folgte ihr sofort und sah sie in den Armen einer Krankenschwester, die versuchte, sie zu beruhigen. Trotz ihres Gefühlsausbruchs fasste sie sich schnell wieder und sagte: «Papa, ich möchte jetzt wieder zu Mama gehen. Ich werde es schon schaffen.»

Sie ging wieder zurück und Marianne streckte mit letzter Kraft die Arme nach ihr aus. Ein paar Minuten lang lagen sie sich schweigend in den Armen. Dann sagte Sandra: «Mama, es tut mir so Leid.»

«Das ist nicht schlimm, mein Schatz», entgegnete Marianne. «Ich verstehe das schon. Es ist so schön, dich zu sehen.»

Claudia kam am nächsten Tag an. Als sie Marianne erblickte, merkte ich, wie auch sie zutiefst erschrocken war über das Aussehen ihrer Mutter. Aber sie bemühte sich tapfer, es nicht zu zeigen. Gegen 19.00 Uhr an diesem Abend musste ich nach Hause gehen, um mich um Andrew und Natasha zu kümmern. Claudia und ich gingen Arm in Arm durch den Flur vor Mariannes Zimmer. Als wir am Stationszimmer vorbeikamen, winkte mich die Dienst habende Schwester zu sich und fragte: «Mr. Luedi, haben Sie einen Moment Zeit?»

«Ja, natürlich», antwortete ich und ging zu ihrem Schreibtisch.

«Haben Sie schon an ein bestimmtes Bestattungsunternehmen gedacht?»

Diese Frage traf mich völlig unvorbereitet. Ich hatte mich so sehr auf die Heilung von Marianne versteift, dass ich keinen Gedanken an ein Begräbnis und schon gar nicht an ein Bestattungsunternehmen verschwendet hatte. Ich wusste nicht, was ich sagen sollte. Dann fiel mir der Name eines Mannes ein, der einige Beerdigungen ausgerichtet hatte, als ich in der «United Church» Pastor war.

«Äh ... Keith Logue», murmelte ich. «Er ist ein Freund von mir.»

Die Schwester schrieb den Namen auf und ich ging mit Claudia zum Eingang.

«Sie müssen solche Fragen stellen», flüsterte ich, als ich meinen Arm um ihre Schultern legte. «Sie wollen einfach nicht verstehen, dass Mama nicht sterben wird.»

Als wir am Eingang standen, legte ich meine Hände auf ihre Schultern und sagte: «Wir wollen weiter fest daran glauben, Claudia. Du glaubst das doch auch, mein Schatz?»

Sie gab mir einen Kuss und dann umarmte sie mich fest. «Natürlich glaube ich das, Papa.»

Die Frage der Schwester wegen des Bestattungsunternehmens hatte meinen Glauben an eine wundersame Heilung Mariannes erschüttert. Ich musste meinen schwachen Glauben stärken. Deshalb ging ich nach Hause und entwarf ein Programm für den Dankgottesdienst, der nach der Heilung von Marianne stattfinden sollte.

Meine grösste Sorge galt jetzt Natasha. Obwohl sie bei uns war, seit Marianne im Krankenhaus lag, hatte sie sich beharrlich geweigert, sie zu besuchen. Wenn ich sie bat, mitzukommen, sagte sie: «Nein, Papa, ich will Mama nicht sehen, wenn sie so krank ist. Ich warte lieber, bis Gott sie geheilt hat.»

Da ich sie ständig in dem Glauben an die vollständige Heilung von Marianne bestärkt hatte, konnte ich dem nichts entgegensetzen. Meine Sorge um Natasha wurde jedoch grösser, als sie am folgenden Montagmorgen zu mir kam und klagte: «Papa, mir ist so schwindlig.»

Sie fühlte sich einsam – das konnte ich sehen.

Am nächsten Morgen klagte sie wieder, ihr sei schwindlig,

und so erlaubte ich ihr, zu Hause zu bleiben. Da ihre Beschwerden nicht aufhörten, weil sie, wie wir später herausfanden, von einer Infektion des Innenohrs herrührten, liess ich sie die ganze Woche nicht zur Schule gehen. Mir wurde plötzlich bewusst, wie sehr unsere kleine Tochter, die nie offen ihre Gefühle gezeigt hatte, innerlich litt. Sie brauchte dringend Liebe und Bestätigung. Allerdings wusste ich nicht, ob ich in meiner jetzigen Gefühlslage dieses Bedürfnis nach Zuwendung auch nur ansatzweise befriedigen konnte.

Am Freitagabend dieser Woche sagte ich nach meiner Rückkehr aus dem Krankenhaus zu ihr: «Natasha, du bist in den letzten vier Tagen nicht in der Schule gewesen. Ist dir vielleicht schwindlig, weil Mama krank ist?»

«Nein, Papa», antwortete sie nachdrücklich. «Ich mache mir überhaupt keine Sorgen wegen Mama. Ich weiss, dass sie genau wie Andrew geheilt wird.»

Am nächsten Morgen, es war am Samstag, dem 12. März 1988, läutete um 5.20 Uhr in meinem Arbeitszimmer das Telefon. Es war das Krankenhaus.

«Mr. Luedi, Ihre Frau ist soeben verstorben. Es tut mir sehr Leid.»

Kapitel 24

Der Tod von Marianne machte alle meine Hoffnungen zunichte. Selbst als ich im Krankenhaus ihren Leichnam gesehen hatte, wollte ich ihren Tod nicht wahrhaben. Gegen 6.30 Uhr war ich wieder zu Hause. Alles war ruhig, als ich vor unserer Haustür stand. Ich wusste nicht, wie ich es den Kindern beibringen sollte. Andrew war ein Frühaufsteher, und so war er schon auf, als ich den Hausflur betrat.

«Hallo, Papa!», rief er und umarmte mich. «Wo bist du gewesen?»

«Andrew», antwortete ich, «ich war im Krankenhaus. Mama ist gestorben.»

Seine Reaktion war erstaunlich. Sein Gesicht hellte sich auf, er presste seine kleinen Hände freudig zusammen und rief laut: «Mama ist im Himmel! Preist den Herrn! Mama ist im Himmel!»

Ich fragte mich, ob er überhaupt begriff, was ich ihm gerade mitgeteilt hatte.

«Mama ist gestorben», wiederholte ich langsam.

«Mama ist im Himmel! Mama ist im Himmel!», schrie er wieder. Er hüpfte auf und ab. Dabei klatschte er begeistert in die Hände. Plötzlich stand er still. Mit einem Stirnrunzeln sagte er nachdenklich: «Ach ... dann werde ich sie ja nicht mehr sehen.» Nach einer kurzen Pause war wieder ein Strahlen auf seinem Gesicht und er fügte hinzu: «Aber sie ist jetzt bei Jesus!»

Ich kniete mich hin und hielt ihn in den Armen.

«Ja, Andrew», murmelte ich, mehr zu mir selbst als zu ihm. «Du hast Recht. Mama ist jetzt bei Jesus.»

Während ich ihn an mich gedrückt hielt, wurde mir eines klar: Er hatte es wirklich begriffen – vielleicht mehr als wir alle.

Ich hatte eine dunkle Vorahnung, als ich mich aufraffte, um es Natasha zu sagen. Ich ging in ihr Zimmer. Sie lag zusammengerollt im Bett, als ob sie noch schlafen würde. Dann drehte sie sich zu mir herum.

«Papa», sagte sie tonlos. «Du siehst traurig aus.»

«Ich bin auch traurig, mein Schatz», erwiderte ich leise.

«Warum?», presste sie fast zornig heraus.

«Mama ist von uns gegangen», antwortete ich mit ruhiger Stimme.

Plötzlich verzog sich ihr Gesicht zu einer wütenden Grimasse.

«Das weiss ich!», schrie sie auf und warf die Bettdecke von sich. «Ich habe gehört, wie Andrew gerufen und in die Hände geklatscht hat, als du es ihm gesagt hast, aber ich kann es einfach nicht glauben!»

Dann stand sie auf, nahm eine Reisetasche, warf sie auf ihr Bett und öffnete sie. Sie ging zu ihrem Kleiderschrank, riss die Tür auf und zerrte ein paar Kleidungsstücke von Bügeln und aus Schubladen.

«Ich verlasse sofort dieses Haus!» Sie kochte vor Wut, als sie ihre Tasche packte. «Ich kann es nicht ertragen, auch nur eine Minute länger Mamas Keramiksachen anzusehen!»

Sie schloss die Reisetasche, warf ihre Schuluniform über und griff nach ihren Schulsachen.

«Fahr mich jetzt gleich zu Cherie», forderte sie und drängte sich an mir vorbei. «Sag mir Bescheid, wenn die Beerdigung ist.»

Es war sinnlos, sie zur Vernunft zu bringen, und so fuhr ich sie zum Haus ihrer Freundin. Als ich wieder zu Hause war, begann ich mit den Telefonaten. Claudia und Sandra waren wieder in Sydney, und so rief ich sie zuerst an. Als ich Claudia mitteilte, dass ihre Mutter gestorben sei, schwieg sie ein paar Sekunden lang. Ihr Schweigen war ein Ausdruck ihrer tiefen Erschütterung über das, was geschehen war. Ich konnte Sandra nicht direkt erreichen. Deshalb bat ich einen Bekannten, es ihr auszurichten. Claudia und Sandra verliessen Sydney noch am selben Abend mit dem Zug. Ich holte sie am nächsten Morgen am Bahnhof von Coffs Harbour ab. Obwohl sie sich tapfer hielten, merkte ich, wie erschüttert sie waren. Mariannes Tod hatte ihre feste Gewissheit über die Heilung ihrer Mutter zunichte gemacht.

Als ich ihr Gepäck im Kofferraum meines Autos verstaute, sagte Claudia: «Papa, kann ich den Leichnam von Mama noch sehen, bevor du uns nach Hause fährst?» Ich fuhr sie zur Leichenhalle von Keith Logues Bestattungsinstitut. Als wir vor dem Gebäude anhielten, fragte ich Sandra, ob sie mitkommen wolle. Sie verneinte.

Claudia stand am offenen Sarg. Ihre Augen füllten sich mit Tränen. Dann sagte sie leise, aber bestimmt: «Jetzt glaube ich, dass Mama wirklich tot ist.»

Damit versuchte sie, die Kluft zwischen der verlorenen Hoffnung auf Heilung und der grausamen Realität des Todes zu überbrücken. Als ich die Leichenhalle verliess und den Arm um sie legte, merkte ich, dass ich selbst mich noch nicht mit dem Verlust meiner Frau und dessen verheerenden Auswirkungen auf meinen Glauben abgefunden hatte.

Wir waren nur kurze Zeit zu Hause, als George anrief, der Mann mit der Zehn-Punkte-Liste, die seiner Meinung nach die Heilung von Marianne gewährleistet hätte, wenn wir uns daran gehalten hätten.

«Hier ist George», sagte er. «Ich habe gerade davon gehört. Der Tod Ihrer Frau tut mir Leid, aber ich habe gewusst, dass das geschehen wird. Sie haben die Punkte, die ich niedergeschrieben habe, nicht befolgt, nicht wahr? Gleich nachdem ich diese Liste bei Ihnen gelassen habe, bin ich weggegangen und habe gebetet. Dann wurde mir klar: Sie würden nicht Busse tun und Ihre Frau würde sterben. Der Tod Ihrer Frau hätte verhindert werden können. Sie allein sind schuld daran!»

Ich war nicht in der Stimmung, mit diesem Mann zu reden. Deshalb beendete ich das Telefonat, indem ich ohne ein weiteres Wort einfach auflegte. Gegen Mittag, als ich zusah, wie Claudia und Sandra uns etwas zu Essen zubereiteten, erkannte ich, wie sehr sie und meine anderen beiden Kinder in den nächsten Tagen auf meine Unterstützung angewiesen waren – vor allem nach der Beerdigung. In meinem derzeitigen Zustand war ich dazu jedoch nicht in der Lage. Ich war durch

Mariannes Tod wie gelähmt. Ich fragte Gott immer wieder, warum er sie nicht geheilt hatte. Aber ich bekam keine Antwort. Ich war am Ende. Ich war gescheitert. Das wusste ich, und ich nahm dieses Scheitern an. Dann hörte ich mich plötzlich sagen: «Gott, ich weiss nicht, warum du Marianne weggenommen hast, aber ich akzeptiere es.» Noch während ich diese Worte aussprach, war meine tiefe Enttäuschung, die ich Gott gegenüber empfand, wie weggeblasen. An ihrer Stelle spürte ich neue Kraft und einen inneren Frieden, der mich durchtragen sollte.

Sofort ging ich zum Telefon und rief den Pastor an, der den Beerdigungsgottesdienst leiten sollte. Ich sagte zu ihm: «Graeme, als Sie mich gestern gefragt haben, ob ich den Gottesdienst mitgestalten will, habe ich das kategorisch abgelehnt. Jetzt möchte ich doch mitwirken. Ich möchte morgen die Trauerrede halten.»

«Marcus», entgegnete er, «ich bin sehr froh darüber. Ich werde für Sie beten, wenn Sie sich darauf vorbereiten.»

Zum Gottesdienst kamen sehr viele Menschen. Es war eine gesegnete Zeit. Gott begegnete uns in unserer Trauer, und wir konnten sehen, wie er zu jedem der Anwesenden sprach. Der Herr gab mir tatsächlich die Kraft, die Trauerrede zu halten. Darin hielt ich Rückschau auf unsere 22 Ehejahre. Ich berichtete, wie Gott uns durch ungewöhnliche Umstände nach Australien geführt und wie er Marianne gebraucht hatte, um mich zu Christus zu bringen. Dafür würde sie im Himmel bestimmt einen Lohn erhalten. Marianne war nicht nur eine gute Mutter und eine wunderbare Ehefrau, sondern sie hatte auch ein weites Herz für Menschen in Not, für die Niedergeschlagenen und die Obdachlosen.

Der extreme Pfingstler, der in Zungen für eine vollständige Heilung von Marianne gebetet hatte, war nicht zum Gottesdienst gekommen. Später vermied er jeden weiteren Kontakt mit mir. Der ehemalige Schatzmeister, der mir gesagt hatte, er würde den Herrn für mich um Gnade bitten, wenn Marianne sterben würde, kam nach der Beerdigung zu mir und drückte mir einen Briefumschlag in die Hand. Darin befanden sich

500 Dollar als Spende für die Bestattungskosten. Die praktische Nächstenliebe dieses Mannes rührte mich zutiefst.

Die Beerdigung war vorbei. Die Menschen, die mir mit Worten und Umarmungen ihr Beileid ausgedrückt hatten, waren weg – wie Blumen, die schnell verwelken. Jeder hatte sein eigenes Leben zu meistern, seine Familie, um die er sich kümmern musste, seine eigenen Schwierigkeiten und sein eigenes Leid zu ertragen.

Ich hatte vielen Menschen in Krankheit und Leid beigestanden, und deshalb wusste ich, dass die einsamste Zeit noch vor mir lag. Das Leben musste weitergehen – ohne Marianne, meine geliebte Frau und die Mutter unserer Kinder.

Kapitel 25

Von uns allen litt Natasha wohl am meisten. Sie weigerte sich, über den Tod ihrer Mutter zu sprechen. Trösten lassen wollte sie sich nicht, auch nicht von denen, die ihr am nächsten standen. Sie schloss sich in ihrem Zimmer ein und wollte mit niemandem sprechen. Einmal versuchte Jean-Pierre sie zu überreden, ihm die Tür aufzumachen. Als sie seiner Bitte schliesslich nachkam und er sie in den Arm nehmen wollte, erstarrte sie, verzog das Gesicht und drehte den Kopf weg. Dieses Verhalten war ein Ausdruck tiefster Ablehnung. Es dauerte Jahre, bis sie es fertig brachte, wieder mit ihm zu reden oder ihm in die Augen zu sehen.

Claudia und Sandra kehrten nach Sydney zurück. Andrew und Natasha gingen wieder in die Schule. Ich nahm die Leitung des *Bethanien*-Projektes wieder auf. Gleichzeitig versuchte ich, meinen beiden jüngeren Kindern Vater und Mutter zugleich zu sein. Die Familie Boyce und andere christliche Freunde halfen uns, wann immer sie konnten.

Ich bekam viele Briefe – die meisten waren ermutigend, andere wieder nicht. Eine Christin schrieb mir: «Was ist das für ein Gott, der den Sohn heilt und die Mutter wegnimmt?» Ich zwang mich, solche Fragen nach dem Warum nicht zu stellen, aber die Worte dieser Frau rissen eine alte Wunde wieder auf. Ich hatte auf diese Frage noch immer keine Antwort. Allerdings konnten solche Gedanken leicht dazu führen, das Wesen Gottes in Frage zu stellen, und das wollte ich mir nicht antun. Am Tag vor der Beerdigung hatte ich mir stattdessen vorgenommen, Gott zu vertrauen, ohne nach dem Warum zu fragen. Deshalb beantwortete ich diesen Brief nicht.

Die wichtigste Frage in dieser Zeit für mich war nicht, warum Gott mich auf diesen Leidensweg führte, sondern ob er ein Gott ist, dem man vertrauen kann. Auch Martin Luther spricht über die Vertrauenswürdigkeit Gottes. Einer seiner Aussprüche lautet:

«Ich kenne den Weg nicht, den er mich führt, aber ich kenne den, der mich führt.»

Diese Worte und Texte aus der Bibel halfen mir, jeden neuen Tag zu meistern. Der Text in Römer 8,28 wurde für mich zu einem Rettungsanker: *«Wir wissen aber, dass denen, die Gott lieben, alle Dinge zum Besten dienen, denen, die nach seinem Ratschluss berufen sind.»* Ein weiterer Text aus dem Neuen Testament verdeutlichte mir etwas anderes: Auch wenn die Schnitte mit dem Winzermesser weh taten, konnte ich doch auf Gott als liebevollen Weingärtner vertrauen, denn er möchte Frucht hervorbringen: *«Ich bin der wahre Weinstock, und mein Vater der Weingärtner. Eine jede Rebe an mir, die keine Frucht bringt, wird er wegnehmen; und eine jede, die Frucht bringt, wird er reinigen, dass sie mehr Frucht bringe»* (Joh. 15,1.2).

In den nächsten Monaten liess mein geistliches Leben zwar zu wünschen übrig, aber ich wusste, dass trotz meiner unbeantworteten Fragen der Gott, dem ich fraglos vertraute, mir in seiner Gnade die Kraft gab, jeden Tag zu bewältigen. Damals zog ich mich aus der aktiven Mitarbeit in der Gemeinde zurück. Das geschah aus zwei Gründen. Zum einen wollte ich meinen Kindern und dem *Bethanien*-Projekt mehr Zeit widmen, und zum anderen war ich noch nicht bereit, wieder so zu predigen wie vorher. Ich fühlte mich ausserstande, Gläubige zu ermuntern, alle ihre Sorgen auf den Herrn zu werfen. Wenn ich eine Predigt über den Glauben hörte, war es mir, als ob ein Schwert durch meine Seele dringen würde. Solche Botschaften dienten nicht dazu, mein Gottvertrauen zu stärken. Zu meiner Beschämung fragte ich mich stattdessen: «Was weiss er schon über den Glauben? Habe ich nicht viel mehr geglaubt als jeder andere?»

Ich merkte, wie ich noch immer Gott beschuldigte, meine Frau nicht geheilt zu haben, obwohl er mich doch immer wieder ermutigt hatte, an ihre Heilung zu glauben. Er hatte mich im Stich gelassen – und nicht nur mich, sondern auch meine Kinder. Ich hatte sie ermuntert, meinen Glauben zu teilen. Weil sie selbst nicht dazu in der Lage waren, hatten sie sich in gewisser Weise auf mein Gottvertrauen gestützt, nur um dann wie ich am Glauben Schiffbruch zu erleiden, als Marianne starb. Für viele Menschen, die zu mir aufgesehen hatten, weil sie mich für einen Mann des Glaubens hielten, war mit meinem Scheitern ebenfalls eine Welt zusammengebrochen.

Was war falsch gelaufen?

Hatte Gott einen Fehler gemacht?

Natürlich nicht, sagte ich mir. Er ist vollkommen. Der Fehler kann nicht bei ihm liegen. Könnte ich einen Fehler gemacht haben? Das war unmöglich. Die Gedanken Gottes sind in seinem Wort, der Bibel, offenbart. Ich hatte die Heilung von Marianne in Anspruch genommen, ja sogar vor meinem inneren Auge gesehen, und zwar allein auf der Grundlage dessen, was Gott gesagt hat.

Etwas wurde mir jedoch deutlich: Wenn ich wirklich ein Mann des Glaubens und für Gott oder die Menschen überhaupt noch von Nutzen sein wollte, dann musste ich dieses Problem lösen – je eher, desto besser. So bat ich den Herrn, mir zu zeigen, wie das geschehen konnte. Mein Gebet wurde schneller erhört, als ich es für möglich hielt. Der Herr brachte mich mit Oscar Hauser, einem Landsmann von mir, zusammen. Er arbeitete in der Schweiz als Pastor der evangelikalen Brüdergemeinde. Seltsamerweise kannte er mich seit meiner frühen Jugend. Er war gerade in Coffs Harbour angekommen, um einen Kollegen, der für zwölf Monate auf Heimaturlaub ging, zu vertreten.

Kurz nach seiner Ankunft besuchte ich ihn und seine Frau. Oscar war ein älterer, weiser Mann, und so machte es mir nichts aus, ihm dieses Problem, das mich in meinen Gebeten beschäftigte, zu schildern. Als wir in seinem Arbeitszimmer sassen, erzählte ich ihm von Mariannes Krankheit und dass ich in jener Zeit in bestimmte Bibelverse Verheissungen Gottes über die Heilung meiner Frau hineingelesen hatte. Ich sagte ihm auch, wie ich dann zur Bestätigung weitere Bibeltexte (oder «Rhemas», wie sie von Anhängern der Heilungsbewegung oft bezeichnet werden) gesucht und auch gefunden hatte. Weiter erklärte ich ihm, wie ich die von Dr. Paul Yonggi

Cho in seinem Buch *Die vierte Dimension* als «geführte Visualisierung» bezeichnete Technik anwandte und mir im Gebet meine Frau so vorstellte, wie ich sie unbedingt wieder sehen wollte, nämlich als blühenden und gesunden Menschen.[1]

Oscar hörte mir zu, ohne mich zu unterbrechen.

«Ich habe hier ein Buch, das dir vielleicht hilft, Marcus», sagte er und fuhr mit dem Finger suchend über die zahlreichen Bände in seinem Bücherregal. Er fand ein Taschenbuch, nahm es heraus und begann darin zu blättern.

«Diesen Teil wirst du bestimmt interessant finden», fuhr er nachdenklich fort, als er die Seite gefunden hatte, das Buch umdrehte und es mir gab. «Im zweiten Absatz auf Seite 33.»

Ich begann zu lesen. Es ging um den koreanischen Evangelisten und Heiler Dr. Paul Yonggi Cho und sein Buch *Die vierte Dimension*. Der Inhalt des Buches wurde kurz dargestellt und seine darin vertretene Hauptlehre wie folgt zusammengefasst: «Gott hat die Welt durch die Macht seiner Vorstellungskraft (Imagination) geschaffen. Der Mensch als Geistwesen der 'vierten Dimension' kann ebenfalls durch die Macht seiner Vorstellungskraft (Imagination) seine Umwelt verändern.»

Aus meiner eigenen Lektüre der Bücher von Yonggi Cho wusste ich, dass er tatsächlich diese Lehre verkündigte. Ich hatte nicht nur darüber gelesen, sondern auch fest daran geglaubt. Ich las weiter bis zum nächsten Absatz. Dort wurde die Gebetstechnik der «Visualisierung» erwähnt, die ich praktiziert hatte, als ich Gott um die Heilung von Marianne bat. Die Autoren des Buches sprachen sich jedoch dagegen aus. Sie warnten sogar davor, weil diese Technik in der Regel von Okkultisten verwendet werde. Auf derselben Seite behaupteten sie sogar, die Techniken der «Visualisierung» und der «Imagination» seien vergleichbar mit den Praktiken von Zauberern.

Das Gelesene beunruhigte mich. *Worum geht es in diesem Buch?* fragte ich mich. *Und wer hat es geschrieben?*

Ich warf einen Blick auf den Titel. Er lautete: *Die Verführung der Christenheit*[2]. Die Verfasser waren Dave Hunt und T.A. MacMahon. Ihre Namen sagten mir nichts. Dann drehte ich das Buch um und las auf der Umschlagrückseite: «Die Bibel stellt eindeutig fest, dass es vor der Wiederkunft Christi einen grossen Abfall vom Glauben geben muss. Heute werden Christen von einer neuen Weltanschauung angezogen, die subtiler und verführerischer ist als alles, was die Welt bisher erlebt hat.»[3]

Ich hielt inne, denn ich wusste, dass die Bibel die Gläubigen warnt, sich nicht täuschen zu lassen von falschen Lehrern und falschen Propheten. Im Matthäusevangelium, und zwar im 11. Vers des 24. Kapitels, hatte Jesus Christus selbst das Auftreten von falschen Propheten vorhergesagt, vor allem für die letzten Tage vor seiner Rückkehr. Könnte die geführte Visualisierung, für die ich mich so vehement ausgesprochen hatte, zu dieser grossen Täuschung gehören? Bestimmt nicht! Wie konnte ich als gläubiger Christ auf einen Betrug hereingefallen sein? Und doch hatte Christus, als er über die Zeichen und Wunder sprach, die von falschen Propheten vollbracht werden würden, auch davor gewarnt, *«dass sie, wenn es möglich wäre, auch die Auserwählten verführten»* (Matth. 24,24). Mein Blick fiel auf die letzten beiden Sätze auf der Umschlagrückseite. Als ich sie las, wurde ich stutzig.

«Die Verführung der Christenheit wird nicht als ein Frontalangriff oder eine brutale Unterdrückung unserer Glaubensüberzeugungen auftreten. Sie wird vielmehr als eine neue, verheissungsvolle 'Weltanschauung' daherkommen und uns ein glücklicheres, gesünderes, gebildeteres, ja sogar geistlich tiefgehenderes Leben versprechen. Dieses Buch bietet eine klare Sicht der Zeit, in der wir leben. Es ist ein klarer Ruf an jeden Gläubigen, sich für das Original und gegen die Fälschung zu entscheiden. Nur dann können wir hoffen, dass wir vor der *Verführung der Christenheit* bewahrt bleiben.»[4]

Ich sah Oscar an. Er stand vor seinem Bücherregal. Seine blauen Augen, die von starken Brillengläsern um ein Vielfaches vergrössert wurden, blickten geduldig und freundlich. Ich war seelisch und geistlich tief erschüttert von dem, was ich da gelesen hatte.

«Oscar», sagte ich finster. «Wenn das, was in diesem Buch

steht, wahr ist, dann bin ich auf eine schreckliche Täuschung hereingefallen. Yonggi Cho war mein Mentor. Sein Buch war so etwas wie ein Gebets-Handbuch für mich, als ich für die Heilung von Marianne gebetet habe.»

«Warum nimmst du dieses Buch nicht mit nach Hause und liest es dir in aller Ruhe durch?», schlug Oscar vor.

Ich folgte seinem Rat. Das Buch war gut recherchiert und geschrieben. Nach wenigen Tagen hatte ich es ausgelesen. Ich war innerlich aufgewühlt. Den Autoren zufolge sollte jeder Christ auf der Hut sein, damit er nicht durch die leere Täuschung falscher, weltlicher Philosophien seines Glaubens beraubt wird. In ihrer Begründung bezogen sich die Verfasser auf eine Aussage des Apostels Paulus aus seinem Brief an die Kolosser: *«Seht zu, dass euch niemand einfange durch Philosophie und leeren Trug, gegründet auf die Lehre von Menschen und auf die Mächte der Welt und nicht auf Christus»* (Kol. 2,8). Obwohl diese Täuschungen sich einen frommen Anstrich geben könnten, seien sie alles andere als biblisch. Mit vielen Beispielen belegten sie, dass vielen Lehren über die Art, wie man Gebetserhörungen erreichen kann, in Wirklichkeit weit verbreitete okkulte Praktiken zugrunde liegen. Das Buch enthielt eine ausführliche Darlegung über die Heilungs-Bewegung. Demnach stammen viele ihrer Praktiken aus der uralten Tradition des heidnischen Schamanismus oder der Zauberei, werden aber heute als christlich ausgegeben. Die Vertreter dieser Lehren verdrehen Bibeltexte, um ihren Auffassungen einen biblischen Anstrich zu verleihen.

Das gut dokumentierte Kapitel über dieses Thema begann mit einem weiteren Zitat aus einem Brief des Apostels Paulus. Seinen Worten zufolge wird eine Zeit kommen, in der Gläubige die gesunde Lehre nicht mehr hören wollen: *«Denn es wird eine Zeit kommen, da sie die heilsame Lehre nicht ertragen werden; sondern nach ihren eigenen Gelüsten werden sie sich selbst Lehrer aufladen, nach denen ihnen die Ohren jucken, und werden die Ohren von der Wahrheit abwenden und sich den Fabeln zukehren»* (2. Tim. 4,3.4). Als ich das las, begriff ich, dass mein sehnlicher Wunsch nach der Heilung von Marianne mich aussergewöhnlich verwundbar gegenüber falschen Lehren gemacht hatte. Je mehr ich las, desto mehr erkannte ich, wie die Autoren Hunt und MacMahon von einer soliden biblischen Basis aus das Echte und das Falsche enthüllten. Für mich als bibelgläubigen Christen war das ermutigend, denn die falschen Lehren, die sie der Bibel gegenüberstellten, waren sorgfältig recherchiert und gründlich dokumentiert worden.

Auch die Ausgewogenheit und der Ton dieses Buches beeindruckten mich. Es zeigte nicht nur auf, was an den untersuchten Glaubenslehren und Praktiken *falsch*, sondern auch, was nach dem Wort Gottes *richtig* ist. Als ich das Buch zu Ende gelesen hatte, rief ich Oscar an und sagte ihm, ich müsse ihn so bald wie möglich sehen. Er hörte wohl die Unruhe in meiner Stimme, und so bat er mich, doch gleich bei ihm vorbeizukommen.

«Ich habe das Buch gelesen», sagte ich, als ich mit ihm in sein Arbeitszimmer ging.

«Was hältst du davon?», fragte er, als wir beide Platz nahmen.

«Oscar, das was in dem Buch steht, ist wahr. Ich muss Busse tun. Jetzt ist mir klar, dass ich menschlichen Lehren gefolgt bin und nicht dem Wort Gottes. Diese Lehren, die ich nicht nur geglaubt, sondern auch praktiziert und an andere weitergegeben habe, haben tatsächlich ihre Wurzeln im Okkultismus. Und, Oscar», fuhr ich fort, «alle vier Autoren, deren Lehren ich angewendet und anderen empfohlen habe, sind in diesem Buch aufgeführt: Yonggi Cho, Agnes Sanford, Francis McNutt und Richard Forster. Sie alle werden hier erwähnt – jeder Einzelne!», sagte ich und tippte mit dem Zeigefinger auf das Buch.

«Oscar», gestand ich beschämt, «ich habe die meisten dieser Autoren studiert und mit Marianne über ihre Philosophie der Heilung gesprochen, um ihr Mut zu machen, als wir erfuhren, dass sie Krebs hatte. Sie selbst hat viele solcher Bücher gelesen. Besonders das Buch *Heilendes Licht*[5] von

Agnes Sanford hatte es ihr angetan. Während ihrer letzten Zeit im Krankenhaus las sie ständig darin. An ihrem Todestag lag es auf ihrem Nachttisch. Mein Bruder», sagte ich zerknirscht, «ich muss wirklich Busse tun wegen der Dinge, die ich getan habe!»

Wir neigten die Köpfe zum Gebet.

Ich bat den Herrn, mir zu vergeben, weil ich menschliche Lehren angenommen und ihnen grössere Bedeutung beigemessen hatte als seinem Wort. Dann sagte ich mich von ihnen los und bat den Herrn um Kraft, mich von ihnen zu distanzieren und jede falsche Lehre, die ich in mich aufgenommen hatte, zurückzuweisen, um nur noch der Bibel zu vertrauen. Weiter bat ich ihn um seine Gnade, das, was ich gesagt und getan hatte, richtig zu stellen, wenn ich damit andere in die Irre geführt und ihnen geschadet hatte – besonders in meiner eigenen Familie. Ich dankte dem Herrn, weil er durch Oscar und durch das Buch, das er mir gegeben hatte, gewirkt hatte, um mir meine Irrtümer aufzuzeigen und mich in seiner Wahrheit zu gründen.

Als ich meine Augen öffnete, sagte ich: «Ich muss sofort mit Claudia, Sandra und Natasha sprechen.»

Bei der nächsten Gelegenheit tat ich das. Ich erklärte es ihnen so: Obwohl der Herr Andrew aufgerichtet hatte und ihn bis zu diesem Tag am Leben erhielt, hatte ich deswegen noch lange nicht das Recht, die Heilung von Marianne in Anspruch zu nehmen oder sogar zu fordern, wie ich es getan hatte. Ich sagte ihnen, ich hätte jetzt begriffen, dass Gott nicht Heilung schenkt aufgrund einer «Gebetsformel» oder einer «Rhema-Bestätigung», die wir aus der Bibel herauszulesen meinen. Weiter erklärte ich ihnen, ich hätte unbiblischen Lehren geglaubt und dadurch in ihnen falsche Erwartungen über die Heilung ihrer Mutter geweckt.

Dann ging ich zu anderen Personen, die wie ich an die unbiblische Lehre über die Krankenheilung glaubten. Auch ihnen erklärte ich, dass ich im Unrecht gewesen war. Als ich mich auf diesen Weg begab, merkte ich, wie sich meine irrigen Auffassungen weit über meinen Familien- und Freundeskreis hinaus verbreitet hatten. Vor der Erkrankung von Marianne hatte ich öffentlich darüber gesprochen. Die Presse hatte ausführlich über meinen Standpunkt berichtet, als Andrew so schwer krank war. Als ich mir Zitate meiner damaligen Aussagen ins Gedächtnis rief, schämte ich mich, vor allem auch wegen meiner damaligen inneren Einstellung. Mein Kommentar über die baldige Genesung von Andrew wurde in mehreren australischen Tageszeitungen veröffentlicht. Eines dieser Zitate lautete wie folgt:

«'Ich fühle mich jetzt stark, weil uns vollständige Heilung verheissen ist und wir nichts anderes hinnehmen werden', sagte Marcus gestern.»[6]

Für einige waren es vielleicht Worte des Glaubens. Aber für mich waren sie inzwischen der Ausdruck eines nicht fundierten Glaubens an Heilung und somit fast schon Anmassung oder sogar Arroganz.

Meine Erkenntnis kam nicht etwa daher, weil der Tod meiner Frau meinen Glauben geschwächt hatte. Im Gegenteil – mein Glaube war jetzt stärker als vorher. Nachdem ich mich vorher hatte verleiten lassen, mein Vertrauen auf schwache Menschen und ihre Lehren zu setzen, wollte ich es jetzt dort investieren, wohin es wirklich gehörte, nämlich beim Gott der Bibel.

Nach meinem neuen Verständnis war Andrew nicht geheilt worden, weil ich von Gott seine Heilung gefordert hatte oder wegen eines Textes, den ich in der Bibel oder woanders als Bestätigung entdeckt zu haben meinte. Gott ist nicht verpflichtet, das zu tun, was wir wollen. Er lässt sich von uns nicht unter Druck setzen. Er hatte Andrew geheilt, weil er es in seiner unendlichen Weisheit beschlossen hatte. Es lag in seiner Absicht, Andrews Leben zu verlängern, auch wenn wir nicht wussten, warum, und so war Andrew noch immer unter uns. Aber deswegen hatte ich noch lange nicht das Recht, anzunehmen, er würde auch Marianne am Leben erhalten. Ich konnte noch immer nicht verstehen, warum Gott Marianne nicht geheilt hatte. Aber wenn er ihr Heilung geschenkt hätte, dann hätte ich dieses Wunder irrtümlicherweise den unbiblischen Gebetstechniken zugeschrieben, die ich damals angewandt hatte, um ihre Genesung herbeizuführen.

Wenn Marianne geheilt worden wäre, hätte mich nichts daran gehindert, die Echtheit dieser Täuschung zu bezeugen. Ich hätte mich vielleicht den führenden Vertretern der Heilungsbewegung angeschlossen und in einem vollzeitlichen Dienst weltweit deren Lehren verkündet und womöglich selbst Heilungen praktiziert. Obwohl ich niemals in der Lage sein würde, alles, was ich öffentlich gesagt hatte, zurückzunehmen oder richtig zu stellen, wollte ich wenigstens versuchen, in den Gemeinden, in denen ich über Heilung gesprochen hatte, zur Aufklärung beizutragen. Ich begann damit, indem ich in mehreren Gemeinden in der Umgebung von Coffs Harbour Vorträge hielt. Jedes Mal erklärte ich, wie und warum ich in der Frage der Krankenheilung vom richtigen Weg abgekommen war. Ich wies darauf hin, dass ich unter dem subtilen Einfluss fragwürdiger Lehren eine Position vertreten hätte, die oberflächlich betrachtet zwar biblisch zu sein schien, in Wirklichkeit jedoch alles andere als das war. Um zu veranschaulichen, wie eine scheinbar unbedeutende Veränderung in der eigenen Auffassung über eine biblische Lehre gravierende Auswirkungen haben kann, zitierte ich ein prägnantes Beispiel, das ich im Buch *Die grosse Anpassung – Der Zeitgeist und die Evangelikalen* von Dr. Francis Schaeffer gefunden hatte.

«Nicht weit von unserem Wohnort in der Schweiz erhebt sich eine Gebirgskette mit einem Tal auf beiden Seiten. Einmal war ich dort, als die gesamte Gebirgskette mit Schnee bedeckt war. Die Schneedecke war völlig geschlossen, sie schien eine Einheit zu sein. Diese Einheit war jedoch eine Illusion, denn sie verlief entlang einer eindeutigen Trennwand; sie befand sich auf beiden Seiten einer 'Wasserscheide'. Bei der Schneeschmelze würde der eine Teil des Schneewassers in das eine Tal fliessen, der direkt daneben befindliche andere Teil des Schnees würde bei seiner Schmelze in das andere Tal fliessen.

Nun verhält es sich bei dieser besagten Gebirgskette so, dass der Schnee, der bei der Schmelze auf der einen Seite des

Gebirges hinunterfliesst, in ein Tal gelangt und sich in ein kleines Flüsschen ergiesst, das wiederum in den Rhein mündet. Der Rhein fliesst durch Deutschland und mündet in die kalten Gewässer der Nordsee. Das andere Schneewasser, das direkt an der Wasserscheide des Gebirgskamms auf der anderen Seite hinunterläuft, ergiesst sich in einem Sturzbach über die nackten Felsen in das Rhonetal. Dieses Wasser fliesst in den Genfer See – und gelangt an dessen Ende in die Rhone, die durch Frankreich fliesst und in das warme Wasser des Mittelmeers mündet. Der Schnee liegt wie eine geschlossene Decke über dieser Wasserscheide, anscheinend eine Einheit. Aber wenn er schmilzt, liegen die Ziele des Schmelzwassers buchstäblich Tausende von Kilometern voneinander entfernt. Das ist eine Wasserscheide. Das ist es, was eine Wasserscheide ausmacht. Eine Wasserscheide trennt. Man kann eine klare Trennungslinie zwischen dem ziehen, was zunächst ein und dasselbe oder doch zumindest sehr ähnlich zu sein schien, was aber in Wirklichkeit auf völlig verschiedene Situationen hinausläuft. In einer Wasserscheide liegt eine Grenzlinie.»[7]

Den Gläubigen, denen ich diese Illustration nahe brachte, erklärte ich, dass ich es selbst zugelassen hätte, von der Lehre her auf der falschen Seite der göttlichen Grenzlinie zu stehen – mit katastrophalen Auswirkungen. In der heutigen Zeit befänden sich Christen im Hinblick auf die Inspiration und Autorität der Bibel ebenfalls an einer Wasserscheide oder einem Wendepunkt. Nachdem ich das Buch *Die Verführung der Christenheit* gelesen und zur biblischen Lehre über die Krankenheilung zurückgefunden hatte, schien es, als ob ein Schleier von meinen Augen genommen worden wäre. Als ich den Menschen, die ich in die Irre geführt hatte, mein Unrecht eingestand, war mir, als ob eine schwere Last von mir abfiele.

Der Herr hatte mich in seine Schule genommen, als ich durch das dunkle Tal des Leides und der Krankheit ging. Hier begann ich zu lernen, dass es sich mit der Krankenheilung genauso verhält wie mit jedem anderen Aspekt im Leben eines Christen, nämlich so, wie es der Herr Jesus Christus in Gethsemane aus der Tiefe seiner Seelenqual seinem Vater gegenüber bezeugte: *«Mein Vater, ist's möglich, so gehe dieser Kelch an mir vorüber; doch nicht wie ich will, sondern wie du willst!»* (Matth. 26,39).

Kapitel 26

In den nächsten Monaten verlief das Leben für uns wieder in normalen Bahnen. Zumindest schien das so, bis zu dem Tag, als ich nach Hause kam und ein offiziell aussehender Brief an meiner Haustür hing. Zu meiner Verblüffung handelte es sich um einen dritten und endgültigen Räumungsbefehl. Alle Bewohner des Anwesens hatten ein Exemplar erhalten. Wir sollten innerhalb von neun Tagen das Grundstück verlassen. Erschreckt stellte ich fest, dass die Verpächter mich falsch informiert hatten, als sie mir rieten, ich solle die vorherigen Räumungsbefehle einfach ignorieren. Ich rief die Bank an, die diese Mitteilung verfasst hatte, und schilderte das Problem. Aber dort wollte man mir nicht entgegenkommen, weil eine Zwangsvollstreckung durchgeführt werden sollte. Wenn wir das Anwesen nicht innerhalb von neun Tagen räumten, würde man uns zwangsweise von dort entfernen. Es war für uns jedoch unmöglich, in dieser kurzen Zeit umzuziehen. Da die örtliche Zweigstelle unserer Bank uns keine Fristverlängerung einräumen wollte, entschloss ich mich, mich direkt an das Management in Sydney zu wenden. In einem zweiseitigen Brief beschrieb ich die Umstände, die zur jetzigen Situation geführt hatten, und dann versandte ich ihn sofort per Fax. Innerhalb von 24 Stunden teilte mir ein Vertreter des Managements die Fristverlängerung mit. Wir hatten somit genügend Zeit, das Anwesen zu räumen und soviel wir konnten zu verkaufen. Mit der Räumung des Grundstücks und dem eiligen Verkauf unserer Vermögenswerte fand unser *Bethanien*-Projekt ein vorzeitiges Ende.

In den vergangenen zwölf Monaten hatte ich meine Frau verloren und beinahe auch meinen Sohn, der jetzt noch nicht gesund war. Mein ganzes Geld war weg, mein Zuhause und jetzt auch noch mein Dienst. Trotzdem wusste ich, dass der Herr noch immer mit mir war, an mir wirkte und mich formte wie der Töpfer den Ton, um sein Ziel mit mir zu erreichen. Allerdings sollte ich bald die Folgen dieser Dauerbelastung zu spüren bekommen.

Etwa zwei Wochen, nachdem wir das Anwesen geräumt hatten, fuhr ich mit dem Auto durch die Hauptstrasse von Coffs Harbour, als mich plötzlich vom Kopf bis zur linken Schulter eine Art Elektroschock durchfuhr. Es fühlte sich so an, als ob an meinem Körper Elektroden befestigt und dann der Strom angeschaltet würde. Mir wurde schwindlig und ich befürchtete schon, das Bewusstsein zu verlieren, einen Herzinfarkt oder einen Schlaganfall zu bekommen. Sofort hielt ich am Fahrbahnrand an. Nach etwa einer Minute verschwanden die Symptome. Aber als ich aus dem Auto ausstieg, kamen sie wieder. Ich ging sofort zu meinem Arzt Ian Scott. Er überwies mich gleich weiter zu Dr. Ross Walker, einem in Coffs Harbour praktizierenden Herzspezialisten, den ich persönlich kannte.

Dr. Walker untersuchte mich gründlich, und er führte auch Belastungstests mit mir durch. Als ich für ein EKG auf dem elektrischen Fahrrad sass, wurde mir schwarz vor den Augen. Bevor ich zusammenbrach, umfasste mich Dr. Walker mit einem festen Griff und half mir auf einen Stuhl. Als ich mich ein wenig erholt hatte, setzte er sich zu mir.

«Marcus, ich weiss, was Sie durchgemacht haben. Es geht Ihnen gesundheitlich schlecht und Ihre Kinder brauchen Sie», sagte er. Dann ging er zu seinem Schreibtisch und begann zu schreiben. «Ich überweise Sie zu einem Spezialisten in Sydney. Sie werden noch in dieser Woche einen Termin bei ihm bekommen. Ich werde ihn bitten, bei Ihnen eine Arteriendarstellung zu machen. So werden wir feststellen, ob Ihr Herz tatsächlich geschädigt ist.»

Sobald ich die Praxis verliess, waren die unheimlichen Symptome wieder da. Sie kamen in den nächsten Tagen immer wieder. Als ich schliesslich in der Abfahrtshalle des Flughafens von Coffs Harbour sass, sah ich durch die Glastüren des Terminals auf die Rollbahn. Dieser Anblick weckte Erinnerungen an die vielen Male, als ich Andrew und Marianne hierher begleitete oder abholte. Damals waren sie todkrank und jetzt hatte es mich getroffen. Ich musste an die Bemerkung von Dr. Walker denken: «... Ihre Kinder brauchen Sie.» Mit diesen Worten kamen weitere Gedanken, Zweifel und unbestimmte Ängste. Was würde geschehen, wenn diesmal *ich* unheilbar krank war? Was wäre mit meinen beiden Kindern, die noch von mir abhängig waren? Ich spürte, wie die innere Anspannung stieg, als mir diese Gedanken im Kopf herumgingen. Mir tat der Kopf weh und der elektrische Strom sprang schon wieder bis in meine Schulter. Meine Nacken- und Armmuskeln verkrampften sich. Ich hielt mir den Kopf und wartete auf den unvermeidlichen Ohnmachtsanfall. Er kam dann auch, wie ich es befürchtet hatte. Als er vorbei war, fragte ich mich, ob ich den Flug nach Sydney überstehen würde. *Wenn mein Herz geschädigt ist*, dachte ich, *dann überlebe ich vielleicht noch nicht einmal die Fahrt ins Krankenhaus.*

Panik stieg in mir auf und ich konnte sie nicht unterdrücken. Ich fühlte mich so schlecht, dass ich dachte, ich müsste sterben. Wie unter einem Zwang holte ich meinen Kugelschreiber und mein Notizbuch heraus. Ich begann, ein Testament zu entwerfen und meine wenigen Besitztümer unter meinen Kindern aufzuteilen. Obwohl ich mich nicht im Griff hatte und das, was ich tat, einfach lächerlich war, schrieb ich weiter. Als mein Flug aufgerufen wurde, steckte ich das Notizbuch und den Kugelschreiber rasch in meine Jackentasche, nahm meine Bordkarte und reihte mich an der Tür des Terminals in die Schlange der Wartenden ein.

In Sydney ergaben die Arteriendarstellung und andere Tests, dass mein Herz gesund war und ich auch keine anderen organischen Erkrankungen hatte. Der Spezialist, der mich untersuchte, meinte jedoch, ich würde an körperlicher und seelischer Erschöpfung leiden. Wegen einer akuten Dauerbelastung stünde ich kurz vor einem Nervenzusammenbruch. Er riet mir dringend, mein Leben umzustellen und, wenn möglich, zu verreisen, um mich zu erholen.

Bei meiner Rückkehr nach Coffs Harbour leitete ich alles Nötige in die Wege. Die Familie Boyce bot mir erneut an, sich um Andrew zu kümmern. Die Eltern von Cherie, der Freundin von Natasha, erklärten sich bereit, sie während meiner Abwesenheit bei sich aufzunehmen.

Ich hatte keine Ahnung, wohin ich verreisen sollte. Da erhielt ich einen Brief von meinem Bruder Gideon aus der Schweiz. Er wollte mir die Flüge in die Schweiz und in die USA bezahlen, damit ich ein wenig ausspannen sowie meine und Mariannes Verwandten besuchen konnte. Am 2. Oktober 1988 verliess ich Australien. Ich blieb sechs Wochen weg. In dieser Zeit war es mir zum ersten Mal seit vielen Jahren möglich, richtig Urlaub zu machen. Ich hatte genügend Zeit, mich zu erholen und sowohl in Europa als auch in Amerika Verwandte und alte Freunde zu besuchen und ihnen zu erzählen, wie es uns in Australien ergangen war. Vor meiner Rückkehr verbrachte ich eine Woche auf Hawaii. Ich war dort ganz allein, und endlich hatte ich die Gelegenheit, meinen Tränen freien Lauf zu lassen.

Kapitel 27

Bei meiner Rückkehr hatte ich kein Haus mehr, und so zog ich mit Natasha und Andrew in einen Wohnwagen. Später mieteten wir eine Wohnung. Ich kam finanziell einigermassen über die Runden, weil ich eine Rente für allein erziehende Eltern erhielt. Dieses Einkommen konnte ich aufstocken, indem ich exotische Früchte züchtete und verkaufte, während Andrew und Natasha zur Schule gingen. So konnte ich mehr Zeit mit meinen Kindern verbringen als jemals zuvor.

Im Jahr 1989 gab Dr. Besser Andrew einen ermutigenden Bericht mit. Darin schrieb er, es gebe keine Anzeichen für einen weiteren Tumor. Im folgenden Jahr wurden alle Medikamente abgesetzt. Das war für uns alle eine grosse Erleichterung, sowohl für uns zu Hause als auch für Andrews Lehrer in der Schule, aber auch für die lieben Menschen, die sich um Andrew kümmerten, wenn er zu seinen einwöchigen Ferienlagern fuhr. Organisiert wurden diese Freizeiten von *Camp Quality*, einer internationalen Einrichtung, die Ferienlager für todkranke Kinder veranstaltet.

Beide Kinder waren gut in der Schule. Andrew ging in die fünfte Klasse der Grundstufe und Natasha in die elfte Klasse der Sekundarschule. Erfreulicherweise hatte Natasha bei Andrew die Mutterrolle übernommen, ohne dass ich sie dazu drängen musste. Wenn ihr kleiner Bruder neue Sachen zum Anziehen brauchte, ging sie mit ihm einkaufen. Wenn seine Haare zu lang waren, griff sie zur Schere. Sie freute sich, wenn ihr Bruder gut angezogen war, obwohl ich selbst für ihn vielleicht nicht ganz so modische Kleidung ausgesucht hätte.

Im Oktober 1991 sollte Andrews letzte Untersuchung in Sydney stattfinden. Am Vorabend des Termins gab ich ihm die Tabletten, die man vor einem Hirnszintigramm einnehmen muss, und brachte ihn ins Bett. Um 4.30 Uhr weckte mich ein seltsames Geräusch. Aus Andrews Zimmer kam etwas, was sich anhörte wie abgehacktes Stöhnen. Als ich zu ihm rannte, sah ich, wie der Junge unter schlimmen Krämpfen litt. Er hatte Schaum vor dem Mund und musste sich übergeben. Ich fragte mich, ob dieser Anfall vielleicht durch die Tabletten ausgelöst worden war. Aber Dr. Ian Scott verneinte das, als ich ihm erzählte, was geschehen war. Er diagnostizierte einen epileptischen Anfall. Diese Diagnose war beängstigend. Andrew war es bisher sehr gut gegangen. Und nun litt er plötzlich an Epilepsie. Ich erinnerte mich nur zu gut an den furchtbaren Anfall, den er in der Camperdown-Kinderklinik erlitten hatte, kurz bevor Dr. Besser seinen riesigen Tumor operierte. War dieser Anfall durch ein erneutes Auftreten dieses Tumors ausgelöst worden?

Nachdem Dr. Besser im Laufe dieses Tages die Bilder von Andrews Hirnszintigramm auswertete, konnte er mich beruhigen. Er konnte keinen Hinweis auf einen Tumor oder eine andere Ursache des Anfalls finden. Seiner Meinung nach war die starke Vernarbung nach der Gehirnoperation verantwortlich für Andrews Beschwerden. Er verschrieb Tabletten, mit denen, wie er hoffte, die Epilepsie in den Griff zu bekommen sei.

In den nächsten fünf Wochen konnten mit diesen und anderen Medikamenten weitere Anfälle verhindert werden. Aber am Ende dieses Zeitraums geschah wieder etwas Beängstigendes. Andrew litt unter schlimmem Brechreiz, und als dieser nicht aufhören wollte, verlor er stark an Gewicht. Dr. Naidoo liess ihn mit einem Sanitätsflugzeug nach Sydney in die Camperdown-Kinderklinik bringen, die Andrew schon von seinem vorherigen langen Aufenthalt bekannt war. Für ihn war das Krankenhaus zu einer zweiten Heimat geworden, und so lebte er sich sehr schnell ein. Ein paar Krankenschwestern, die sich bereits damals um ihn gekümmert hatten, waren immer noch da, und sie begrüssten ihn wie einen alten Freund. Er sagte mir, er sei gern im Krankenhaus. Als ich ihn nach dem Grund fragte, antwortete er mit einem spitzbübischen Lächeln: «Weil die Krankenschwestern mich so gern haben!»

Für mich dagegen war das Krankenhaus nicht so angenehm, weil dieser Ort in mir das Gefühl weckte, alles schon einmal erlebt zu haben. Die Blutuntersuchungen, die Hirnszintigramme und die Elektroenzephalogramme waren für mich eine Wiederholung des gleichen medizinischen Karussells, das wir vor etwa fünf Jahren mitgemacht hatten. Die Tests dauerten etwa drei Wochen. In dieser Zeit gewann Andrew wie immer viele neue Freunde. Glenn Smith, der sich gerade von einem Gehirntumor erholte, wurde sein spezieller Gefährte. Glenns Eltern, John und Rhonda, hatten grosses Interesse an Andrew, und so wurden sie auch für mich zu Freunden.

Bei den Tests gab es keine Anzeichen für Krebs oder eine andere ernste Erkrankung. Deshalb wurde Andrew einen Tag nach Weihnachten entlassen. Er verlor jedoch weiterhin an Gewicht und das bereitete mir grosse Sorgen. Dr. Gaskin, ein Magen-Darm-Spezialist, der Andrew im Krankenhaus in Sydney untersucht hatte, teilte meine Befürchtungen, als er ihn im Februar 1992 sah. Seiner Meinung nach waren Andrews Beschwerden neurologischer Natur – wahrscheinlich verursacht durch einen Tumor. Meine schlimmsten Befürchtungen schienen sich zu bestätigen.

Andrews Beschwerden besserten sich auch im nächsten Monat nicht. In knapp einem halben Jahr hatte er vierzehn Pfund abgenommen. Für einen kleinen Jungen mit seiner Körpergrösse war das sehr viel. Obwohl er sich auf das alljährliche Ferienlager von *Camp Quality* freute, war er zu krank, um daran teilzunehmen. Das war sehr schade, denn diese Lager mit ihren vielseitigen Programmen waren für Andrew jedes Jahr besondere Höhepunkte gewesen. Er genoss den freundschaftlichen Umgang mit anderen Kindern. Besonders gern mochte er seinen erwachsenen Begleiter. Jedem Kind wurde eine solche Begleitperson zugeteilt. Eine tiefe und dauerhafte Freundschaft entstand zwischen Andrew und Nicola, einem jungen Medizinstudenten aus Coffs Harbour, der sein Begleiter war im ersten Ferienlager, an dem Andrew kurz nach Mariannes Tod teilgenommen hatte.

Wie Dr. Gaskin in Sydney vermutete auch Dr. Naidoo bei Andrews Beschwerden eine neurologische Ursache. Er bestand darauf, ihn wieder in die Kinderklinik einzuweisen, damit die Krankheit diagnostiziert und behandelt werden konnte. Das geschah dann auch kurz vor Ostern 1992. Nach weiteren, umfangreichen Tests wurde tatsächlich ein Tumor festgestellt – diesmal am Stammhirn, welches die Atmung, die Sprache und andere lebenswichtige Funktionen steuert. Der Tumor war nur so gross wie eine Erbse, aber wegen seiner Lage war eine Operation so gut wie unmöglich.

Ich besprach mit Dr. Besser die Alternativen, die uns noch blieben.

«Mr. Luedi», sagte er, «nach einer genauen Überprüfung der Szintigramme und Röntgenbilder von Andrews Gehirn sieht die Lage so aus: Eine Operation wäre sehr kompliziert und gefährlich – viel gefährlicher als jene, die ich vor einigen Jahren durchgeführt habe.»

«Wie hoch sind Andrews Chancen, eine solche Operation zu überstehen?», fragte ich.

«Ich befürchte, die Chance ist nicht höher als fünfzig zu fünfzig. Wenn ich operieren soll, muss er aber mindestens vier Pfund zunehmen.»

Dr. Besser bemerkte meine Unentschlossenheit.

«Vielleicht wollen Sie sich ein wenig Zeit lassen für eine Entscheidung», fügte er hinzu. «Kommen Sie zu mir, wenn Sie sich sicher sind.»

Ich entschloss mich, Andrew zu sagen, dass er wieder einen Tumor habe und Dr. Besser vielleicht erneut operieren müsse, um ihn zu entfernen. Als ich ihm das alles erzählt hatte, wirkte Andrew nachdenklich. Nach einer Weile fragte er: «Warum habe ich wieder einen Tumor, Papa?»

«Das weiss ich nicht, Andrew», antwortete ich. «Nur Gott weiss, warum.»

Er schien sehr gefasst zu sein, aber er sah meine Besorgnis, und deshalb sagte er nur: «Papa, ich habe Gott lieb. Im Himmel bin ich zu Hause.»

Später an diesem Tag kam die Krankenhausärztin, eine junge Frau Mitte Zwanzig, zu mir und sagte: «Mr. Luedi, ich habe gehört, dass Sie bei Ihrem Sohn Andrew eine Operation in Erwägung ziehen und Dr. Besser sie durchführen soll, wenn Sie sich dafür entscheiden.»

«Das stimmt», entgegnete ich.

«Dr. Besser ist wohl der einzige Chirurg in Sydney, der für eine derart schwierige und riskante Operation in Frage kommt. Vielleicht hilft es Ihnen, wenn Sie das wissen.»

Am nächsten Morgen ging ich zu Dr. Besser und bat ihn, Andrew zu operieren. Welche Alternative blieb mir sonst noch? Wenn Dr. Besser den Tumor tatsächlich entfernen könnte, blieben Andrew vielleicht die Bestrahlungen oder eine Chemotherapie erspart. Schliesslich hatte er sich nach seiner ersten Operation so gut erholt. Ich hatte auch nicht mehr die körperliche Kraft, das alles noch einmal durchzumachen, und so überliess ich die Sache Gott und dem Chirurgen.

Dr. Besser reservierte einen Termin im Juni. Ich kehrte mit Andrew nach Coffs Harbour zurück. Dort wurde er sofort ins Krankenhaus eingewiesen. Er wurde künstlich ernährt, damit er wieder an Gewicht zunahm.

Obwohl er zwei Wochen lang mit einer Nasensonde ans Bett gefesselt war, beklagte sich Andrew niemals und sprach mit denen, die ihn betreuten, oft über seine Liebe zum Herrn.

Eines Tages meinte der Verwaltungschef des Krankenhauses zu mir: «Mr. Luedi, Ihr kleiner Andrew ist ein ganz besonderes Kind. Bei den Sitzungen unseres medizinischen Personals sprechen wir oft über ihn. Er gibt uns so viel, und für uns alle ist es eine Bereicherung, ihn hier zu haben.»

Am Freitag, dem 1. Juni, war Andrew wieder in der Kinderklinik. Frühmorgens, bevor er in den Operationssaal gefahren wurde, wusch ich ihm die Haare und betete mit ihm. So hatten es Marianne und ich vor fünf Jahren auch gemacht.

Gegen Mittag kam Dr. Besser in den Warteraum und bat mich in sein Büro.

«Wie geht es ihm?», fragte ich ängstlich.

«Gut», erwiderte Dr. Besser, «aber leider war es mir nicht möglich, den Tumor zu entfernen. Ich konnte nur eine Gewebeprobe für das Labor entnehmen. Es handelt sich offenbar um den gleichen Tumor wie damals. Ich habe drei Mal versucht, ihn zu entfernen, aber sobald ich ihn berührte, sank Andrews Blutdruck. Wenn ich weitergemacht hätte, wäre Andrew auf dem Operationstisch gestorben. Mr. Luedi, es tut mir Leid, dass ich nicht mehr für ihn tun konnte. Sie können Andrew jetzt bald in der Aufwachstation besuchen.»

Ich dankte Dr. Besser für alles. Dann ging ich in den Warteraum neben der Aufwachstation. Pastor Kevin Sales, der Freund, der Marianne und mir beigestanden hatte, als Andrew damals operiert wurde, war wieder hier, um mich aufzumuntern.

Ein paar Minuten später rief uns eine Schwester in die Aufwachstation.

Andrew lag mit dick verbundenem Kopf da. Er kam gerade wieder zu sich und öffnete die Augen. Als er mich erkannte, hob er die rechte Hand und bildete mit zwei Fingern ein «V» – das Siegeszeichen.

«Sieg in Jesus», sagte er.

Kapitel 28

In der folgenden Woche kam Andrew von der Aufwachstation in die Neurologie. Dort wurde er auf die ersten fünf Tage seiner Chemotherapie vorbereitet. Zusammen mit ihm auf der Station lag ein zehnjähriges Mädchen namens Lisa Augustine. Wie Andrew hatte sie einen inoperablen Tumor im Stammhirn. Im Laufe ihrer Chemotherapie lernte ich Lisas Eltern, Steele und Joanna, kennen. Wenn sie ihre Tochter besuchen kamen, waren sie immer sehr elegant gekleidet. Er kam stets mit einem korrekten, dreiteiligen Anzug, sie trug modische Kleider und Schmuck. Ich nahm an, dass beide erfolgreiche Geschäftsleute waren. Später erzählten sie mir, sie seien Immobilienhändler, und zwar sowohl in Australien als auch im Ausland.

Die Chemotherapie, die Andrew und Lisa verordnet bekamen, sollte sich über einen Zeitraum von etwa zwölf Monaten erstrecken. Es war eine langwierige, komplizierte und ermüdende Behandlung. Bei Andrew war zunächst eine weitere Operation erforderlich. Dabei wurde ein Dauerkatheter gelegt, über den tumorreduzierende Wirkstoffe intravenös injiziert werden konnten. Dann wurden wieder die erforderlichen Bluttests und andere Untersuchungen vorgenommen. Während der Behandlung musste der Junge fast den ganzen Tag lang im Bett verbringen – mit Schläuchen in Nase und Körper. Die Chemotherapie hatte unangenehme Nebenwirkungen wie Müdigkeit, Schwindelgefühle, erhöhte Temperatur, Infektionen und ein paar Wochen später auch noch Haarausfall. Andrew litt unter allen diesen Symptomen, aber wie immer beklagte er sich nie.

Während ich täglich an seinem Bett sass, fragte ich mich manchmal, ob sich diese Mühe überhaupt lohnte. Das Informationsblatt für Eltern weckte keine falschen Hoffnungen. Obwohl mit einer Chemotherapie das Leben eines Kindes verlängert werden kann, könnte der Tumor wieder wachsen.

Als mein Blick auf Andrew und seine kleine Freundin Lisa fiel, die im Bett nebenan lag, musste ich die bittere Wahrheit akzeptieren, dass diese Behandlung bestenfalls einen vorläufigen Charakter hatte. Meine Einstellung über Andrew und seine Erkrankung war jedoch vollkommen anders als meine damalige Haltung, als Marianne im Sterben lag. Damals wollte ich die medizinischen Fakten nicht gelten lassen, sondern leugnete sie einfach. Jetzt war ich durch die Gnade Gottes imstande, die schwere Erkrankung von Andrew als Tatsache zu akzeptieren. Als Marianne krank war, forderte ich von Gott ihre Heilung. Aber bei Andrew legte ich die gesamte Situation in die Hände des Herrn und vertraute ihm, so zu handeln, wie er es für richtig hielt.

In Mariannes Fall war ich ständig in innerem Aufruhr und unter Druck, weil ich mich nach dem Resultat sehnte, das *ich* wollte, aber nicht der Herr. Für Andrew wünschte ich mir aufrichtig den vollkommenen Willen Gottes, und so spürte ich einen tiefen inneren Frieden. Diesmal verstand ich wirklich, was der Liederdichter Spafford gemeint hat, als er nach dem Tod von vieren seiner Kinder schrieb:

«Wenn Friede mit Gott meine Seele durchdringt,
ob Stürme auch drohen von fern,
mein Herze im Glauben doch allezeit singt:
Mir ist wohl, mir ist wohl in dem Herrn.»

Nach seiner ersten Chemotherapie durfte Andrew nach Coffs Harbour zurückkehren. Seine Freundin Lisa kam ebenfalls nach Hause. Andrew ging es so gut, dass er ein paar Tage später sogar in die Schule gehen konnte. Aber nach einem Monat musste er wieder nach Sydney zu seiner nächsten Chemotherapie. Diesmal lag er auf der Krebsstation. Dr. Stewart Kellie, ein sehr netter junger Arzt, betreute ihn.

Andrew hatte es sich noch nicht lange in seinem Privatzimmer bequem gemacht, als eine Schwester kam und ihm eine Frage stellte. «Andrew, macht es dir etwas aus, dein Zimmer mit einem Mädchen zu teilen?»

«Wer ist es denn?», wollte Andrew wissen.

«Lisa Augustine», antwortete die Schwester.

«Oh ja!», rief Andrew aufgeregt. «Mit Lisa teile ich sehr gern mein Zimmer!»

Die beiden Kinder wurden gute Freunde. Zwischen Steele und Joanna, Lisas Eltern, und mir entwickelte sich ebenfalls eine enge Freundschaft. Als auch dieser Teil der Chemotherapie am Ende der Woche abgeschlossen war, luden sie Andrew und mich in ihr am Meer gelegenes Haus im Stadtteil Balmain ein. Diese Einladung kam uns sehr gelegen, weil Sandra und ihr Mann Peter ebenfalls in Balmain wohnten. Andrew und ich wollten das Wochenende bei ihnen verbringen.

Die Augustines wohnten in einem zweigeschossigen Haus mit einem herrlichen Ausblick auf den Hafen von Sydney und dessen berühmte Brücke. Als wir alle bei einer Tasse Tee zusammensassen, lehnte sich Steele, der im Rugby-Club von Balmain Mitglied war, zu Andrew herüber. Er klopfte mit der Faust auf Andrews Knie und sagte: «Sag mal, möchtest du mit deinem Papa am Samstag zu einem wichtigen Fussballspiel gehen?»

«Oh, das wäre toll!», antwortete mein Sohn.

Andrew war ein Fan von Wally Lewis, dem berühmten Fussballspieler aus Queensland, der im Verein *Gold Coast Seagulls* spielte. Aber er war noch nie bei einem bedeutenden Spiel dabei gewesen, und so war er begeistert von dieser Aussicht.

Als wir an jenem Samstagnachmittag zum Stadion kamen, war es überfüllt. Weil wir jedoch dank Steele eine Extrabehandlung bekamen, mussten wir uns wegen der Eintrittskarten nicht anstellen. Am Eingang nannten wir nur unsere Namen und dann wurden wir zu reservierten Plätzen gebracht. Steele hatte auch veranlasst, dass Andrew eine Mannschaftsflagge, ein Trikot, Socken und verschiedene Anstecknadeln ausgehändigt wurden. Ich hatte keine Ahnung, wer der Gegner von Balmain sein würde, bis die Zuschauer die beiden einlaufenden Mannschaften anfeuerten. Zu meiner grossen Überraschung und zur Freude von Andrew waren es die *Coast Seagulls* – mit seinem Lieblingsspieler Wally Lewis!

Die *Seagulls* waren damals in einem Formtief und man erwartete auch hier eine Niederlage dieser Mannschaft. Ich sagte Andrew, er solle sie nicht zu laut anfeuern, denn sie waren schliesslich die Gegner, und er war ein Gast des hiesigen Vereins. Überraschenderweise verlor Balmain dieses Spiel ... und natürlich gab es keinen Zusammenhang zwischen dieser Niederlage und Andrew, derer trotz allem mit lauten Rufen die gegnerische Mannschaft angefeuert hatte.

Steele, der Andrew in sein Herz geschlossen hatte, machte ihm nach diesem Spiel ein besonderes Geschenk. Es war ein Fussball mit den Autogrammen aller Spieler. Steele und Lisa hatten den Ball ebenfalls signiert. Diesen Fussball hielt Andrew hoch in Ehren.

Der Junge fühlte sich nach diesem Wochenende viel besser, und so entschloss ich mich, mit dem Zug nach Coffs Harbour zurückzufahren. Es war für uns beide eine angenehme und schöne Fahrt. Wir waren nur noch etwa eine Stunde von Coffs Harbour entfernt, als wir einen kurzen Aufenthalt in dem kleinen Städtchen Kempsey hatten. Als der Zug am Bahnsteig stand, sagte Andrew: «Papa, ich muss auf die Toilette.»

«Geh nur», erwiderte ich. «Du weisst ja, wo sie ist.» Andrew ging sofort los.

Kurz darauf blickte ich von dem Buch auf, das ich gerade las, und sah aus dem Fenster. Ich war entsetzt, als Andrew in der *Bahnhofs*toilette verschwand. Für ihn war eine Toilette so gut wie eine andere. An die im Zug hatte er offensichtlich nicht gedacht. Aber der Zug sollte gleich wieder abfahren ... Ich warf mein Buch hin, rannte schnell zur Tür, die glücklicherweise noch offen stand, sprang auf den Bahnsteig und stürzte in die Bahnhofstoilette. Ich packte Andrew an der Hand und stiess ihn zurück in den Zug. Nur eine Sekunde später ertönte die Trillerpfeife des Schaffners und die Türen schlossen sich.

Wegen des Behandlungsplans von Andrew fuhren wir in diesem Jahr öfter mit dem Zug nach Sydney und wieder zurück, aber keine unserer Zugfahrten war so aufregend wie diese.

Gelegentlich fuhren wir auch mit dem Auto. Wenn es Andrew nicht gut ging, flogen wir, manchmal sogar mit der Flugambulanz.

Als wir im November 1992 auf der Krebsstation ankamen, war Andrew enttäuscht, denn Lisa war nicht da. Auf meine Erkundigungen erfuhr ich, dass sie zu Hause in Balmain war. Sie lag im Sterben. Sobald Andrews Chemotherapie beendet war, nahm ich ihn zu einem letzten Besuch bei Lisa mit. Zwei Tage später starb sie.

Kurz vor Weihnachten war ich mit Andrew wieder in Sydney. Ich meldete mich bei Steele und Joanna, weil ich sie besuchen wollte. Bestimmt war für sie dieses erste Weihnachtsfest ohne ihre einzige Tochter schwer zu ertragen. Als wir bei ihnen ankamen, war Steele noch nicht von der Arbeit zurück. In der Zwischenzeit zeigte uns Joanna Fotos von Lisa. Ein paar Bilder waren kurz vor ihrem Tod aufgenommen worden. Andrew verschlang jedes Foto buchstäblich mit seinen Blicken. Lisas Tod hatte ihn zutiefst erschüttert.

Unheilbar kranke Kinder müssen nicht nur mit ihrer eigenen Krankheit fertig werden, sondern auch mit dem Leid anderer, die wie sie selbst vielleicht sterben müssen. In der Krebsstation eines Krankenhauses entstehen oft enge Freundschaften zwischen schwer kranken Kindern. Die Wahrscheinlichkeit, dass solche Kinder durch den Tod getrennt werden, ist sehr hoch. Gesunde Kinder müssen normalerweise nicht mit dem Tod ihrer Freunde rechnen, aber bei unheilbar kranken Kindern ist das die Regel. Trotz ihres zarten Alters stehen solche Kinder oft an der vordersten Front des Lebens – und des Todes. Sie müssen oft ein Leid erleben, das viele Erwachsene nicht ertragen könnten. Einige von ihnen zeigen in dieser schwierigen Lage ein aussergewöhnliches Verständnis und Mitgefühl. Wir Erwachsenen können von solchen Kindern sehr viel lernen.

Als Andrew sich die Fotos von ihrer Tochter ansah, merkte Joanna, dass er die Trauer über ihren Verlust teilte.

Endlich kam Steele nach Hause. Er sah uns zunächst nicht, als er ins Wohnzimmer kam, weil er gerade die Post durchsah. Über einen Brief schien er sehr verärgert zu sein.

«Morgen fliege ich nach Hongkong und ... diese dumme Gans!», meinte er wütend, als er einen Blick auf das Schreiben warf. «Ich habe ihr gesagt, dass sie für mich eine Suite in einem Fünf-Sterne-Hotel buchen soll, und sie hat ein Zimmer in einem Drei-Sterne-Hotel reserviert!» Bevor er weitersprechen konnte, rannte Andrew zu ihm und tröstete ihn. «Steele, Gott liebt dich!»

Steele liess den Brief fallen und umarmte Andrew. «Glaubst du wirklich, dass Gott mich liebt?», fragte er.

«Natürlich liebt er dich», antwortete Andrew.

Steele trat einen Schritt zurück und hielt Andrew eine Armlänge von sich weg. Dann fragte er: «Glaubst du, dass Gott sich jetzt um Lisa kümmert?»

«Natürlich tut er das», erwiderte Andrew mit entwaffnender Offenheit.

Steele sah Andrew unverwandt an. Dann verengten sich seine Augen. «Weisst du, Andrew, ich habe nicht an Gott geglaubt, bevor Lisa gestorben ist. Aber jetzt, wo sie von uns gegangen ist, glaube ich an ihn.»

Dann schloss er die Augen, umarmte Andrew und sagte: «Und du bist ein wunderbarer Junge, Andrew!»

❧ ❧ ❧

Auch im Jahr 1993 reisten wir wieder zwischen Coffs Harbour und Sydney hin und her. Die meisten dieser Reisen unternahmen wir mit dem Flugzeug. Andrew flog sehr gerne. Bei einem unserer Spätnachmittags-Flüge sah er lange aus dem Fenster. Sein Blick schweifte zum fernen Horizont mit seinen sich langsam dunkellila färbenden Wolken. Ihre gezackten Ränder wurden von einer rasch untergehenden Sonne in ein silberfarbenes Licht getaucht.

«Ist Gott nicht ein wundervoller Schöpfer?», fragte er nachdenklich.

«Ja, Andrew, das ist er», antwortete ich, sah ihm über die Schulter und genoss ebenfalls diesen herrlichen Anblick.

«Ich will jetzt zu ihm gehen», sagte er leise.

«Aber was wird dann aus mir?», fragte ich zurück.

«Du kannst ja mitkommen», entgegnete er.

«Aber was wird dann aus Natasha?»

«Sie kann auch mitkommen.»

«Aber Andrew», wandte ich mit einem leisen Lachen ein, «Natasha ist noch nicht ganz bereit, diese Erde zu verlassen.»

Er dachte über diese Äusserung kurz nach, und dann sagte er: «Na gut, dann bleibe ich hier.»

Obwohl Andrew sich so sehr danach sehnte, bei seinem Herrn im Himmel zu sein, wollte er auch hier auf Erden als Christ bei seiner Familie leben. Sein innerer Zwiespalt erinnerte mich an den Apostel Paulus, der ebenfalls hin und hergerissen war, ob er lieber hier auf Erden *für* Christus oder im Himmel *bei* Christus leben sollte (Phil. 1,20–24).

Kapitel 29

Zu Ostern 1993 ging es Andrew so gut, dass er am Ferienlager von *Camp Quality* teilnehmen konnte. Ich fuhr während dieser Zeit zu einer Osterfreizeit in Wauchope. Man hatte mich als Gastredner eingeladen. Alle Teilnehmer dieser Freizeit waren Koreaner, und so musste jeder Vortrag ins Koreanische übersetzt werden. Ich benutzte diese Gelegenheit und fragte die Dolmetscherin, ob sie vielleicht die Familie Soo Guen Lee kannte, die Eltern von Ji-Hye. Ich hatte sie aus den Augen verloren, wollte aber unbedingt wissen, wie es Ji-Hye ging. Die Wahrscheinlichkeit, diese Familie zu finden, war äusserst gering, denn damals lebten etwa 10 000 Koreaner in Sydney. Ich hatte bereits versucht, sie im Telefonbuch ausfindig zu machen, aber bei Koreanern ist der Name Lee so häufig anzutreffen wie der Name Smith in englischsprachigen Ländern.

Das Gesicht der jungen Dame verzog sich zu einem strahlenden Lächeln.

«Ich kenne diese Familie!», sagte sie.

«Wie geht es ihrer Tochter Ji-Hye?», erkundigte ich mich.

Ihr Lächeln verschwand.

«Ach ... haben Sie das nicht gewusst?»

Ich befürchtete das Schlimmste.

«Ji-Hye ist vor drei Jahren gestorben.»

Als ich das hörte, fühlte ich mich, als ob ich jemanden aus meiner eigenen Familie verloren hätte. Diese Neuigkeit löste aber eine weitere Reaktion in mir aus. Ji-Hye war tot. Lisa war tot. Sollte Andrew der Nächste sein?

Ich fragte mich, wie Ji-Hyes Eltern mit dem Verlust ihrer Tochter fertig geworden waren – besonders Soo Guen, der noch nicht lange Christ war und sich gerade vom Buddhismus gelöst hatte. Ich wollte so bald wie möglich mit ihnen Kontakt aufnehmen. Mit Hilfe meiner Dolmetscherin klappte das schon nach zwei Tagen.

Als ich mit Andrew zur nächsten Behandlung in Sydney war, traf ich Soo Guen Lee in der Imbiss-Stube des Kinderkrankenhauses. Wir beide freuten uns sehr über dieses Wiedersehen. Zu meiner Erleichterung erfuhr ich, dass er und seine Frau noch immer an Jesus Christus festhielten. Der Verlust ihrer kleinen Tochter hatte ihren Glauben nicht zerstört. Allerdings hatte diese Tragödie (wie Mariannes Tod bei mir) bei ihnen viele scheinbar nicht zu beantwortende Fragen aufgeworfen. Die meisten begannen mit dem Wort «warum».

Wie ich damals hatten sie Gott angefleht, ihre geliebte Tochter zu heilen. Wie ich waren sie geprägt von den Gebetstechniken der geführten Visualisierung, die ihr Landsmann Dr. Paul Yonggi Cho so stark befürwortete. Und wie bei mir war für sie eine Welt zusammengebrochen, als ihre Tochter starb. Ich erzählte Soo Guen, wie ich mich hatte täuschen lassen von Heilungslehren, die in Wirklichkeit Praktiken aus dem Schamanismus sind, und wie ich schliesslich zu einer wichtigen Erkenntnis gekommen war: Unabhängig von dem, was ich mir wünschte, konnte ich mein ganzes Vertrauen auf Gott setzen, denn er würde stets das Richtige tun.

Als wir miteinander sprachen, spürte ich, dass Soo Guen sich noch mit weiteren ungelösten Problemen herumschlug. Obwohl der Tod ihrer kleinen Tochter jetzt schon drei Jahre zurücklag, trauerten er und seine Frau noch immer um sie. Sie hatten es noch nicht übers Herz gebracht, Ji-Hyes Zimmer zu räumen. Alles war noch genau wie vor ihrem Tod. Ihre Möbel, ihre Bücher, ihre Spielsachen – alles hatten sie unverändert gelassen.

Soo Guen sprach mit mir auch noch über ein weiteres Problem, das ihm sehr zu schaffen machte. «Bruder, Bruder», sagte er zutiefst frustriert. «Ich bin zwar ein Christ, aber Buddha ist noch immer hier.» Er zeigte auf seine linke Schläfe. «Hier, in meinem Verstand, auf *dieser* Seite!» Dann deutete er auf seine rechte Schläfe. «Auf *dieser* Seite ist Jesus!» Er schüttelte verwirrt den Kopf. «Grosses Problem, Bruder Marcus – Buddha ist immer noch in meinem Leben!» Obwohl Soo Guen Christus in sein Leben aufgenommen hatte und ihm dienen wollte, beherrschten die tief in seinem Inneren verwurzelten Lehren von Buddha noch immer sein Denken und Handeln. Meinem Freund fiel es offenbar schwer, seine buddhistische Vergangenheit abzuschütteln.

Ich hatte mich schon länger mit der Frage beschäftigt, ob für manche Koreaner der Gott der Bibel und Buddha miteinander vergleichbar sind. Sie betrachten die beiden Glaubenssysteme als Parallelen und nicht als Gegensätze. Vielleicht können einige von ihnen nur schwer verstehen, dass aus biblischer Sicht die Bekehrung eines Menschen weit mehr umfasst als nur einen Wechsel der Gefolgschaft. Wenn Christus wirklich unser Herr ist, dann wirkt Gott ein Wunder, das unser ganzes Leben verändert: *«Darum: Ist jemand in Christus, so ist er eine neue Kreatur; das Alte ist vergangen, siehe, Neues ist geworden»* (2. Kor. 5,17).

Später fiel mir ein treffendes Zitat aus dem Buch von Dave Hunt und T.A. MacMahon ein. Es stammt seltsamerweise aus der Wirtschaftszeitung *The Wall Street Journal* und lautet wie folgt:

«Ein weiteres Kennzeichen des koreanischen Christentums, das manche beunruhigt, ist die Tendenz (vor allem durch Pastoren wie Herrn Cho gefördert), den christlichen Glauben als einen Weg zum materiellen Wohlstand zu betrachten. Diese Tendenz, so sagen Kritiker, ist ein Überbleibsel des Schamanismus, der jahrhundertealten, ursprünglichen Volksreligion in Korea und anderen Ländern des nordöstlichen Asien. Im Schamanismus bittet man den Schamanen, eine Art Medizinmann oder -frau, ... mit den Geistern Verbindung aufzunehmen, um die Gesundheit zu erhalten oder geschäftliche Erfolge zu erzielen. Im koreanischen Schamanismus gibt es einen grossen Geist, der über den anderen steht und zu dem die Schamanen keine Verbindung herstellen können. Das half dem christlichen Glauben, hier Fuss zu fassen, sagt David Susan, ein lutherischer Missionar, denn 'als die frühen christlichen Missionare kamen und sagten: Es gibt einen allmächtigen Gott, der euch in eurer Todesstunde richtet, da antworteten die Koreaner: Oh ja, von diesem Gott haben wir schon gehört.' Aber in gewisser Hinsicht wurde es den

Koreanern zu einfach gemacht, das Christentum anzunehmen ... Viele koreanische Christen halten die Götter des Schamanismus und den Gott der Christenheit immer noch für verwandte Geister.»[1]

«Wie geht es Andrew?», fragte Soo Guen.

«Bis vor kurzem hat er sich noch sehr gut gefühlt. Aber als er vor etwa zwei Wochen im Ferienlager von *Camp Quality* war, musste er sich wieder übergeben. Die Ärzte suchen jetzt nach der Ursache. Ich habe ihm gesagt, dass du heute ins Krankenhaus kommst. Er freut sich schon, dich zu sehen.»

«Wo ist er jetzt?»

«Auf der Station für Innere Medizin. Sie machen Tests mit ihm.»

«Kann ich ihn sehen?»

«Na klar», antwortete ich und warf einen Blick auf meine Uhr. «Die Tests werden jetzt bald abgeschlossen sein.»

Wir verliessen die Imbiss-Stube und gingen die Treppe hinunter.

«Gehst du wieder nach Coffs Harbour?», wollte er wissen.

«Noch nicht», erklärte ich ihm. «Wenn die Tests abgeschlossen sind, fliegt Andrew für eine Woche nach Amerika, ins Disneyland.»

«Nach Disneyland!», rief Soo Guen überrascht aus.

«Ja», erwiderte ich. «Der *Rotary Club* in Guildford finanziert für sechs krebskranke Kinder und ihre Eltern einen einwöchigen Aufenthalt dort.»

«Wie schön!», lächelte er. «Dann fliegst du mit!»

«Nein», entgegnete ich. «Andrew fliegt mit Beth Rogers, einer Freundin unserer Familie. Sie hat sich so oft liebevoll um Andrew gekümmert, und deshalb soll sie ihn begleiten.»

Als Soo Guen Andrew im Bett liegen sah, umarmte er ihn und sagte:

«Andrew – du fliegst nach Disneyland!»

«Ja, nächste Woche geht es los!»

Soo Guen griff nach seiner Brieftasche und holte einen 50-Dollar-Schein heraus. Er drückte Andrew die Banknote in die Hand.

«Schliesslich brauchst du ja ein bisschen Taschengeld!», flüsterte er.

Kapitel 30

Die Medien zeigten grosses Interesse, als am 15. Mai 1993 die Kinder aus dem Disneyland-Kontingent zusammen mit ihren Eltern und Begleitern (darunter ein Arzt und eine Krankenschwester) vom Flughafen in Sydney nach Los Angeles abflogen. Ein paar Tage später rief Beth an. Andrew hatte wieder Brechreiz-Attacken und schlimme Schmerzen im Nacken. Er war zu schwach, um am gesamten, für die Kinder vorbereiteten Programm teilzunehmen. Sein Zustand verschlechterte sich. Auf der Rückreise war er so krank, dass man ihm Sauerstoff geben musste. Bei der Landung des Flugzeugs wurde er sofort mit einem Rettungswagen ins Krankenhaus gebracht. Die Bestrahlung, die bereits vor seiner Abreise nach Disneyland geplant war, begann unverzüglich. Danach ging es ihm etwas besser, und so konnte ich mit ihm zusammen kurze Besuche bei Freunden und Verwandten machen.

Einmal fuhren wir im Krankenwagen zu Claudia und ihrem Mann Warren. Bei einer anderen Gelegenheit fuhren wir zum Elternhaus von Andrews sechsjährigem Freund Glenn Smith. Seine Behandlungen waren abgebrochen worden, weil er nur noch wenige Tage zu leben hatte. Als die beiden Jungen auf dem Sofa sassen, sich an den Händen hielten und miteinander sprachen, wussten Glenns Mutter Rhonda und ich, dass das ihr letztes Zusammensein war. Rhonda konnte den Anblick der beiden nicht mehr ertragen, und so floh sie in die Küche. Ich folgte ihr. Sie stand an der Spüle und drehte mir den Rücken zu, während sie aus dem Fenster sah.

«Gott ist so grausam!», sagte sie zornig. «Warum lässt er es zu, dass Kinder so viel leiden müssen? Ich kann einfach nicht mehr an einen Gott der Liebe glauben.»

Verbittert fügte sie hinzu: «Ich bin fertig mit Gott.»

Mir fiel es schwer, sie zu trösten. Ihre Gefühle waren im Aufruhr. Aus Erfahrung wusste ich: Jeder Versuch, ihr zu erklären, dass Gott sich dennoch um sie und die Jungen sorgte, wäre in diesem Moment verfrüht gewesen. Vielleicht war sie zu einem späteren Zeitpunkt bereit, meine Hilfe anzunehmen.

Am nächsten Tag war es warm und sonnig, und so entschloss ich mich, Andrew mit dem Rollstuhl zu dem Haus zu fahren, in dem ich übernachtete. Als wir dort waren, kam die Hausmutter, eine freundliche Frau namens Helen. Sie sah, wie deprimiert Andrew wirkte. Um ihn ein wenig aufzumuntern, brachte sie ihm Papier und Buntstifte und bat ihn, für sie ein Bild zu malen. Er wählte einen schwarzen Stift. Dann kritzelte er rasch viele wirre Linien auf das Papier. Als Helen diese dunkle, offenbar sinnlose Zeichnung sah, fragte sie: «Was soll das darstellen, Andrew?»

«So fühle ich mich gerade», antwortete er.

Dann reichte sie ihm ein anderes Blatt Papier. Weil sie ihm Mut machen wollte, sagte sie: «Male mir ein anderes Bild, auf dem ich sehen kann, wie du dich gerne fühlen würdest.»

Andrew malte ein glücklich lächelndes Gesicht mit hellblauen Augen und lockigem, blondem Haar.

«Aha», sagte Helen, als sie sich die Zeichnung ansah. «So möchtest du dich also jetzt fühlen.»

«Nein», berichtigte Andrew sie. «Wenn ich dann im Himmel bin.»

Im Laufe dieser Woche verschlechterte sich Andrews Zustand wieder. Claudia und Warren, die beide als Sanitäter arbeiteten, sahen, dass seine Zeit ablief.

«Andy liegt im Sterben, Papa», meinte Claudia. «Wir müssen sofort Sandra und Natasha anrufen.» Sie telefonierten und ich blieb bei Andrew.

Natasha, die noch in Coffs Harbour war, war von der Nachricht zutiefst erschüttert. Sie boten ihr an, mit dem Auto dorthin zu fahren und sie noch am selben Tag nach Sydney zu bringen. Am nächsten Morgen waren wir alle um Andrews Bett versammelt: Natasha, Sandra, Claudia und ich. Dr. Dalla Pozza, der Arzt, der Andrew jetzt behandelte, erklärte uns, wie sie mit Hilfe einer Computertomografie endlich die Ursache für Andrews Beschwerden gefunden hatten. Der Tumor in seinem Stammhirn war tatsächlich gewachsen, und zwar mit beängstigender Geschwindigkeit. Er befand sich jetzt im oberen Teil von Andrews Gehirn und dort konnte er nicht bestrahlt werden. Man konnte nichts mehr tun, um sein weiteres Wachstum aufzuhalten. Dr. Dalla Pozza empfahl uns, Andrew eine weitere Woche bei ihm in Behandlung zu lassen. In diesem Zeitraum sollte mit Physiotherapie die Stauung beseitigt werden, die ihm das Atmen erschwerte. Danach könnte Andrew zurück nach Coffs Harbour gebracht werden, um seine letzten Tage zu Hause zu verbringen.

Diesen Plan wollten wir in die Tat umsetzen. Deshalb fuhr Natasha, die jetzt schon eine junge Frau im Alter von 19 Jahren war, mit dem Zug zurück nach Coffs Harbour. Dort musste sie am Wochenende in eine andere Wohnung umziehen. Sie freute sich darauf, mit Andrew diese letzte, so wertvolle Zeit zu verbringen.

Andrew wurde wieder in Zimmer 105 gebracht.

Sobald er es dort bequem hatte, setzte ich mich zu ihm und sagte: «Andrew, bald gehst du in den Himmel.»

Als er diese Worte hörte, hellte sich sein Gesicht auf. Aufgeregt drückte er meine Hand und fragte: «Wann, Papa? Morgen?»

«Vielleicht noch nicht so bald, Andrew», erklärte ich ihm. «Wir wollen ja noch nach Coffs Harbour zurück, damit du dich von Natasha und deinen Freunden verabschieden kannst.»

Andrew bekam Besuch von Vertretern der Organisation *The Starlight Foundation*. Diese Einrichtung hat es sich zum Ziel gesetzt, unheilbar kranken Kindern einen lang gehegten Wunsch zu erfüllen. Als sie Andrew fragten, ob es einen Ort gebe, den er gerne besuchen wolle, kam seine Antwort prompt:

«Den Himmel», sagte er und nannte damit einen Ort, an den ihn keine menschliche Einrichtung bringen konnte. Wie der Patriarch Abraham sehnte sich Andrew im Glauben nach einer Stadt, die nicht von Menschen erbaut ist, sondern von Gott: *«Durch den Glauben wartete (Abraham) auf die Stadt, die einen festen Grund hat, deren Baumeister und Schöpfer Gott ist»* (Hebr. 11,9.10).

Wir hofften, Andrew am kommenden Freitag mit der Flugambulanz zurück nach Coffs Harbour bringen zu können. Weil es aber ein Feiertagswochenende war, mussten wir bis zum darauf folgenden Dienstag warten. Ich versuchte, Natasha telefonisch zu erreichen und ihr mitzuteilen, dass sich unsere Heimreise verzögern würde und Andrews Zustand noch schlechter geworden war. Aber in ihrer neuen Wohnung hatte sie kein Telefon. So betete ich, dass Andrew am Wochenende nicht sterben solle. Wenn Natasha nicht die Gelegenheit hätte, vorher von ihm Abschied zu nehmen, wäre das sehr schlimm für sie. Sie litt noch immer unter starken Schuldgefühlen, weil sie sich nicht von ihrer Mutter verabschiedet hatte, da sie geglaubt hatte, sie würde geheilt werden. Damals hatte ich sie in dieser irrigen Annahme auch noch bestärkt.

Am Sonntag war Andrew sehr schwach. Man teilte mir mit, er würde noch an diesem Tag sterben. Ich betete jedoch weiter für ihn. Für mich ging es nicht mehr darum, *ob* Andrew sterben würde, sondern *wann*. Jodi, Andrews Lieblings-Krankenschwester, wusste, dass ich Andrew nach Coffs Harbour zurückbringen wollte, damit er seine Schwester noch einmal sehen konnte, und sie sagte zu mir: «Keine Angst, Marcus. Er wird es schaffen, da bin ich mir ganz sicher!»

Um 15.00 Uhr kamen plötzlich Andrews Schulrektor und seine Frau. Sie waren die 350 Meilen von Coffs Harbour nach Sydney gefahren, um Andrew zu besuchen und ihm 30 aufmunternde Briefe von seinen Mitschülern mitzubringen. Obwohl Andrew scheinbar teilnahmslos dalag, bat ich sie kurz in sein Zimmer. Ich war froh, als Andrew plötzlich die Augen aufschlug, seinen Rektor erkannte und ihn mit einem fröhlichen Lächeln und einem spielerischen Handschlag begrüsste. Er hörte zu, als ich ihm ein paar der Briefe vorlas, und dann schlief er wieder ein.

An diesem Abend betete ich mit ihm. Als er danach mit seiner Sauerstoffmaske und geschlossenen Augen dalag, sagte ich leise: «Bald kannst du zu Jesus gehen.»

«Ich bin so froh», entgegnete er. «Ich bin so froh ... Ich bin so froh.»

Er überlebte die Nacht und lag am folgenden Morgen noch immer friedlich da. Kurz bevor die Dienst habenden Schwestern um 16.00 Uhr von der Abendschicht abgelöst wurden, kamen sie alle herein und versammelten sich um mich. Die meisten hatten Tränen in den Augen.

«Was für ein bemerkenswerter Junge Andrew ist», sagte die Oberschwester. «Wir hatten noch nie so ein Kind hier. Der Abschied von ihm fällt uns so schwer.»

Eine Schwester war nicht imstande, Zimmer 105 aufzusuchen und mit uns zu sprechen. Sie schrieb uns stattdessen einen kurzen Brief:

Lieber Marcus mit Familie,
es tut mir Leid, dass ich mich nicht persönlich von Ihnen verabschieden konnte, aber wenn ich Sie vor Feierabend noch gesehen hätte, hätte ich kein Wort herausgebracht. Dennoch, ich möchte Sie eines wissen lassen: Sie und Andrew waren eine grosse Ermutigung für mich. In allen seinen guten und weniger guten Tagen haben wir ihn lieben gelernt. Wir alle werden ihn vermissen, aber ich werde die Erinnerung an ihn immer in meinem Herzen tragen.

Ihre Liebe zu Andrew und Ihre innere Stärke haben uns allen Mut und Hoffnung gegeben. Niemand wird Andrew so sehr vermissen wie Sie, aber er wird uns allen fehlen. Er wird dort, wo er hingeht, Frieden und Glück finden. Er ist ein wunderbarer Junge – die Frucht der Liebe, die ihm seine Familie gegeben hat. Ihr Verlust macht uns alle betroffen. Passen Sie auf sich und Ihre wunderbaren Töchter auf, und behalten Sie die Erinnerung an Ihren geliebten Sohn und Bruder immer in Ihren Herzen.

Gott segne Sie!
Ida

Claudia, Sandra und ihre Männer waren mir eine grosse Hilfe während Andrews letztem Krankenhausaufenthalt. An diesem Abend drängte Claudia mich, ich solle ein wenig schlafen, während sie bei ihrem Bruder wachte.

Am nächsten Morgen lebte Andrew noch immer, und um 6.50 Uhr war er mit der Flugambulanz auf dem Weg nach Coffs Harbour.

Etwa eine Stunde später rollte das Flugzeug auf der Landebahn zum Terminal des Flughafens in Coffs Harbour. Am Eingang standen drei Männer, die ich sofort erkannte. Es waren John Smith, Bob Burton und Paul Winterton, meine besten Freunde. Ich stieg aus dem Flugzeug aus und ging zu ihnen. Meine Augen füllten sich mit Tränen. Ich fiel weinend in ihre Arme, während die Sanitäter Andrew ausluden und ihn zum wartenden Krankenwagen brachten.

In der Kinderabteilung des Krankenhauses von Coffs Harbour bekam Andrew ein Einzelzimmer. Sobald er dort untergebracht war, ging ich zu Natashas Wohnung. Ich erzählte ihr, was geschehen war, seit sie uns vor nur vier Tagen in Sydney zurückgelassen hatte.

Sie war erschrocken und wütend zugleich.

«Warum tut Gott uns das an?», schrie sie. «Wer wird der Nächste sein?»

Ich liess ihr Zeit, sich mit der Situation abzufinden. Dann, als ich meinte, sie sei stark genug, Andrew zu sehen, fuhr ich sie zum Krankenhaus. Ich wusste, dass sie mit ihm allein sein wollte, und so bat ich die anderen Besucher, das Zimmer zu verlassen.

Im Laufe dieses Tages kamen weitere Schulfreunde von Andrew, um sich von ihm zu verabschieden. Andrew versicherte ihnen, er werde bald den Herrn Jesus sehen. Manche seiner Besucher beteten mit ihm, andere wieder sangen mit leiser Stimme christliche Lieder. Im Zimmer herrschte eine friedvolle Atmosphäre.

An diesem Abend sagte man mir, es werde nicht mehr lange dauern. Sandra, die von Sydney mit dem Flugzeug gekommen war, sass mit mir bis gegen 10.00 Uhr am folgenden Morgen an seinem Bett. Als ich um diese Zeit mit Andrew sprach, öffnete er die Augen und sagte: «Papa, du bist mein Kumpel.»

In den nächsten Stunden war er bewusstlos und lag bewegungslos da. Am Nachmittag glitt er ins Koma. Wir sassen zu fünft in seinem Zimmer. Ich hielt seine Hand und betete leise. Als ich die Augen öffnete, fiel mein Blick auf die Wanduhr. Es war 15.57 Uhr. Aus einem unerklärlichen Grund spürte ich, dass ich zu ihm sprechen sollte, obwohl er mich bestimmt nicht mehr hören konnte.

«Andrew», sagte ich leise, «die Engel, die du vor sechs Jahren gesehen hast, kommen jetzt und bringen dich heim.»

Auf einmal verdrehte er seinen Kopf, öffnete die Augen und sah nach oben. Es war kein leerer Blick. Seine blauen Augen glänzten und waren auf einen festen Punkt gerichtet. Zweifellos sah Andrew etwas oder vielleicht jemanden, den wir nicht sehen konnten. Einen Augenblick später ging er zu seinem Erlöser, dem Herrn Jesus Christus.

Epilog

Als Gott Seinen einzigen Sohn hingab, damit er für die Sünden der Menschheit sterben sollte, hat er deswegen wohl unermessliches Leid empfunden. Auch ich spürte als Vater ein wenig von diesem Schmerz, als ich meinen Sohn gehen lassen musste. Der Tod Jesu am Kreuz war nicht vergebens, und auch Andrews Tod war nicht sinnlos, weil er zu denjenigen gehörte, die Christus vertrauen. Der Tod Jesu war der grösste Sieg der gesamten Geschichte, weil er den Tod überwunden hatte, damit wir ewiges Leben haben dürfen. Ich erinnere mich noch, wie Andrew einmal zu einem der Ärzte sagte: «Jesus hat den Tod besiegt.» Weil er sich dessen sicher war und es von ganzem Herzen glaubte, hatte er keine Angst vor dem Sterben des Körpers. Jetzt endlich war er im himmlischen Wohnsitz der Engel, die er einmal gesehen hatte, an dem Ort, an dem es weder Tod noch Schmerz noch Tränen gibt, sondern nur unaussprechliche Freude.

Als ich an jenem Nachmittag das Krankenhaus verliess, war es draussen bereits dunkel, aber in meinem Inneren fühlte ich einen tiefen Frieden, weil ich wissen durfte, dass Andrew endlich im Himmel war, dem Ort, den er so oft als sein Zuhause bezeichnet hatte.

Die Trauerfeier fand in der Baptistengemeinde von Coffs Harbour statt, in der Kapelle, in der vor etwa fünf Jahren auch der Gottesdienst für seine Mutter abgehalten wurde. Geleitet wurde der Gottesdienst von Pastoren aus vielen Gemeinden, zu denen Andrew und unsere Familie Verbindung hatten. John Thornton, einer der Geistlichen, lud die Anwesenden zu einer Geste ein, die bei Begräbnisgottesdiensten eher selten zu finden ist. Er bat die Trauergemeinde, aufzustehen und Andrew Beifall zu spenden, weil er durch die Gnade Gottes aus diesem Leben in das himmlische Leben mit seinem Herrn hinübergegangen war.

Das Leben von Andrew war kurz, aber in diesen wenigen

Jahren war sein Einfluss grösser als der vieler Menschen, die länger gelebt haben als er. Die Qualität eines Menschenlebens ist nicht unbedingt von seiner Länge abhängig. Der Dienst des Herrn Jesus Christus war der wirkungsvollste und produktivste in der Menschheitsgeschichte, und dennoch dauerte er nur drei Jahre. Andrews «Dienst» erstreckte sich vom Beginn seiner Erkrankung bis zu seinem Tod, also über einen Zeitraum von sieben Jahren. In dieser Zeit war er unzähligen Menschen zum Zeugnis geworden, vor allem, als er im Sterben lag. Obwohl er nicht mehr unter uns ist, spricht er noch immer zu uns, wie es uns der Hebräerbrief über Abel sagt: *«Durch den Glauben hat Abel Gott ein besseres Opfer dargebracht als Kain; deshalb wurde ihm bezeugt, dass er gerecht sei ... und durch den Glauben redet er noch, obwohl er gestorben ist»* (Hebr. 11,4).

Andrews sterbliche Hülle wurde neben der seiner Mutter begraben, und so sind beide im Grab miteinander vereint. Aber beide sind jetzt auf ewig bei Christus, und das ist noch viel wichtiger.

Nach der Beerdigung bekam ich viele Zuschriften aus ganz Australien und auch aus Übersee. Manche von ihnen halte ich in Ehren, weil darin bezeugt wird, wie Andrew Menschenleben bereichert und sogar verändert hat. Einen Brief erhielt ich von Nicola, Andrews erstem Begleiter in den Ferienlagern von *Camp Quality*. Er arbeitet heute als Arzt. Nicola hat seine Gedanken in Gedichtform niedergeschrieben.

❧ ❧ ❧

Für Andrew

Du wirst immer um mich sein.
Ich werde deine Schritte hören, wenn Regentropfen
auf ein Wellblechdach klopfen.
Jeden Tag wird dein leuchtendes Lächeln mit
der Sonne aufgehen, und jede Nacht wirst du mir zuzwinkern,
wenn der Mond scheint.

Wie durch deine Fröhlichkeit wird die Stille
in meinem Leben immer durch deine Gegenwart belebt,
erhellt und berührt.
Auf den Gesichtern spielender Kinder werde
ich deine Hoffnung sehen.
Von deiner Bescheidenheit werde ich lernen.
Deine Freude werde ich wie einen Schatz bewahren.
Dein Mut wird mir Kraft geben, wenn ich die raue
Felswand dieses Lebens erklimme.
Ich werde innehalten, um mich an Schönem zu erfreuen,
wie du es getan hättest.
Ich werde dich vermissen.
Ich werde dich vermissen.
Wie die Schwanzflosse eines Wals langsam und
friedlich in den Meereswogen versinkt, so werde ich
an deinen Tod denken, und daran, dass du frei bist –
jenseits unserer Welt.
Ich werde deinen Glauben teilen und täglich bereit sein,
dich wiederzusehen.
In der Zwischenzeit denke daran, dass ich dich liebe.

Auch Jodi Pasfield, die Lieblings-Krankenschwester von Andrew, als er in Zimmer 105 lag, machte mir Mut mit ihrem Brief:

Lieber Marcus,
mit diesen Zeilen möchte ich Ihnen danken, weil ich von Ihnen so viel lernen durfte, als Andrew starb. Dies ist kein trauriger Brief, denn wir wissen, dass er im Himmel so glücklich ist. Das ist sehr beruhigend, obwohl es für uns dadurch nicht leichter wird.

Es fällt mir schwer, diese Zeilen zu schreiben, aber ich muss gleichzeitig lachen und weinen, wenn ich an die Zeit denke, die Andrew auf unserer Station verbracht hat, an sein an-

steckendes Lächeln und seine Worte über seine Liebe zu Jesus. Obwohl wir verblüfft waren, als wir diese Worte zum ersten Mal hörten, habe ich bald gemerkt, dass er ein besonderer Mensch war und mein Innerstes berührte.

Sowohl Ihre als auch Andrews Liebe war aussergewöhnlich stark, und sie erstreckte sich auf alle Menschen in Ihrem Umfeld. Es ist ein Vorrecht und eine Freude, Sie zu kennen. Sie beide haben ermutigend auf mich gewirkt, und Ihre Akzeptanz sowie Ihre Ehrlichkeit im Hinblick auf seinen bevorstehenden Tod haben diesen Übergang erleichtert. Weil Andrew so mutig war und so begierig darauf, in den Himmel zu gehen, zu seiner Mutter, herrschte in diesen letzten Tagen oft eine so friedliche Atmosphäre im Zimmer 105.

Sie wissen nicht, wie inständig ich für ihn gebetet und ihn gedrängt habe, durchzuhalten, bis er nach Hause kommen würde (ich wusste, er würde es schaffen), damit Ihre Familie und Ihre Freunde Sie nach seinem Tod trösten konnten. Ich wünschte, ich hätte mehr für Sie tun können. Obwohl beim Abschied viele Tränen flossen, halfen mir die innere Schönheit und Harmonie, die Sie beide ausstrahlten, denn Sie alle trugen diese Situation mit grosser Fassung.

Marcus, ich werde Sie und Andrew nie vergessen. Sie haben mich so viel über das Leben und die Liebe gelehrt, und Sie haben meinen Glauben an Gott gestärkt, als ich bei Andrews Pflege gleichzeitig lachen und weinen musste. Andrew sagte, die Engel seien unbeschreiblich schön, und genauso schön sind die 'Gaben', mit denen Sie und Ihre Familie mich in diesem einen Monat beschenkt haben.

Leider konnten Juliana und ich nicht an der Beerdigung teilnehmen, weil die Flüge ausgebucht waren. Das tut mir sehr Leid, aber unsere Liebe und unsere Gebete haben Sie begleitet. Am Montag um 13.30 Uhr werden wir für Andrew einen Gedenkgottesdienst feiern.

Danke für alles. Bitte schicken Sie mir Ihre Anschrift. Ich möchte Sie gerne besuchen. Vielleicht bin ich im August in Ihrer Gegend.

Mir kommt es so vor, als ob Andrews körperliches Leiden

wie bei dem Blindgeborenen von Gott zugelassen wurde, damit «die Werke Gottes offenbar werden an ihm» (Joh. 9,3).

Ihre Jodi Pasfield

Manche Menschen meinen, Gott sei der Verursacher von Leid und Tod. Aber nach der Lehre der Bibel hatte Gott bei der Schöpfung das Leid und den Tod nicht geplant. Beide waren die schrecklichen Folgen der Rebellion und der Sünde, die der Mensch gegen einen gerechten Gott beging. *«Deshalb, wie durch einen Menschen die Sünde in die Welt gekommen ist und der Tod durch die Sünde, so ist der Tod zu allen Menschen durchgedrungen, weil sie alle gesündigt haben»* (Röm. 5,12).

Andere wieder behaupten, dass ein allmächtiger Gott, der noch immer Leid und Tod zulässt, herzlos und grausam sein muss. Diese Menschen erkennen jedoch eines nicht: Nach der Bibel benutzt Gott das Leid und sogar den Tod, um seine eigenen Ziele zu verwirklichen. Obwohl die letzten Ziele Gottes für uns Menschen unfassbar sind, ist menschliches Leid ein Mittel, dessen sich Gott bedient, um diejenigen, die leiden müssen, in sein Bild umzugestalten. In gewisser Weise ist es ein Läuterungsprozess. *«Siehe, ich habe dich geläutert, aber nicht wie Silber, sondern ich habe dich geprüft im Glutofen des Elends»* (Jes. 48,10).

Wir dürfen uns auch mit den folgenden Worten trösten: *«Wir wissen aber, dass denen, die Gott lieben, alle Dinge zum Besten dienen, denen, die nach seinem Ratschluss berufen sind»* (Röm. 8,28). Wenn zu «allen Dingen» auch das Leid gehört, dann sollte ein gläubiger Christ es für sich annehmen, weil es letzten Endes zum Guten führt. Deshalb sollten wir es nicht nur hinnehmen, sondern auch dafür danken: *«... seid dankbar in allen Dingen; denn das ist der Wille Gottes in Christus Jesus an euch»* (1.Thess. 5,18).

Für mich beinhalteten «alle Dinge» auch Situationen, die ich zunächst kaum ertragen konnte. Ich weiss bis heute nicht, warum gerade ich das alles durchmachen musste. Aber ich weiss, dass Gott mich dadurch etwas lehren wollte, was ich auf eine andere Weise niemals gelernt hätte. Gott hat den Verlust meiner Frau und meines Sohnes auch aus folgendem Grund zugelassen: *«Ihn möchte ich erkennen und die Kraft seiner Auferstehung und die Gemeinschaft seiner Leiden ...»* (Phil. 3,10).

Ich hatte den göttlichen Töpfer gebeten, mich umzuformen, und das hat er getan.

Ich sehnte mich danach, zu wachsen und für ihn Frucht zu bringen, und so hat mich der göttliche Weingärtner gereinigt wie eine Rebe.

Manche Menschen haben meine Erfahrung verglichen mit der von Hiob, dessen Leiden im Alten Testament geschildert wird. Wie Hiob habe ich Familienangehörige verloren. Wie Hiob habe ich alle meine weltlichen Besitztümer verloren. Durch diese Erfahrungen habe ich im Kleinen gelernt zu verstehen, was Hiob meinte, als er zu Gott sagte: *«Obwohl er mich umbringen wird, will ich ihm vertrauen»* (Hiob 13,15; nach dem Wortlaut der englischen King James Bibel).

Häufig wurde ich buchstäblich überfallen von einem herzzerreissenden Gefühl der Einsamkeit, und zwar ohne jede Vorwarnung. Oft wurde es ausgelöst durch etwas, was niemand ausser mir bemerkte: durch ein Wort, einen Satz, durch etwas, was Marianne besonders gefallen hätte, durch einen blonden Jungen in einem Supermarkt, der etwa in Andrews Alter war. Manchmal kam mir unverhofft der Gedanke, meinen Töchtern sei unwiderruflich etwas verloren gegangen, weil ihre Mutter sie verlassen hatte: ein Wort, eine Umarmung zur rechten Zeit, eine liebevolle Zurechtweisung – alles Dinge, die nur eine Mutter tun kann, kein Vater und auch keine Freunde.

Wenn mich diese Gedanken wie ungebetene Gäste überfallen, dann tröste ich mich mit dieser Tatsache: Gott bleibt keinem Menschen etwas schuldig. Er sehnt sich danach, das zurückzuerstatten, was seine Kinder verloren haben, und dafür hat er eine ganze Ewigkeit lang Zeit: *«Sondern, wie geschrieben steht: 'Was kein Auge gesehen und kein Ohr gehört und keinem Menschen in den Sinn gekommen ist, was Gott de-*

nen bereitet hat, die ihn lieben', hat Gott uns aber geoffenbart durch seinen Geist; denn der Geist erforscht alles, auch die Tiefen der Gottheit» (1. Kor 2,9.10).

Nachwort zur deutschen Ausgabe

Vor sechs Jahren ist die erste Auflage dieses Buches in englischer Sprache erschienen. Eine Zweitauflage wurde ins Französische übersetzt und die dritte ist jetzt auch für deutschsprachige Leser erhältlich. Bestimmt möchten die Leser wissen, wie das Leben der Hauptfiguren in den Jahren nach der Erstveröffentlichung weitergegangen ist. Mit diesem kurzen Nachwort soll diese Lücke gefüllt werden.

Ein paar Jahre nach Mariannes Tod hat mir der Herr in seiner Gnade eine neue Lebensgefährtin geschenkt. Audrey Dykes hatte drei Jahre nach dem Tod meiner Frau ihren Mann verloren. 1996 heirateten wir. Als engagierte Christin liebt Audrey das Wort Gottes. Mit mir gemeinsam hat sie den Wunsch, das Evangelium zu verkündigen durch den Dienst, für den Gott mir die Türen geöffnet hat und der uns in viele Länder führt. Wenn wir gerade nicht auf Reisen sind, leben wir im subtropischen Coffs Harbour. Von unserem Haus aus haben wir einen schönen Blick auf den blauen Pazifik.

Audrey und ich haben Familien mit bereits erwachsenen Kindern und sogar schon Enkelkindern.

Meine drei Mädchen Claudia, Sandra und Natasha konnten sich zunächst mit dem Verlust ihrer Mutter und ihres Bruders nur schwer abfinden. Nach und nach änderte sich das jedoch. Wie Gott in der Zeit des Alten Testaments seinem Knecht Hiob alles, was er verloren hatte und sogar noch mehr, zurückerstattete, hatte ich das Vorrecht, in meiner eigenen Familie das erneuernde Wirken des Herrn zu erleben. Es ist natürlich noch nicht ganz abgeschlossen, aber Gott hat mir in Audrey bereits eine Seelenfreundin geschenkt, die alle meine Töchter ohne Vorbehalte ins Herz geschlossen haben.

Claudia, meine Älteste, arbeitet noch immer in ihrem Beruf als Sanitäterin und lebt heute in Tasmanien.

Sandra und ihre Familie haben auf der bergigen Südinsel von Neuseeland ein neues Zuhause gefunden.

Natasha, die Jüngste, hat nach einer schwierigen Phase wieder ein herzliches Verhältnis zu ihren Schwestern und zu mir. Sie lebt in Sydney, wo sie in einem grossen Versicherungskonzern als Sachbearbeiterin für Schadensregulierungen tätig ist.

Ich bete dafür, dass der Herr weiter heilend an den Herzen meiner Töchter wirkt und sie sowie ihre Familien in eine dynamische Beziehung zu Jesus Christus führt.

Mein alter Freund Jean-Pierre und seine Frau Honi wirken in ihrer Einrichtung für Drogen- und Alkoholabhängige in Sherwood Cliffs noch immer für den Herrn. Auf ihrem wunderschönen, bewaldeten Grundstück stehen jetzt viele moderne Gebäude, darunter auch eine christliche Ganztagesschule. Dort erhalten die Kinder von Mitarbeitern und Suchenden eine umfassende, an der Bibel orientierte Erziehung. Kürzlich wurde der Einrichtung ein benachbartes Tal gespendet. Dort wird gerade ein Rehabilitationszentrum für Frauen gebaut.

Noch immer habe ich Kontakt mit einigen Personen, die während meines Dienstes als Pastor zum Glauben gekommen waren. Viele sind nach wie vor freudig engagierte Christen. So ist Colin Boucher, der Kettenraucher, der in meiner ersten Zeit in Newtown Christ wurde, in Queensland noch immer ein eifriger Zeuge für seinen Herrn.

Peter Struba, dessen Nazi-Freund Jürgen seinen kleinen Sohn nach Adolf Hitler *Adolf* nennen wollte, lebt heute in der Schweiz, und zwar im Städtchen l'Abri in Chesieres. Dort arbeitet er im vollzeitlichen Dienst als christlicher Berater.

Robert Adams, der Freund von Germaine, der jungen Frau, die an einer Überdosis Heroin gestorben war, lebt immer noch in der NAchfolge Jesu Christi. Er wird bald heiraten.

Viele meiner Leser erinnern sich an Jack Lehman. Er war ein Werkzeug Gottes, als er Jean-Pierre, Marianne und dann auch mich zum rettenden Glauben an Jesus Christus führte. Jack hielt an seiner Liebe zur Bibel fest und an seiner Überzeugung, dass das Evangelium *«eine Kraft Gottes»* ist, *«die selig macht alle, die daran glauben»* (Röm. 1,16). Im Laufe seines langen Lebens wirkte Gott durch Jack an unzähligen Menschen. Dieser Einfluss wird sich sicherlich auch über seine Lebenszeit hinaus erstrecken – auf eine andere und umfassendere Art. Am 20. September 2003 ging Jack Lehman im hohen Alter von fast 99 Jahren zu seinem Herrn und Erlöser Jesus Christus. Das grosse Anwesen, auf dem er seine *Hacienda Santa Fe* gebaut hatte, erlebte in den etwa 50 Jahren, in denen er dort gewohnt und das Land kultiviert hatte, einen enormen Wertzuwachs. Kurz vor seinem Tod, als er schwer krank war, sagte Jack zu mir als seinem Testamentsvollstrecker, er wolle sein Land, das nunmehr ein Vermögen wert war, einem Missionswerk vermachen. Inzwischen sind wir dabei, diesen Wunsch umzusetzen.

An diesem Beispiel sehen wir, wie der Einfluss jener Menschen, die Gott vertrauen, durch Leiden oder Tod nicht zu Ende geht. Gott, der keinem Menschen etwas schuldig bleibt, kann den Wirkungskreis eines ihm geweihten Menschen nach dessen Tod sogar vervielfachen, sodass viel mehr Seelen gerettet werden können als diejenigen, die er persönlich hätte erreichen können. Dieser Gedanke befindet sich im Einklang mit dem Thema dieses Buches, einer wahren Geschichte vom Sieg über Leiden und Tod.

Es ist mein Wunsch und Gebet, dass Gott weiter durch die Seiten dieses Werkes spricht und dass diejenigen, die sie lesen, durch die Gnade Gottes an den Herrn Jesus Christus glauben werden. Denn ihn zu kennen, bedeutet ewiges Leben.

Fussnoten

Kapitel 25

1. Dr. Paul Yonggi Cho, *The Fourth Dimension*, South Plainfield, New Jersey, Bridge Publishing, Inc., 1979, S. 33
2. Dave Hunt, T. A. MacMahon, *The Seduction of Christianity: Spiritual Discernment in the Last Days*, Eugene, Oregon, Harvest House Publishers, 1985
3. ebd., Umschlagrückseite
4. ebd.
5. Agnes Sanford, *The Healing Light*, New York, State Book & Periodical Service, 1990
6. Artikel in der Tageszeitung *The Advocate*, Coffs Harbour, New South Wales, Australien, 27. Dezember 1986, Teil 1, S. 1
7. Francis Schaeffer, *The Great Evangelical Disaster*, Westchester, Ill., Crossway Books, 1984, S. 43 f.
8. ebd.

Kapitel 29:

1. *The Wall Street Journal*, 12. Mai 1983, in: Dave Hunt, T.A. MacMahon, a.a.O., S. 150